规 避 负 能 量 心 理　　打 造 好 心 情 生 活

每个人都该为自己的心灵建一座灯塔

你就是自己的
心理调节师

漫漫人生路，世间各种滋味我们终将尝遍，内心的阵地要如何坚守，
每个人都该有自己的认知。

赵望锋◎编著

不同的心念、情绪可以造就不同的心理，你要豁达、愉悦还是萎靡、阴暗，
选择权始终在你的手里。
知晓自己的内心，了解影响心灵的因素，你也可以做自己的心理调节师！

中国纺织出版社

内 容 提 要

　　生活中，我们无法改变周围的环境，但可以增强自己内心的力量，使焦躁的内心得到舒缓。所以，每天专注自己的内心，学着做自己的心理调节师，保持一个良好的心态，是不可或缺的。

　　本书以现实故事为典型案例，从心理学的专业角度分析心理调节的重要性。同时，切实为您讲述如何成为自己的心理调节师，让您扫去心灵的尘埃，愉快地享受生活。

图书在版编目（CIP）数据

　　你就是自己的心理调节师／赵望锋编著.--北京：中国纺织出版社，2017.2（2023.1重印）
　　ISBN 978-7-5180-3093-4

　　Ⅰ.①你… Ⅱ.①赵… Ⅲ.①心理调节—通俗读物
Ⅳ.①R395.6-49

　　中国版本图书馆CIP数据核字（2016）第277696号

策划编辑：闫 星　　　　　　　　　　　责任印制：储志伟

中国纺织出版社出版发行
地址：北京市朝阳区百子湾东里A407号楼　邮政编码：100124
销售电话：010－67004422　传真：010－87155801
http：//www.c-textilep.com
E-mail：faxing@c-textilep.com
中国纺织出版社天猫旗舰店
官方微博http://weibo.com/2119887771
佳兴达印刷（天津）有限公司印刷　各地新华书店经销
2017年2月第1版　2023年1月第5次印刷
开本：710×1000　1/16　印张：17.5
字数：245千字　定价：49.80元

凡购本书，如有缺页、倒页、脱页，由本社图书营销中心调换

前　言

　　现代社会，日益增加的竞争和压力迫使人们每天都在默默地忙碌，不管是工作，还是生活，总会有这样或那样的不如意，烦恼和忧虑也是层出不穷。生活需要解救，心理需要治愈，当我们遭遇坏情绪时，如何自我调节呢？

　　有人说，比能力更重要的是心理素质，比心理素质更重要的是调节情绪。一个人的情绪是难以掌控的，当我们遇到开心的事情时，眉开眼笑，心情自然快乐无比；当我们遇到烦心的事情时，心烦意乱，失望无助；当遇到挫折时，倍感绝望，痛苦万分。尤其是遇到那些不开心的事情，心情如同跌入冰窟，但自己却又无可奈何，这样的心情和处境想必是每个人都经历过的。这时应该向谁寻求帮助呢？尽管人们可以向亲朋好友倾诉，向心理医生咨询，但那仅是权宜之计，毕竟人生不如意十之八九，你不可能每天都像祥林嫂一样见人就诉苦，或者每天去找心理医生咨询，毕竟每个人每天都有自己的工作与生活，如果你花了大部分的时间和精力来调节心理，那无疑是得不偿失。

　　事实上，每个人都是自己最好的心理医生。不管遭遇什么，不要怨天尤人，也不要引咎自责，学会做自己的心理调节师，给自己疗伤，给自己解忧，给自己一个快乐的理由来化解一切的烦恼忧愁，这是安慰自己最好的方法。

　　做自己的心理调节师，不断自我反省，自我总结，这样才能吃一堑长一智。如果犯下错误，心有懊悔，但不必过多责备自己，需要冷静下来，整理思绪，努力反省自己，检点自己的不足之处，取长补短，这样才能使自己受益；人生在世需要学会变通，当我们无法想通一些事情时，不妨换位思考，站在对方的角度，这样就可以理解对方的难处。生活就是这样，不管世事如何轮回，唯有自己才能挣脱内心的桎梏。纵然生活坎坷，身边的人苦口婆心地劝导，但最终需要你自己想通这个问题，才会解开内心的心结。哪怕是向心理医生求助，真正需要的是自我调节心理的力量。

　　本书主要是以自我心理调节的内容展开，只要你熟读此书，就会成为一名合格的心理调节师。当心情好了，一切都会好起来，你自然会豁然开朗，就会发现，原来生活是如此美好！

编著者

2016年1月

目录

上篇　心理探秘：心理问题从何而来

下篇 心理自助：最好的心理医生是自己

心理探秘：心理问题从何而来

　　根据中国心理学会最新调查数据，我国重性精神病患者达1600万人，抑郁症患者达2600万人，具有心理问题者可能是重性精神疾病患者的数倍。其中，大部分人群患有不同程度的心理问题，而真正接受治疗的还不到千分之一。那么，这些罪魁祸首——心理问题——又是从何而来？

第1章　现代人的心理健康：
揭秘心理学那点事

　　心理问题不同于生理疾病，它是由人内在精神因素、准确地说是大脑中枢神经控制系统所引发的一系列问题，它会间接地改变人的性格、世界观及情绪等。简言之，指的是人们心理上出现的问题，如情绪消沉、焦虑、恐惧、人格障碍、变态心理等问题。当然，心理问题既包括消极的，也包括积极的，在这里，我们主要讨论的是心理问题的消极方面。

你是否存在心理疾病

　　随着生活节奏越来越快，来自社会各方面的压力也越来越大，由此而引发的各种心理疾病也层出不穷。在最开始的时候，人们并没有意识到心理疾病带来的危害性，人们只重视身体上看得见的健康，而忽略了心理健康问题。实际上，比起身体上的健康，心理上的疾病对身体的伤害更严重。一般来说，身体上的疾病是可以治愈的，而心理上的疾病却难以医治，一旦陷入了某种心理上的疾病，就会直接影响到你的工作、生活和学习。所以，作为每一个生活在激烈竞争中的人来说，学会呵护自己的心理健康，不要让心理疾病侵扰你，这对于保障未来的事业生活都是极大的帮助。

　　"老师承受的心理压力实在太大了！"这是现代老师的肺腑之言。

有一次考试结束后，章老师将一份全年级化学小测班级平均分的排名拿给与自己同场监考的王老师看。王老师所带班级的化学成绩一直不是很理想，这次小测，他所教班级平均分排名不仅又是最末，而且比以前还略有下降。第二场考试开始了，王老师叹着气与章老师一起走进考场。刚发完试卷，教室里突然传出一个男性的歌声。"谁啊？"安静的教室里顿时炸开了锅，章老师和同学们一起搜寻那个破坏考试秩序的人。然而，师生们惊奇地发现，唱歌的居然是王老师。

王老师的行为让大家觉得既奇怪又好笑，随后有同学大声叫"老师，别唱了"，章老师也把王老师拉到一边，劝他别唱了。可是，王老师似乎听不见任何人说话，依旧唱个不停。章老师急忙向校领导报告，并找来医生进行诊断。医生表示，王老师受到了刺激，心理压力太大而引发失控行为。

某女老师也发生了类似的状况，"我教学能力这么强，人又长得漂亮，为什么你领导不重用我？"在办公室里，老师们忙着备课批改作业，某女老师突然蹦出这么一句话，让同事们感到莫名其妙。有的老师说，每次考试结束后，校领导把全区其他学校的成绩单拿回来并和我校的成绩进行比较的时候，那个女老师都会十分紧张，然后就吃不下饭了。有时候看见她在操场上走着，都会说胡话。

以前大家都会认为教师是一个比较轻松的职业。但近年来，一些社会舆论认为学生学不好，责任在于老师，因而老师所承受的压力非常大。而且，随着这些年进行的大规模课改，教材更新，一些老师尤其是年纪较大的老师已经感到"力不从心"，适应不过来，加上自身心理调节能力较差，就会产生心理问题或者心理疾病。

据调查了解，现代人产生心理问题和疾病的人群急剧增加，患精神疾病的人数几乎超过了心血管疾病患者的人数，从而跃居疾病患者的首位。社会各阶层的人士都有着心理上的困扰，如果不及时调节，久而久之就会形成一种心理疾病。

1.心理问题对社会各阶层人士的困扰

都市白领会在紧张的工作中出现焦虑不安、抑郁症、精神障碍等心理问题和疾病；对于在离婚率高发人群中的人士遭受了情感的挫折，他们也会或多或少地产生心理疾病；贫困家庭难以承受压力的超负荷，生活和工作的双重压力极有可能导致心理疾病；商界精英面对事业受挫，其心理因遭受挫折的打击长期处于一种心理失衡状态中，又不能自我调节，极有可能诱发精神障碍、抑郁症、自闭症等心理疾病。事实上，一些竞争比较激烈、压力大的行业里，也会出现一些被心理疾病所困扰的人士。因此，心理健康问题不容忽视，心理上的健康与身体上的健康同样重要。

2.你是否去做过心理体检

尽管心理压力大，但大多数人依然没能及时去做心理体检。由于现代人普遍工作节奏快、竞争激烈、心理压力大，抑郁症、焦虑症和强迫症已成为人们主要的心理疾病。为此专家呼吁，应加强对自身心理健康的关注和重视力度，建议人们每年做一次"心理体检"，把心理疾病危害程度降到最低。所以，面对心理疾病，要避免听之任之，要进行及时地疏导，进行心理上的调节，必要时可以向心理专家进行咨询，以此保障自己心理上的健康。

心理调节小贴士

心理压力往往导致心理疾病，许多人都有这样或那样的问题，心理上所遭受的压力很大，却又得不到释放，这主要是来自生活、工作和社会的种种压力。而且，随着社会竞争越来越激烈，这样的压力会越来越大，几乎到了崩溃的边缘。近年来，因为承受不了生存的压力而选择自杀的人不在少数，究其原因就是心理疾病的困扰。更有甚者为此患上了抑郁症，失去了生活的勇气而选择自杀。因此，在现实生活中，我们不要忽视心理健康，只有保持身心健康才能扬起生活的风帆，走向人生的成功之路。

病真的是由"心"而生吗?

卡耐基曾说："一个损失了健康的人，就算他赢得全世界，也不能算作真正的成功人士。即使他拥有全世界，每晚也只能占据一张床，一日也只能享用三餐。哪怕一个挖水沟的人，也能做到这一点，甚至还可以睡得更安稳，吃得更香，我宁愿做一个普通的农夫，闲来能够悠然弹奏五弦琴，也不愿意成为企业家，45岁不到就因为忙于管理而自毁健康。"现代人越来越焦虑，在内心里隐藏着一种恐惧，既担心自己的生存状况，又惧怕生老病死，其实，这就是典型的心理问题。长久以往，原本健康的身体被心理折磨得奄奄一息，心理不健康是导致身体不健康的主要因素。比如，有的人身体感到不舒服，就老是怀疑自己生了病，整天陷入恐慌之中。其实，在很多时候，那些只是小病甚至根本就没有疾病，而是源于心理问题，比如，焦虑和恐惧。当然，心病还得心药医，不要怀疑自己是否健康，保持健康的心理，心病自然就会消除了，让阳光驱散那些在阴暗处滋长的阴霾。

他是美国棒球名将，他曾饱受压力的困扰，后来，他摆脱了焦虑症，战胜了莫名的恐惧，使他变得既长寿又健康。

他这样回忆道："刚开始打棒球的时候，根本没有钱可挣，而且，常常被空罐子或马具绊倒，等到球赛结束了，我们就用空帽子向观众收点小费，以供养母亲，养育幼小的弟弟妹妹，那点钱是绝对不够的，有的球队就不得不靠草莓充饥。各种压力令我感到焦虑，我是唯一连续7年球队排末位的棒球队经理，也是8年里球队唯一输过800场棒球队的经理。以前一连串的挫败令我感到焦虑，甚至不吃不喝，但是，后来，我决定不再焦虑了，如果不是当时停止焦虑，我早就躺在棺材里了。"

在饱受压力困扰的日子里，他发现压力对自己毫无益处，只会危害自己的事业，而且，还会危害自己的健康。后来，他逐渐找到了克服焦虑和恐惧的方法：忙着为未来赢球做策划，没有时间去焦虑和恐惧已经输了的球局；绝不在球赛结束后24小时内批评球员的错误。

原来，他以前总是叫球员来训话，后来，他逐渐发现，如果已经输了球，责备和争论都没有意义了，只会增加自己的焦虑和恐惧。于是，他决定输球之后，绝不马上去看球员，直到第二天才跟大家讨论失败的原因，这样到了第二天，他已经很平静了，看起来那些失误好像没有那么严重，他可以冷静地和球员们讨论。这样过了一段时间，他发现内心的焦虑和恐惧已经渐渐消退了。他甚至认为，自己长寿的秘诀就是"停止焦虑和恐惧"。

焦虑和恐惧这样的心理问题给我们的生活所造成的影响是不容忽视的，焦虑对我们毫无益处，只会危害自己的生活和事业，而且，还会危害自己的健康。与其花费大量的精力和心思去焦虑和恐惧，不如好好经营自己的生活，把精力和心思转移到工作和生活上来，这样，自然而然就摆脱了焦虑和恐惧，从而获得轻松而美好的生活。

1.有情绪何必憋在心里

何谓闷气？它是由于心中郁结，而憋在心里的气，是一种无法消除而无奈、没办法的表现。古人曰："百病之生于气也。"常言道"怒伤肝，忧伤肺"，那些郁积在心中的不愉快情绪使内脏活动紊乱、内分泌系统失常，胃口不佳、消化不良，而且，长时间的烦闷还会导致血压升高，甚至导致冠心病。另外，从心理学上说，生闷气是一种不愉快的情感体验，它是一种消极的，甚至会破坏正常的情绪的反映。一个人若是情绪恶劣，其记忆力将会减退，思维能力也大受影响，同时，喜欢生闷气还会影响到一个人的正常人际交往。

2.病真的由心生

有时候，我们根本没有想过身体的疾病会跟心理问题有关，事实上，郁积在心中的问题常常会成为我们身体疾病的根源。一位经常被心理问题所困扰的人说："我感觉很孤单，很堕落，心中像压了一大块沉重的石头，压得我快喘不过气来，什么时候才能将这块石头熔化，它憋在我心里，憋得我快要疯了。"现代社会竞争激烈，工作和生活压力都非常大，这不仅影响家庭关系、同事关系、朋友关系，如果自己不能妥善处理这样一些矛盾，那些不断膨胀的压力就会危及我们的身体健康。

心理调节小贴士

心理问题，诸如焦虑和恐惧是现代社会普遍存在的心理疾病，它源于工作压力、人际关系、经济问题、孤独以及交通阻塞。每天，我们都饱受着心理问题的困扰，可能或多或少都有焦虑恐惧的经历，然而，可能许多人都没有意识到，长期的焦虑会引起抑郁症，这是一种病态的心理，不仅会给我们的健康带来损害，而且，还会影响到身边的人。

现代人生活很累，压力来自何处

你是否感到压力重重？那你是否有这样一些习惯呢：早上若是感觉不怎么饿，就干脆不吃早餐，也省去了麻烦，如果实在是要吃早餐，也会去小摊买点油炸食品；中午休息时间太短了，直接到快餐店来份午餐，匆匆解决掉；晚上几个哥儿们姐妹一起海吹喝酒聊天吃火锅，玩儿得不亦乐乎；直到深夜了还会在街上吃点夜宵再回家……

现代社会，不管是工作、生活都给人们带来无形的压力，压力大的人们总感觉疲惫不堪，烦躁不安，或者焦虑，这对身体健康十分不好。或许你是否会问，到底是为什么让自己的压力怎么也减少不了呢？实际上，有些压力来自你自己的一些生活习惯，如以上这样的生活习惯。甚至，强大的压力还会导致人们的身体进入亚健康状态。可能有人还在疑惑，亚健康到底是什么？用比较通俗一点儿的话说，就是你已经接近生病了，虽然从表面上还看不出什么具体的症状，自己也没有什么明确地感觉到身体上有不舒适的状态，但是也许就在你转头的那一刹那，可能疾病就出现了。当疾病真正来临，你可能还在迷惑之中：身体不是好好的吗，怎么说病就病了呢？其实，这就是你没有及时地认识到自己的身体已经处在了亚健康的边缘。

梦洁刚刚大学毕业，在家人朋友的帮助下找了一份不错的工作，每个月薪水不少，唯一不足的就是太忙了，忙得都没有睡觉的时间。所以，早上为了能赖那么十几分钟的床，她索性就省去了早餐。有时候，闻着隔壁小吃店的美味，也忍不住买点儿东西吃。但是，她从来不喝牛奶吃面包之类的，她觉得那样的饮食搭配显得寡淡，还不如吃点儿油炸食品。

中午的时候，当别的同事都出去吃饭了，梦洁还在公司忙碌着，经常都是喊外卖，吃着快餐店的饭菜，她都分辨不出什么是美味、什么是难吃，只要能吃饱就好了，这样下午才有力气工作。在她看来，中午这顿不用花多少心思，因为白天大家都忙，还不如留着肚子晚上吃个痛快。傍晚，梦洁结束了一天的工作，邀约几个好朋友去酒吧玩，喝酒唱歌跳舞，好像把白天工作所带来的那种负荷都抛却得一干二净。玩到很晚，大家才散伙，因为在酒吧只顾着喝酒，这时候才发觉饿了，于是又吃着路边的烧烤，或者回家煮包泡面。

她从来没有觉得自己的饮食有什么问题，直到她最近觉得身体不太对劲。在医院，当医生把"亚健康"这样的字眼抛给了梦洁，她有些不相信，自己才刚刚大学毕业正值青春年华，怎么就处于亚健康状态了？医生笑着说："就是你们这个年龄，自认为太年轻了身体会很好，不珍惜身体，不注意饮食，所以，你们要特别注意自己的饮食习惯，否则还会引发身体疾病。"梦洁拿着医师开得营养饮食清单，心里却在想，自己还真舍不得那深夜的美味烧烤呢？可是，一方面又是身体的健康问题，她陷入了纠结。

也许，我们身上都有梦洁的影子，不注重早餐和午餐的营养，却贪恋深夜的美味烧烤。但是，如果不良的饮食习惯和身体健康摆在面前，自己又会做出怎样的选择呢？虽然受到了医生的警告，但有的人还是"不见棺材不掉泪"，随心所欲地折腾自己的身体，直到躺在了医院的病床上，才发现事情的严重性。其实，在这样的情况下，我们应该做出正确的选择，改变不良的生活习惯，摆脱亚健康的影子，恢复自己的健康身体。当你身体处于一个健康的状态，心情自然也会好起来，压力也会得到缓解，工作也很有劲儿了，你会发现生活原来是多么的美好。

美国《赫芬顿邮报》总结了10种会诱发压力的不良生活习惯，各位不妨自我检测一下。

（1）沉湎于数字媒体。这种行为会导致自己产生孤独感、工作倦怠感。

（2）压抑感情的宣泄。压制情绪会让压力内生化，从而对身心健康造成负面影响。对造成压力的事件应采用积极的应对方法，以增强对它的掌控能力。

（3）久坐不动。研究表明，缺乏运动会给人的生理和心理带来挫败感，锻炼能很好地克制焦虑情绪。

（4）为金钱不顾兴趣爱好。有大量的心理学研究表明，财富会引发压力效应，破坏幸福感。很多人相信钱可以使我们感到幸福，但事实上，除了那些极度贫困的人，钱并不一定能买来幸福。

（5）追求完美。普通人不要刻意去追求完美，力争把事情做好即可。培养感恩之心有助于完美主义者适度降低他们的预期水平，从而减轻承压水平。

（6）对一切事情过度分析。反复思考只会增添更多的焦虑情绪，对女性来说更是如此。

（7）购物成瘾。物质至上主义者会增强压力的不良效应。

（8）介入别人的压力。大脑很敏感，当人们接近别人的压力圈时，就会向大脑发出感到担心的信号，让人容易做出承受压力的效仿行为。

（9）认为压力所引起的睡眠障碍不重要。短暂的压力并不会影响睡眠，但不重视这种现象，进而导致长期缺乏睡眠，会让人更难处理压力。

（10）过分注意自己的财务状况。为了达到收支平衡而努力奋斗不仅会引发焦虑感，还会影响到认知能力。

心理调节小贴士

这些不良的生活习惯会给我们带来无形的精神压力，在不知不觉中占据内心，赶走快乐，使人们变得更加焦躁和不安。如果你感到一些无形的压力，那么先来自我检测一下，你是否具备这些不良的习惯呢？如果存在，那就想办法改掉这些不良习惯吧。

为什么上班族越来越疲惫

卡耐基说："良好的工作习惯可以令人有效率地工作，自然可以减轻一个人的疲惫感，当然也可以帮助人们消除内心的忧虑。"有这样一句俄罗斯谚语："巧干能捕雄狮，蛮干难捉蟋蟀。"这句话道出一个普遍的真理，即做事需要讲究方法，巧干胜于蛮干。埋头做事是好事，但如果你使用了错误的方法，只会让自己越来越忙，自己也越来越感到压力山大。生活中，没有一成不变的事情，处理不同的情况，需要我们因时因地制宜，做出不同的决策。所以，在做事情的时候，需要一种实事求是的态度和科学的精神，在任何情况下都要按科学规律办事，找准方法，这才是缓解心理问题的诀窍之一。

威廉多年以来一直担任某出版公司的高层主管。

过去，威廉每天都需要把一半的时间用来开会和讨论问题，比如，这个问题应该这样？还是那样？或者这个问题根本不用理会，这时他都会表现得异常紧张，坐立不安，在房间里走来走去，与下属讨论，不停地争辩，一个会议可以开到很晚，散会时，威廉总是感觉到筋疲力尽。而且更糟糕的感觉是问题还没得到解决，既浪费了时间，又觉得根本没达到自己想要的效果。这样长此以往，最终的结果是他越来越厌倦开会，甚至他听到"开会"两个字都会打不起精神来。这其实就是一种无形的压力，它不断地使人否定自己，打击自信心，最终他的状况就会在压力的重压之下变得更糟糕。

在这样的日子重复几年之后，威廉在心理学专家的指导下，情况得到了改变。后来他有了更好的办法。

威廉的摆脱压力的秘诀是：

第一，马上停止了会议中一直使用的程序，比如，在以前，他会跟那些同事先报告一遍问题的所有细节，最后再询问"我们该怎么办呢"。

第二，订下了一条新的规矩，任何人想要问他问题，必须事前准备好一份书面报告，并准备回答三个问题：

1.到底是出了什么问题？

在过去我们这种会议一般都要开一两个小时，但是大家还弄不清楚真正的问题在哪里，大家经常是开始讨论问题，却不愿意提前写出来所讨论的问题究竟是什么。

2.是什么导致了问题的出现？

回想了过去的会议，他惊奇地发现，虽然在这种会议上浪费的时间很多，但最后都没有找出是什么原因导致了这个问题的出现，也就是说，这个会议根本没有达到预期的效果。

3.怎样来解决这些问题？

出现了问题肯定需要解决，在过去的会议上，只要有一个人提出了一个解决方法，就有其他的人为此跟他争论，于是大家也就争论了起来，结果常常是说着说着就说到了别处，直到开完会，还在进行那个题外话。

当他提出这样几个问题之后，他说："过去那些跟我一起开会的人，经常会在会议上绕圈子，却从来没有想到过切实可行的解决方法，现在，我的下属很少会把他们的问题拿来找我了，因此他们发现在需要回答我上面这几个问题之后，他们已经在仔细思考的问题了，当他们做了这些之后，就发现大部分问题都不需要再来找我商量了。"

那么，如何保持正确的做事方式，这里有一些秘诀，可以帮助我们找到正确的做事方式，从而使心理问题得以缓解：

1.尽早处理手头的事情

假如你的办公桌上堆满了零乱的文件，那么仅仅是这表面的文件就足够令人产生焦躁的情绪，而且看似零乱的文件会令人产生一种错觉：还有这么多工作需要我去做吗？但是时间已经所剩无几了。

2.按事情的重要程度来排序

全美市务公司的创办人亨瑞·杜哈提说："不管我出多少钱的薪水，都不可能找到一个具有两种能力的人，这两种能力是：第一，能思想；第二，能按事情的重要次序来做事。"当然，永远按照事物的重要性做事并非那么容易。但是，假如制订好计划，先做计划上的第一件事，那绝对比你随便做什么事情要有效果得多。

3.遇到问题时，尽可能当场解决

因为每次开会都要花费很长的时间，在会上总会有许多问题需要讨论，不过最后却不容易形成决议。最后，参加会议的每一位都不得不带着一大包文件回家细看。所以，遇到问题时，尽可能当时解决，绝不拖延时间。

4.学会组织、分权和监督

许多人做任何事情都是亲力亲为，他们不懂得将责任分摊给其他人，结果自己累死累活，而且还烦恼一大堆。在这种情况下，即便一件小事情也会让他忙得够呛，他总感觉时间不够用，总感觉焦虑和紧张。尽管分权对于自己而言不是那么容易，不过，这并不表示我们不需要分权，事实上分权是领导者们避免忧虑、紧张和疲惫的最佳方法。

心理调节小贴士

爱因斯坦说："成功=艰苦的劳动+正确的方法+少谈空话。"许多人每天瞎忙，他本以为自己已经够拼了，但为什么压力还是那么大呢？忙并不代表你努力，"做事"的方式最重要。正所谓"一分耕耘，一分收获"，努力是很重要的，但做事方法更重要，如果方法错误了，那拼搏也只会带来无尽的烦恼。

心理健康测试：你有心理疾病吗？

心理健康成了一个人们越来越关心的话题。近几年人们心理问题越来越严重，因为心里问题而出现的各种震惊事件引起了大家的注意，在这里就为大家准备了40道心理测试题，有兴趣的可以来测测，看你心理是否健康。

对以下40道题，如果感到"经常是"，画√号；"偶尔"是，画△号；"完全没有"，画×号。

测试题：

（1）平时不知为什么总觉得心慌意乱，坐立不安。　　　（　　）

（2）上床后，怎么也睡不着，即使睡着也容易惊醒。　　（　　）

（3）经常做噩梦，惊恐不安，早晨醒来就感到倦怠无力、焦虑烦躁。

　　　　　　　　　　　　　　　　　　　　　　　　　（　　）

（4）经常醒1～2小时，醒后很难再入睡。　　　　　　（　　）

（5）学习时自己感到非常烦躁，讨厌学习。　　　　　　（　　）

（6）读书看报甚至在课堂上也不能专心致志，往往自己也搞不清在想什么。　　　　　　　　　　　　　　　　　　　　　　　　　　　（　　）

（7）遇到不称心的事情便较长时间地沉默寡言。　　　　（　　）

（8）感到很多事情不称心，无故发火。　　　　　　　　（　　）

（9）哪怕是一件小事情，也总是很放不开，整日思索。　（　　）

（10）感到现实生活中没有什么事情能引起自己的乐趣，郁郁寡欢。

　　　　　　　　　　　　　　　　　　　　　　　　　（　　）

（11）老师讲课，常常听不懂，有时记得快忘得也快。　（　　）

（12）遇到问题常常举棋不定，犹豫再三。　　　　　　　（　　）

（13）经常与人争吵发火，过后又懊悔不已。　　　　　　（　　）

（14）经常追悔自己做过的事，有负疚感。　　　　　　　（　　）

（15）一遇到考试，即使有准备也紧张焦虑。　　　　　　（　　）

（16）一遇挫折，便心灰意冷，丧失信心。　　　　　　　（　　）

（17）非常害怕失败，行动前总是提心吊胆，畏首畏尾。　（　　）

（18）感情脆弱，稍不顺心，就暗自流泪。　　　　　　　（　　）

（19）自己瞧不起自己，觉得别人总在嘲笑自己。　　　　（　　）

（20）喜欢跟自己年幼或能力不如自己的人一起玩或比赛。　（　　）

（21）感到没有人理解自己，烦闷时别人很难使自己高兴。　（　　）

（22）发现别人在窃窃私语，便怀疑是在背后议论自己。 （　）

（23）对别人取得的成绩和荣誉常常表示怀疑，甚至嫉妒。 （　）

（24）缺乏安全感，总觉得别人要加害自己。 （　）

（25）参加春游等集体活动时，总有孤独感。 （　）

（26）害怕见陌生人，人多时说话就脸红。 （　）

（27）在黑夜行走或独自在家有恐惧感。 （　）

（28）一旦离开父母，心里就不踏实。 （　）

（29）经常怀疑自己接触的东西不干净，反复洗手或换衣服，对清洁极其注意。 （　）

（30）担心是否锁门和东西是否忘记拿，反复检查，经常躺在床上又起来确认，或刚一出门又返回检查。 （　）

（31）站在沟边、楼顶、阳台上，有摇摇晃晃要掉下去的感觉。 （　）

（32）对他人的疾病非常敏感，经常打听，生怕自己也身患相同的病。

（　）

（33）对特定的事物：交通工具(如公共汽车)、尖状物及白色墙壁等稍微奇怪的东西有恐惧心理。 （　）

（34）经常怀疑自己发育不良。 （　）

（35）一旦与异性交往就脸红心慌或想入非非。 （　）

（36）对某个异性伙伴的每一个细微举动都很注意。 （　）

（37）怀疑自己患了严重不治之症，反复看医书或去医院检查。 （　）

（38）有依赖止痛药物或镇静药的习惯。 （　）

（39）经常有离家出走或脱离集体的想法。 （　）

（40）感到内心痛苦无法解脱，只能自伤或自杀。 （　）

测评方法：

√得2分，△得1分，×得0分。

评价参考：

【1】0～8分：心理非常健康，请你放心。

【2】9～16分：大致还属于健康的范围，但应有所注意，可以找老师或同

学聊聊，心情应保持愉快、乐观。

【3】17～30分：你在心理方面有了一些障碍，应采取适当的方法进行调适，或找心理辅导老师帮助你。

【4】31～40分：是黄牌警告，有可能患了某些心理疾病，应找专门的心理医生进行检查治疗。

【5】41分以上：有较严重的心理障碍，应及时找专门的心理医生治疗。

参照以上答案，看自己究竟是否存在程度不一的心理问题，如果有需要的应该前往相关心理咨询中心进行治疗。心理问题可大可小，我们不应该忽视它，相反应该重视它。

第2章　情绪管理与心理健康：
好心情带来好精神

心理学家告诉我们：好情绪能够使人经常处于轻松、自信的心境，情绪稳定，精神饱满，对外界没有过分的苛求，对自己有恰当客观的评价。好情绪的人在遭遇挫折、失败时，常会看到光明的一面，也能发现新的意义和价值。

终结情绪化，让自己过得精彩

著名作家大仲马说："你要控制你的情绪，否则你的情绪便会控制了你。"对此，耶鲁大学组织行为学教授巴萨德说："有四分之一的上班族会经常生气。"如此看来，人们经常受到不良情绪的干扰，而且，稍有不慎，情绪就会成为我们的主人。有人这样形象比喻："经常性的生气就好像不断地感冒一样。"在日常生活中，如果我们想要避免感冒的侵袭，通常的做法是防护自己的身体，这样，感冒的病毒就不会传染到自己的身上。负面情绪与感冒一样，如果我们没能做好预防工作，无可避免地，会常常生气或感冒。因此，为了不让坏情绪的病毒传染到自己，我们应该做好一级防护。

爱德华·贝德福讲述了自己的经历：

十几年前，在美国最著名的石油公司，有一位高级主管做出了一个错误的决策，而这个决策使整个公司亏损了200多万美元。当时，洛克菲勒是这家石油公司的老总，而我则是这家石油公司的合伙人。事情发生之后，我并没有前往石油公司，但是，我从侧面了解到，在公司遭到巨大经济损失后，那位主要责任人却一直在躲避洛克菲勒，企图躲过一劫。我感到事情不好处理，怀着对那位主管责难的心情，我走进了石油公司的办公室。

当我走进洛克菲勒的办公室，正看见他在一张纸上写着什么，或许是听到了我的脚步声，洛克菲勒抬起头，向我打招呼："哦，是你？我想你已经知道我们公司的损失了，我思考了很久，但是，在叫那个高级主管来讨论这件事情之前，我做了一些笔记。"我点点头，心想，应该计算一下那位主管所造成的经济损失，这样才有说服力。我走了过去，看了看那张纸，顿时，我惊呆了，那张纸上居然写着那位高级主管的一系列优点，其中，那位主管还曾三次为公司做出过正确的决策，于是，洛克菲勒在后面备注了这样一句话："他为公司赢得的利润远远超过了这次损失。"

看完了洛克菲勒所记载的那些，我感到十分不解，向他质问道："难道你打算原谅那位让公司损失200万美元的家伙？你对此难道不感到生气吗？"洛克菲勒并没有理会我夹杂在话里的怒气，他笑着回答："难道你觉得这样不合适吗？听到公司损失的消息之后，我比你生气，当时就决定解雇这位主管，但是，当我平静下来以后，发现事情并没有如此糟糕，经济的损失可以通过下次再赚回来，而优秀员工的失去则是不可挽回的。"当然，那位主管最后并没有受到任何责备，我心中的怒气也消失得一干二净。

这件事情对爱德华·贝德福的触动非常大，以至于后来，他在回忆这件事情的时候，还忍不住发出了这样的感慨："我永远忘不了洛克菲勒处理这件事的态度，它影响了我以后的生活，我不再轻易生气，甚至面对怒气，我已经做好了一级的防护工作。"这一点并不假，所有贝德福下面的员工都可以作证，在这件事以后的时间里，贝德福的脾气出奇的好，几乎没有情绪波动的时候。

以下几点有助于你调整自己的情绪。

1.学会冷静思考

阻止不良情绪的蔓延，就如同抵制感冒的侵袭，我们应该增强自身抵抗能力，善于思考，努力使自己变得平和，这样，即使情绪怒气冲冲而来，我们也能将它阻拦在外，冷静处理事情。当然，为了避免怒气的蔓延，我们所需要做的防护工作主要在于学会思考，冷静，使自己在怒气来临时变得平和，这样，我们才能有效地避免盲目冲动。

2.不断地设想这件事的好处

如何才能做到冷静思考呢？对此，爱德华·贝德福这样说道："每当我克制不住自己冲动的情绪，想要对某人发火的时候，就强迫自己坐下来，拿出纸和笔，写出某人的好处。每当我完成这个清单时，内心冲动的情绪也就消失了，我能够正确看待这些问题了。这样的做法成为了我工作的习惯，在很多次，它都有效地制止了心中的怒火，逐渐，我意识到，如果当初我不顾后果地去发火，那会使我付出惨重的代价。"

心理调节小贴士

生气，是一个人由于自己的尊严或利益受到伤害而产生冲动的情绪，并且这样的状态很难一下子就冷静下来。对此，心理学家认为，生气是人的弱点，所谓的大胆和勇敢，并不是动辄生气，而是学会思考，学会克制自己内心的冲动情绪。

各种压力交织，滋长负面情绪

人们最初踏入社会，是怀着美好愿望的，他们希望自己的能力得到施展，抱负得以实现，但是，社会的残酷与现实打击了他们最初的信心，在情绪的不断消耗下，给他们身心带来了巨大的压力。无论是生存压力，还是工作压力，对人们情绪都是有着重要影响的，一旦压力来袭，情绪就会变得恶劣，容易生气、烦躁，似乎看什么事情都不顺眼，内心的情绪积压过多，总想痛快地发泄一番。因此，那些给自己压力越多的人，他们心中的负面情绪就越来越多，致使积极情绪不断消失。

据一项社会调查发现，那些生活、工作条件良好，受过较高程度教育的城市人，他们对生活的满意度远远不如农村人，来自生活和工作的压力让他们的生活质量大打折扣。近些年来，城市人的脾气似乎越来越大，他们自己则常常感觉到紧张、焦虑、容易愤怒，甚至在悲逃避观时有想以自杀逃避压力的念头。通过这项调查显示，同农村人相比，城市人工作的体力强度、时间都少于农村人，而且，更注重健康的生活方式，但是，城市人的精神状况却明显地差于农村人的精神状况。

在几年以前，毕特格开始做保险推销员时，他对这份工作充满了热情。但是，最开始的工作很不容易上手，这使他十分悲观，信心大受打击，甚至一度想辞去这份工作。不过，庆幸的是，在一个星期六的早晨，毕特格努力让自己平静下来，开始反思自己遭受负面情绪困扰的原因。

毕特格首先问自己："究竟出了什么问题？"在很多时候，当他去多次拜访客户的时候，经常搞得自己身心疲惫，但收到的效果却是微小的。每次都是与顾客谈得十分融洽，一旦到最后的签约环节，客户却不能爽快答应，经常所说的是："你看这样好不好，我再考虑考虑，下次再答复你吧。"每次毕特格都是白费口舌，无功而返，这使得他每想起自己的推销经历就十分沮丧。

然后毕特格继续思考："有什么可行的解决办法呢？"为了寻找答案，毕特格开始反思自己的行为，并将过去12个月的工作记录作为研究对象，仔细研究上面的数据。结果却令毕特格十分惊讶：在自己所卖出的保险中有70%是在第一次见面时成交的，另外23%是在第二次见面时成交的，只有7%是在他多次回访，费尽口舌才签下的合约。不过，让毕特格震惊的是，恰恰是最后那7%耗费了他大部分的时间和精力，他差不多把一半的工作时间都花在那7%上面了。

这样一来，毕特格总结了出了有价值的经验：超过两次的拜访是没有必要的，我应该将节省下来的时间用于寻找新的客户。于是，减少了不少内心压力的毕特格开始采用了新的方式，果然业绩突飞猛进，他平均每次拜访的回报几乎翻了一番。

同时，在调查中，个人工作稳定、收入有保障列为城市人平日最关心的问题，对工作的极度关注使得许多城市人明显觉得工作压力影响到了个人健康。另外，城市的快速发展和工作的快节奏让许多城市人觉得自己似乎有点儿力不从心，60%左右的城市人对自己的工作状况并不满意，而且，来自家庭以及婚姻的压力也会让他们感到焦头烂额。

人们每天都面临了诸多压力，有可能是事业不顺利而造成的工作压力，有可能是感情不顺而造成的情感压力，还有可能家庭不和谐而造成的家庭压力，对此，心理学家把这些压力统称为"社会压力"。社会压力对我们来说，将直接转换成心理压力、思想负担，久而久之，就会形成心结。

以下是几点积极的建议：

1.压力需要释放

如果这种压力长久以来得不到有效释放，就会越来越大，并产生出巨大的能量，最终，它就像一座火山一样爆发出来，导致的结果是，人们的情绪大变，总感觉自己活得太累，每天都不开心，脾气越来越差，甚至有严重者精神崩溃，做出傻事。面对巨大的社会压力和心理压力，最重要的是自我调节、自我释放。

2.养成良好的作息习惯，营造良好的睡眠环境

在平日生活中，人们需要养成按时入睡和起床的良好习惯，稳定的睡眠，可以避免引起大脑皮层细胞的过度疲劳；注意调节卧室里的温度，睡眠环境的温度要适中；在卧室内可以使用一些温和的色彩搭配，在这样一个良好的环境中自然能够放松心情，顺利进入睡眠，并保证良好的睡眠质量。

3.放松精神，缓解压力

人们需要缓解自身的压力，比如，在睡前可以进行适量的运动，听听音乐，或者是通过头部按摩运动来缓解压力；也可以进行短距离的散步。可以在睡觉前播放一些轻柔的乐曲，在入睡前按摩头部、面部、耳后、脖子等部位，这样可以使身心都放松下来，缓解了白天的社会压力。

心理调节小贴士

　　心理学家建议：适当的压力有助于自己激发更强的斗志，但是，正如任何事情都有一定的度，压力过大就会影响到正常的情绪。因此，在日常生活中，我们要给自己适当的压力，只要不是最糟糕的事情，我们应该学会忘记，这样一来，那些琐碎的小事就影响不到我们了。

避免被"负面情绪"牵着心理健康走

　　每天，我们都可能面临着生活给自己带来的愉快、悲伤、愤怒和恐惧。但是，这样形成的情绪和情感往往是短暂的，哪怕是负面的情绪，痛苦之后，强烈的体验随着刺激的消失而消失了。可是，如果那些焦虑和忧愁长期存在，就会使人惶惶而不可终日，由不良情绪引起的生理变化也久久不能恢复。其实，长期压抑的情绪对人的身体健康是有着很大影响的，紧张忧虑的情绪不仅仅影响生活的质量，还会给身体带来更大的伤害。

　　那些压抑的情绪在身体里撞来撞去，让自己很难受，还有一种说不出来的悲哀，严重者还会就此患上抑郁症。也许，有时候，你会觉得身边的种种因素而压抑心中负面情绪，还安慰自己说"忍忍就过去了"，其实，总是压抑自己的负面情绪，会逐渐影响到你的身体，因为那些长期压抑的负面情绪比愤怒更容易伤害自己的身体。

　　小曼最近心情都处于抑郁的阶段，因为她发现以前老把"爱"挂在嘴边的老公有了外遇。刚开始知道这个消息的时候，她就觉得心中的那个爱的世界已经坍塌了，觉得天也塌下来了。自从结婚之后，小曼就辞去了工作在家里相夫教子，把重心也放到了孩子身上，忽视了打扮和学习，也忽略了自己与老公的感情，自己成了黄脸婆，老公就这样出轨了。

之后，她的心情就一直很压抑很低落，对未来生活没有希望和期盼，很迷茫，每天都守着房子和孩子过日子。打开电视，又听说"2012"马上就到了，她觉得完全失去了生活的勇气，连天天跟自己在一起的老公都可以背叛自己，那还有什么值得依靠的？前些日子，她突然觉得烦躁不安，手心出汗，浑身不自在，什么也听不进去看不进去，有点崩溃的状态。好朋友来看她，小曼也不好意思把真相告诉朋友，觉得这是家丑。她也试着跟老公谈了一次话，可老公满脸愧疚地说没有打算跟自己离婚，可是他又牵挂着其他的女人，小曼觉得自己实际上是守着一个空壳过日子，她不想去过问他的行踪，可想着老公和其他的女人在一起，让她不宽心。前两天去医院例行检查，却发现自己患上了慢性浅表性胃炎，难道这就是守住婚姻的代价吗？小曼心情糟透了，精力严重透支，她也不知道自己该怎么办？

小曼一直压抑自己的情绪，使那些恶劣的情绪已经影响到了自己的身体，也破坏了生活的质量。其实，她大可以跟老公吵一架，选择干脆地离婚，但她并没有这样做。既没有做出实质性的动作，又只想守着自己的婚姻。最终因为不良情绪压抑得太久患上了疾病，给自己身体带来了严重的伤害。也有不少人都觉得自己与家人的相处比较压抑，自己即便是对他有什么不满，总是强忍着，告诉自己不要跟他计较，尽量不生气，但是，这样的情绪压抑久了，你难保自己不会做出一些冲动的行为出来。所以，对于那些负面情绪，要避免采取压抑的方式，选择通过正常途径来释放它，这样才有益于身心健康。

众所周知，女性普遍比男性的寿命更长，除了职业、生理、激素、心理等各方面的优势条件之外，女性喜欢哭泣也是一个重要的因素。因为哭泣对于女性来说，是一个释放负面情绪的途径。哭泣之后，负面情绪强度上就会降低40%，如果不能利用眼泪把情绪压力释放了，就会影响到身体的健康。

1.强忍的眼泪等于自杀

强忍着眼泪就等于"自杀"，可是，哭泣的时间不宜超过15分钟，否则也会对身体有伤害。当然，眼泪并不是唯一释放情绪的途径，尤其是对于许多男性来说。这不得不让人想起了有一年冬天的流行语"你今天偷菜了吗？"，如果见面不说"偷"，就好像自己不前卫不时髦跟不上时代步伐一样。其实，除去了"偷菜"本身所具备的娱乐性质之外，它之所以能风靡于网络，还源于对压抑情绪的释放。当许多上班族忙碌了一天，总希望能通过一件愉快的事情来释放自己压抑的情绪，而"偷菜"就成了一个巧妙的出口。可能，偷菜并不是全民释放负面情绪的方式，不同的人会选择不同的途径去释放自己的负面情绪。

2.通过合理且正常的途径发泄情绪

可能有人觉得，既然不压抑自己的情绪，那就随处释放，不管是同事还是朋友，一股脑儿向对方发火。压抑的情绪是需要释放的，但前提是通过正确的途径，而不是无所顾忌地就随处释放出来。也许，不同的人会选择不同的释放途径。有的人喜欢运动，有的人喜欢通过参加休闲活动来放松心情，有的人喜欢听歌看小说，有的人选择睡个好觉。其实，无论是哪种途径，只要能顺利地释放负面情绪，都是值得采纳的。因此，面对负面情绪，避免压抑的方式，选择合理而正常的释放途径，保持自己身心健康的状态。

心理调节小贴士

抑郁一段时期之后，你会发现身体出现了诸多不适，不仅给自己带来了心理上的疾病，还引起了身体上的疾病，这根本就是得不偿失。所以，当自己产生了一些负面情绪，一定要通过合理且正常的途径释放出去，避免采取压抑自己的方式，获得心理身体上的双重健康。

习惯性无助，谁感染了消极情绪

通常情况下，人们捕捉到的是小象，他们把小象圈养在用木桩搭建的范围内。小象小时候曾想过逃跑，但是，那时候它们力气还小，无论如何用力都扳倒不了木桩。时间久了，在小象内心深处就树立了一个牢固的意识：眼前的木桩是不可能被扳倒的。即使小象长大成为了大象，它已经有足够的力量去扳倒一棵大树，但却对圈禁它的木桩无能为力，这是一个奇怪的现象。其实，这种现象就是"塞利格曼效应"，通常是指动物或人在经历某种学习后，在情感、认知和行为上表现出消极的特殊心理状态。一旦沾染上"习惯性无助"的人会内心给自己筑起一道不可逾越的墙，他们固执地认为自己无能，放弃了任何努力，最后导致失败。

美国心理学会主席塞利格曼曾做过这样一个实验：刚开始把狗关在笼子里，只要蜂音器一响，就给狗以灾难性的电击，狗被关在笼子里逃避不了电击，多次实验之后，蜂音器一响，在电击前，先把笼门打开，这时狗不但不逃而是不等电击就先倒在地上开始呻吟和颤抖，本来可以主动地逃避却绝望地等待痛苦的来临。塞利格曼把这种现象称为"习惯性无助"，那么，在人身上是否也存在着这一特性呢？

不久之后，塞利格曼进行了另外一个实验：他将学生分为三组，让第一组学生听一种噪声，这组学生无论如何也不能使噪声停止；第二组学生也听这种噪声，不过他们可以通过努力使噪声停止；第三组是对照，不给受试者听噪声。当受试者在各自的条件下进行一阶段的实验之后，又令他们进行了另一种实验。实验装置是一个"手指穿梭箱"，当受试者把手指放在穿梭箱的一侧就会听到强烈的噪声，但放在另一侧就听不到噪声。通过实验表明，能通过努力使噪声停止的受试者以及对照组会在"穿梭箱"实验中把手指移到另外一边；但那些不能使噪声停止的人仍然停留在原处，任由噪声响下去。这一系列实验表明"习惯性无助"也会发生在人的身上。

习惯成为一种自然，人们不自觉地沾染上习惯性无助，就会有一种"破罐子破摔""得过且过"的心态，而且，这种消极心态还有可能会感染给他人。有的员工在向客户打电话的时候，电话还没有接通就开始说："你们没有这个计划啊？那好，再见。"脸上没有失望的表情，似乎已经习以为常，即使上司告诉他"这个单子你去跟一下"，他也会无奈地表示："跟了也没用，他们没兴趣的。"这些都是生活中典型的"习惯性无助"，也许他们就是我们的一个缩影。

有一天，心理学教授罗伯特先生接到了一个高中女孩的电话，在电话里，女孩子带着沮丧的口吻重复着："我真的什么都不行！"罗伯特教授感觉到她的痛苦与压抑，他亲切地询问："是这样吗？"女孩好像对自己特别失望："是的，我和同学的关系不好，大家都不喜欢我，我的学习成绩一般，老师也不正眼瞧我，妈妈把所有的希望寄托在我身上，但我却无法满足她的愿望，我喜欢的男孩也不再喜欢我了，我已经感觉不到生活里的阳光了……"罗伯特教授追问："那你为什么要打这个电话？"女孩继续说："不知道，也许是想找个人说说话吧！"经过了一番交谈，罗伯特教授明白了女孩的问题——习惯性无助，却又缺乏鼓励。假如一个人长时间在挫折里得不到鼓励与肯定，那真的会逐渐养成自我否定的习惯。

接着，罗伯特教授说："我觉得你有很多优点，有上进心、是个懂事的孩子、说话声音很好听、很有礼貌、语言表达能力强、做事情认真、能够与人沟通……你看看，我们才聊了一会儿，我就发现你有这么多的优点，你怎么能说自己什么都不行呢？"女孩惊讶地问："这能算优点吗？没有人这样说过呀？"罗伯特教授回答说："从今天开始，请把你的优点写下来，至少要写满10条，然后，每天大声念几遍，你的自信心会慢慢回来，要是发现了有新的优点，别忘了一定要加上去啊！"

教授罗伯特先生这样告诉他的学生："在我们的身边，可能也有许多像这个女孩一样，在经历过挫折之后就觉得自己什么都不行，但是，我希望你们今后彻底打消这种念头，无论什么时候，在做任何事情之前，都不要急于否定自己。"

1.经常说自己不行，最后真的不行

经常把"我不行""我不能"挂在嘴边，这是愚蠢的做法。因为心里暗示的作用是巨大的，当自己在经受某个挫折就断然给自己下结论"不行"，实际上是给自己一个消极的心理暗示，时间长了，你真的会习惯性地说"我不行"。

2.可怕的不是环境，而是面对失败产生了习惯性无助的态度

多次失败之后，人们成功的欲望就减弱了，甚至会习惯失败而不采取任何措施。其实可怕的不是环境，不是失败本身，而是这种习惯性无助，我们面对失败的态度！当习惯成了自然，习惯性无助就会粉墨登场——破罐子破摔，得过且过，从而成为侵蚀积极健康的组织躯体的蛀虫。

心理调节小贴士

人们常常在经历了一两次挫折之后，就好像失去了挫折免疫能力，他们对于失败的恐惧远远大于成功的希望，由于怀疑自己的能力，使得他们经常体验到强烈的焦虑，身心健康也受到影响。而且，他们认定自己永远是一个失败者，无论怎样努力都会无济于事，即使面对他人的意见和建议，他们也还是以消极的心态面对生活。对这样的心态，我们应该尽量避免，正确评价自我，增强自信心，让自己坚强起来摆脱无助的境地。

愤怒伤身，如何正常宣泄自己的情绪

愤怒是一种情绪，也是一种可能会伤害到自己、伤害身边的朋友、伤害亲人的负面情绪。这种消极的感觉状态，通常包括敌对的思想、生理反应和适应不良的行为。很多时候我们都会因为一些小事情而导致情绪激动，许多人根本难以控制自己的情绪，而且很难通过一种积极的方式来宣泄内心的愤怒。

2014年，据英国《每日邮报》报道，位于意大利福尔利的一家"愤怒发泄室"意外走红，受到人们的普遍欢迎，在这里，人们可以肆意打砸屋内所有物品来宣泄愤怒、缓解压力，这为生活、工作等带来的减压效果不可小觑。这间

著名的"愤怒发泄室"由金属外墙打造，室内家具等物品齐全，前来发泄的人每小时付款35欧元，便可以在屋内随意打砸破坏来宣泄所有的愤怒和不满。而且，每位参与者进屋都会穿戴头盔、手套和特殊备具，配有一支棒球棒作为发泄工作。这样一来，人们以这种方式进行合理情感宣泄和压力释放，能够缓解内心被压抑的情绪而不至于伤害爱人或是激怒上司，可间接拯救婚姻和拯救职场中的人际关系危机。

当然，如果你所居住的地方并没有专业的"发泄室"，那我们还可以寻找其他的方式来发泄情绪。

日本有的组织和单位搞的"健康管理室"，就是采用这种方式。比如说，两个人吵架了，产生了比较大的纠纷，就可以把他们领到"健康管理室"来组织双方接受健康管理教育。

第一个房间，一进去，对面有个落地大镜子，两个人站着照镜子。双方在吵架时，感觉不出自己的面貌变化。而通过落地的大镜子，就可以发现自己脸红脖子粗，非常激动，威风马上就下去了，自己就能感到今天自己有些失控，于是提醒自己要控制情绪。

然后到第二个房间，是一排哈哈镜，双方依次照镜子，通过这些镜子启发双方要正确对待自己，正确对待别人，不能像哈哈镜那样把自己看得很高大，而把别人看得很矮小。

然后再向前走，进入弹力球室。在地板上和房顶上各有一个钩子，中间用橡皮条紧紧拉着一个球，挂得一人多高。让每人用力打三下，由于弹力作用，球弹回来正好打在自己额头上，以此来启发双方认识人与人的关系就同作用力与反作用力一样，你伤害别人，别人就会伤害你。

再往下走，是傲慢像室。里面有一个稻草做得非常傲慢的草人，每人用棒打三下，让双方发泄一通，并启发他们否定这种傲慢态度。

再往下走，走廊两边挂着许多照片，一边是青年人应该怎样生活、学习，如何正确对待别人、尊重师傅和长辈；另一边是青年人在酒吧间里鬼混、打架斗殴等日本社会的黑暗面。两边对照，启发青年要正确对待生活。

最后双方交换意见，互相表态，问题得到解决。

这样的"健康管理室"只是一系列的房间，而它们的作用就是很好地让双方能够逐渐宣泄愤怒，清楚地认识自己，最后心平气和地彼此交换意见，互相表态，就把问题给解决了。一般来说，当人处于困境、逆境时容易产生不良情绪，而且当这种不良情绪不能释放、长期压抑时，就容易产生情绪化行为。怎么办？

就目前而言，国内缺乏一些专业的"发泄室"，当然，这并不是说让人砸东西或对人大喊大叫就可以很好地发泄，因为这样的做法尽管使自己得到了释放，但却给他人带来了伤害，所以我们也可以寻找一些其他发泄愤怒的方式。

1.运动

当你感到生气的时候，或许不想动，但是通过运动可以很好地平复你的心情，同时也是恰当的发泄方式。当身体在运动的时候，可以帮助你释放脑内啡，还能够产生使你感觉快乐和幸福的化学物质。所以，当发现自己情绪不好时，可以选择有氧运动，比如通过散步等来缓解压力。

2.下厨

当家庭主妇生气的时候，不要冲着孩子发脾气，可以做一些美味的食物，比如在揉捏面团时可以帮助自己释放怒火。当你时刻关注自己的食谱，根本没有时间去想那些烦心的事情，而且，做一顿美味的食物，这本身就是一件快乐的事情。

3.小憩

如果你觉得自己的压力非常大了，甚至无法控制自己的情绪，这时候可以选择喝一杯菊花茶，然后放松稍微休息一会儿。其实，放松自己的时候，大脑显得非常重要。小憩半小时，清醒的大脑可以让你更加理智地解决问题。

4.把遇到的问题写下来

我们可以把自己遇到的问题和负面的情绪写下来，这也是一种健康的发泄方式。这种方式可以方便自己对烦恼的事情进行分类，便于找到合适的解决途径。比如假如你讨厌自己的上司却不想辞职，又不能将这些想法说出来，那就写下来宣泄自己的情绪。

5.学会大笑

生气的时候大笑，这几乎是不可能的事情，但对于泄愤却很有效果。比如看一些搞笑的动物图片、看几部喜剧片、读一些有趣的故事，这些方式都可以帮助自己发泄愤怒。

心理调节小贴士

生活工作中难免有不顺心的事情发生，导致你的愤怒蔓延开来，愤怒是一个人遇到挫折时的自然情绪反应。当我们愤怒的时候，我们要知道如何发泄愤怒，排解心中的不快，减轻愤怒造成的不良影响。

负面情绪需要恰当表达

华盛顿·欧文说："气度狭小就被逆境驯服，宽宏大量则足以把逆境克服。"因此，我们在生气时不要压抑成闷气，要懂得接纳并调整自己的负面情绪。在日常生活中，我们常常会说到"发脾气"和"生闷气"，这两者之间有什么区别呢？发脾气，是指用语言、动作等显性行为将那些对某人或某事不满的情绪发泄出来，这是生气时的外在表现；生闷气，是指将那些不愉快的情绪压抑在心里，不外露，也就是赌气，其实，这就是生气时的内在表现。虽然，我们从表面上看，无论是"发脾气"还是"生闷气"都是生气，但是，它们的表现方式却大不相同。由于表现方式的差异，将直接导致的后果也不尽相同，或许，有人认为发脾气会伤了彼此的和气，但是，如果我们发泄的前提是为了对方好，伤了和气又怎样呢？大量事实证明，人与人之间的关系并不如想象中的那样和睦，如果有什么不开心的事情就一味地生闷气，对方就永远不知道你的真正情绪是什么，而且，生活中多一些吵闹也并不是一件坏事。

小萌刚刚大学毕业，尚不懂得如何讨上司欢心、如何恰当处理同事关系，但是，当她找到了第一份工作的时候，父亲这样告诉她："丫头，公司不比家里，在家里，我和你妈妈都会让着你，你生气了可以砸东西，大哭，甚至大骂，但是，在公司是绝对不行的，凡事需要忍耐，这样你才能赢得上司和同事的喜欢。"小萌点点头，踏着欢快的脚步走进了公司大门。

可是，两个月不到，小萌的脚步就变得无比沉重了。似乎自己在公司真的做得很好，大到公司老总，小到清洁阿姨，都对小萌十分喜欢，因为小萌的脸上时刻挂满了笑容，从来不生气，从来不指责谁。同事都忍不住夸赞小萌："你的脾气真好，刚才这件事明明是主管自己疏忽了，他那样责骂你，你还是笑容面对，换了是我，早就和主管对骂起来了。"小萌笑着点点头，心里在想：我的脾气也不好啊，当时，我就想拿着文件朝他脸上砸去了。可是，这毕竟是公司啊，不是在家里，这里不是自己随心所欲的地方。于是，在这样每天都需要伪装笑脸、强忍怒火的日子，让小萌感觉很累，每次回到家里，小萌都忍不住发泄一番，心中的苦闷不知道向谁诉说。终于，在几近崩溃之下，小萌拖着疲惫的身子走进了心理咨询室的大门。

其实，人生在世，我们难免会遇到一些不顺心的事情，哪怕是一家人，也免不了"锅碗不碰瓢盆"，于是，有人会生点气、发发牢骚，这是很正常的。在生活中，看不惯某些人和事，偶尔闹点情绪，埋怨，指责，这都不足为奇。而最不接受的一种状况是，不声不响地将不满情绪憋在肚子里生闷气，而且，生闷气是一种极坏的生活习惯，不仅消耗自己的精力，而且会引发疾病，影响身心健康。在三国时期，周瑜一个人生闷气，结果白白送命，这说明喜欢生闷气的人能力不够强，不善于调节自己的情绪，在一定程度上缺少一些谋略。

其实，生闷气对我们的身体造成了极为严重的伤害：一方面，经常生闷气不利于心脏的健康，另一方面，也会影响我们身体的免疫系统的正常工作，从而引起大脑内的激素变化。对此，专家建议，与其闷在那里生闷气，不如宣泄心中不满，懂得接纳生气的自己，努力调整自己的情绪，这样会更有效地减少外界环境对人所造成的不利影响。

1.别做好好先生

有一位被大家公认"好脾气"的人这样说道："其实，每次看到令我感觉不好的人和事，我内心都相当地生气，但是，我极力克制自己，不断告诉自己'要保持自己的形象，千万不要发脾气'，结果，每一次我都忍耐了下来，可是，时间长了，我发现，由于心中闷气的郁积，我的脾气越来越差，一点儿小事就可以让我的情绪变得无比激动，可又不好当面发作，常常是事情过去以后，我就气得砸东西。虽然，我是公认的'好脾气'，但是，好像我已经陷入了恶劣情绪的旋涡了。"也许，总有一天，这位"好脾气"先生会忍不住爆发，而到那时他自己也成了生闷气的陪葬品了。

2.发脾气比生闷气好

现在，据一些国外专家研究表明，发脾气比生闷气好。虽然，在大多数人看来，发脾气有损自己的修养和形象，似乎这是一件有伤大雅的事情。但是，科学家却对此公布了一项研究结果：当人感到气愤而想发脾气时，如果能够及时宣泄出来，会有利于自己的身体健康。生气、发怒并不是一件坏事，毕竟人有七情六欲，总不能强制压抑，这样怒气就会变成闷气，这样反而容易爆发崩裂。如果能够释放心中的怒气，发泄不满，解除烦闷，从而使身心感到轻松愉快。

心理调节小贴士

在某些时候，该发脾气就发脾气，不需要压抑自己的情感，因为不适当的压抑，就有可能形成生闷气的习惯，结果会适得其反。不过，生活中的我们应该少生气，不能常生气，如果真的到了"怒不可遏"的地步，那就干脆痛痛快快地发泄出来，这样有利于情感的宣泄，有益于身心健康。

第3章　问题心理调适：
别把病根种在心理

大多数人的心理问题都是由于自我心理调适不到位，一般经过心理调适之后，情况都会有所好转。但也有少部分人的心理问题难以根治，试过多种方法都不见成效，且越发严重。这是何故？正所谓心病得要心药治，既然病根种在心理，那就需要用力拔除，才能还自己身心的健康。

总是怀念过去也是一种心理疾病

一个人总是要看陌生的风景，结识陌生的人，甚至跟陌生人共同生活。许多经历过一次爱情的人时常会感叹："我害怕接触陌生的男人，恐惧去熟悉一个陌生人。"她们大多是在感情中受过伤的，即便没有受伤，但三五年的感情经历已经让她们疲惫了。在爱情的路途之中，她们发现，自己总是会认识陌生的男人，熟悉、在一起、同居，最后分手，两人又变得陌生。而更多的女人则是抱着这样的心态：我已经习惯了之前的男朋友，我连最邋遢的样子，他都看过，那是一种怎样的过程。但现在若是需要我重新结识一个陌生的男人，我突然之间觉得害怕，就好像重新进入冰窖的感觉。这就是人常见的心态，也是她们苦苦追寻多年依然无法找到另一半的重要原因，她们的心境一直沉浸在过去的痛苦之中，不愿意尝试新的感情，害怕接触陌生的男人。对此，告诫那些人，需要有意识地培养自己开朗的心境，结识陌生人，开始一段新的感情，因为如果你总是在怀念过去，其实也是一种心理疾病。

肖璐有一段长达三年的感情，那是她的初恋，刻骨铭心的初恋。谁都能想象初恋时的疯狂与幸福，肖璐在最美的年纪遇到了那个男人，初涉爱河的时候，她感觉好像到了另外一个世界。那时候，每天总是笑盈盈的，心里比吃了蜜还甜，虽然，那个男人的年纪比自己偏大，但她不顾街上人们诧异的目光，硬是紧紧地扣住他的手，就这样，两人幸福地走在大街上。

当然，恋爱美好的一阵过去之后，两人开始真正互相了解了。这个过程是异常艰难的，争吵、分手、和好、吵架、分手，不断重复着，不断上演着。两人拉锯式地争斗持续了三年，最终还是分道扬镳。但在肖璐的心里，却再也装不进其他的男人，即便自己的爱情早已经成为往事，但以前性格开朗的肖璐却变得抑郁起来。

她说："我不再相信爱情，这段感情让我身心疲惫，我累了。我终究明白了，即便两个人的感情多么美好，但经过时间的流逝，没有什么东西是一成不变的，到最后，当初最美的爱情如今却变得支离破碎，这样的结果是我不能接受的。我害怕接触陌生的男人，我只要一接触他们，就能想象我们未来吵架、分手的情景，真的太累了，我不想过这样的生活。"

肖璐是典型的沉浸在过去的痛苦中的人，当她在爱情中受伤以后，她的心境就起了很大的变化。她在尚未接触爱情的时候，总是幻想着爱情的美好与浪漫，但一旦她们在爱情中受过伤以后，她们就会不再相信爱情，也不再愿意开始新的恋情。对于陌生的男人，新的一段感情，她们都会心生恐惧，害怕自己重蹈覆辙。其实，这样的一些心理是可以理解的，但作为内向者，更需要打开自己的心结，努力让自己变得开朗起来，不害怕陌生的男人，重新开始自己新的幸福旅程。

1.不要惧怕陌生人

"陌生"这个词儿常常会唤起人们内心的胆怯，他们害怕去接触，更害怕自己从一个熟悉的环境到一个全新的环境。其实，这样的心理是可以理解的，从陌生到熟悉，需要一个漫长的过程。但是，如果你换一个角度，你会发现，所谓的"陌生"其实就相当于一个新奇的探索之旅。比如，陌生的男人，新的恋情，那都是新奇的，有可能你所接触的是之前从没遇到过的类型的男人，有可能就遇到了一个好男人，这何尝不是一种幸福呢？

2.该来的总是要来

一个人身边的位置是有限的，一些人离开了，一些人就会到来，这是我们应该接受的。如果你总是固执地保持僵硬的姿态，不接受身边新来的陌生人，那你身边的位置注定要空很久。对此，我们应该明白，有时候陌生即是意味着幸福，所以，不要害怕，不要恐惧，大胆迎接自己的幸福。

心理调节小贴士

当一段感情结束的时候，我们就应该收拾好身心，迎接下一段感情的来临，如果你总是拒绝新恋情的开始，那你最终只能被剩下。所以，我们需要走出过去的阴影，不惧陌生，大胆开始自己的一段新的感情，开始一段新生活。

孤独，内心深处的寂寞无处诉说

你觉得什么最可怕？孤独。孤独的时候能让人窒息，内向者孤独的时候，常常是最无助的时候。那种感觉就好像这个世界就剩下了自己一个人，自己被所有人抛弃了，内心的空虚感、寂寞感一齐袭来，有时候甚至使你丧失了生活的勇气。所以孤独被内向者看作是最可怕的敌人，他们害怕自己会孤立无援，害怕只有自己一个人，因此心灵也会变得十分脆弱。其实，对内向者来说，孤独并不可怕，可怕的是当你面对孤独时放弃了生活的希望。当孤独的痛苦笼罩你时，你就应该面对它，看着它，不要产生任何想要逃的想法，学会战胜孤独。因为，如果你选择逃跑了，你就可能永远不了解它，而它总是悄悄地躲在一边，等着你下一次孤独的到来。

其实，孤独是一种常见的心理状态。孤独感是人们在思想上，行为上的体现。人们常常说的孤独其实包含了两种情况。一种是由于客观条件的制约所引起的孤独，他们由于种种原因不得不长期远离"人群"，以一个人或者是一群人独立起来。比如有远离城市到边疆哨所为人们站岗的士兵们；长期坚持在高山气象观测站工作的科技工作者；长期为了工作而四处航行的海员。这样的孤独是一种有形的孤独，因为他们没有亲人朋友在身边。而大多内向者的孤独是第二种，它是"无形"的孤独。

一位孤独的年轻人躺在沙滩上，他满脸胡须，面容倦怠，穿着破旧的衣服，时不时有气无力地打着哈欠，另外一个人从海边经过，有些奇怪地问道："年轻人，阳光无限好，又是如此好的季节，为什么你不去做事情呢？你在这里晒太阳，岂不是浪费了大好光阴？"

年轻人叹了口气："唉！在这个世界上，除了这一身皮囊，我一无所有。我还需要花时间去做什么呢？只需要每天晒晒太阳，这就是我所有的事情了。"

"难道你没有家吗？"

"我要家干什么呢？与其承担家庭的重担，不如没有。"

"你没有爱人？"

"没有。"

"你没有朋友？"

"没有，朋友还是会离别，不如没有朋友。"

"你从来没想过去挣钱吗？"

"从来没想过，金钱是罪恶，最后我还是一个人，何必浪费我的时间呢？"

"哦，那我觉得你可以到海中心去。"

"为什么？我又不会游泳，难道你是想我去死吗？"

"对啊，人有生有死，与其这样活着，还不如死去。你这样活着，本身就是多余的。跳海而死，也是符合你的逻辑的。"

顿时，孤独的年轻人哑口无言。

很多有孤独感的人，并不是自己愿意孤身独守。而是他们有的是在人生的路途中遭遇了坎坷，陷入无边的孤独和痛苦中难以自拔；有的是得不到别人的理解，也不愿意去理解别人，于是选择洁身自好；有的是看不起自己，不相信自己，有一种深深的自卑感。于是，他们在面对孤独的时候，甚至没有抗争，就束手就擒。所以，他们陷入了没有边际的痛苦中，与孤独为伴。

而有的人是因为内心世界的封闭使他们无法通过感情交流来建立真正的友谊，友谊的缺失使现代人陷入一种强烈的孤独感。有的人这样来描述自己的感受："在这个世界，我感到孤独、嫉妒、愤怒、紧张。"无论是因为人生境遇，还是因为自己的感情失意，孤独在无形中已经成为了他通往正规工作和生活的阻碍。孤独的人学会在生活中拿出自己的勇气，敢于与孤独抵抗，战胜孤独。

那么，怎么才能有效地战胜孤独呢？

1.战胜自卑心理

人们有时候受到了大的磨难，就会觉得自己跟别人不一样，而又没有勇气跟别人接触，这其实是自卑心理产生的孤独状态。这时候，要突破自己内心的屏障，相信自己，钻出自织的"茧"。这时候，你就会发现，其实跟别人交往是一件很容易的事情。

2.转移自己的注意力

如果觉得自己内心孤独，你可以适当地转移注意力。有计划的生活，把自己的注意力转移到工作、生活上来。在工作中，除了努力工作，还要适时与以前工作的同事交流；在生活中，走出心里的黑暗，开始结交新的朋友，建立新的生活。重新建立起生活的信心。这样，你就会发现，能够与大多数人生活在阳光下是一件很惬意的事情。

3.为别人做点什么

孤独者都有这样的情况，当你与很多人在一起的时候，你会特别感到孤独，并且比自己独处时更孤独。因为与他人的格格不入，让你陷入孤独的境地。那么，你就应该为别人做点什么，帮助别人，博取别人的好感，为自己争取一份友谊。

4.享受自然，走入社会

一个孤独的人，总是把自己关在小屋里。这样，精神会长时期的受压抑，会使自己的性情变得越来越孤僻。那么，试着走出家门，出去呼吸一下大自然的空气，感受一下在街道上的拥挤，这时候，你已经忘记了你的寂寞。你的心情就会渐渐开朗，逐渐从孤独的城堡中脱离出来。

心理调节小贴士

人们的孤独更多的来自内心深处的寂寞，因为感情，或是因为生存境遇的突然变故，使得他们内心无法承受。孤独者因为受内心的折磨，精神也受到长时间的压抑，不仅会导致自己的心理失去平衡，还会影响自己的智力和才能的发挥，会引起人的心理上、思想上的开始坍塌，产生低沉精神萎靡，并且失去事业的进取心和生活的信心。所以，孤独是非常可怕的。面对孤独，要学会战胜孤独，才能在自己的事业上取得成就，才会扬起生活的风帆。

精神空虚症，到底谁的错？

塞涅卡说："人类最大敌人就是胸中之敌。"在现代人的字典里，"空虚"这个字眼所蕴含的重量似乎越来越重，许多上班族都有这样的经历："我有工作，但是，一天什么事情都不想干，总是提不起精神，面对着电脑，也不知道自己要做些什么，真不知道以后的日子该如何走下去，心里空虚得要命。"空虚，是一种消极的状态，不能明确自己的目标，不知道今后的路该怎么走，更重要的是，在这样的心理状态下，抑郁很容易"钻"了空子。他们常常因为自己的胡思乱想，乱发脾气，而把怒火撒到其他人身上，而且自认为抑郁是很有道理的。可是，抑郁之后，他们浑然忘记了自己到底为什么会这样，难道就是为了摆脱心里的空虚吗？所以，如果你是一个空虚的人，需要时刻警惕，不要让自己掉入心理问题的陷阱。

在生活中，人们往往存在着不同的心态，有的人乐观，有的人却悲观，乐观的人情绪平和安静，而悲观的人很容易受到情绪的波动。其实，空虚本身就是一种悲观的心态，空虚的人很容易陷入自我休眠中，因为找不到前方的路而迷失了自我。心中没有前进的方向，没有心灵的归宿，因而，他们总是花很多的时间和精力来想一件事情，哪怕只是一件微不足道的事情，他们想着想着，也能生出愤怒的情绪来。心的无力感让他们感觉到诸多不安的情绪，在很多时候，他们自己也很想从空虚感中摆脱出来，可是，越是空虚，越是容易抑郁，越是沮丧，越感到前途渺茫。在这样的情绪循环中，情绪越来越汹涌，并渐渐主宰了他们。

小杨和男朋友相恋一年多了，可是，这段感情一直遭到父母的反对，在这个气氛尴尬的夜晚，父亲在电话里的那头和小杨生气地说："你要是再这样下去，就永远不要回这个家了。"电话放下后，小杨心都凉了大半截，未来该怎么办呢？和男朋友分手，接受那个家人介绍的对象？坚持自己的选择，和男朋友远离家人？路有千条万条，可小杨就是不知道自己该选择哪一条。

白天，男朋友上班了，小杨一个人待在家里，总想找点事情做，可是，内心的那种无力感和空虚感袭来，她顿时觉得浑身都没劲，就想一直沉睡，至少睡着了谁也打扰不了。偶尔，思绪万千的时候，她也会想起与男朋友诸多的不合适，以及父母的担忧，越想心中越是焦虑，有时候，想着想着，她就暗暗下决心："今天晚上和男朋友说分手的事情，一定不能心软。"于是，等到男朋友回家的时候，小杨心中的怒气就上来了，尤其是看到男友某些自己不能认同的行为，小杨更是怒火中烧，大声斥责："我们结束吧，我不想继续了。"而且，这样的情景不是一次两次，而是多次，每次小杨独自一个人在家里时，由于内心的空虚与混乱，总会胡思乱想，男朋友也感到很疲惫，偶尔，他也会劝小杨："没事就出去透透气，不然，在家里迟早会闷出病来。"小杨内心里相当清楚，自己真的是由空虚而生气的，可是，有时候总是克制不住自己，也不知道自己到底该怎么办？

小杨内心的空虚，总是让"怒气"钻了空子，结果，好端端地生了那么多气。在人生的旅途中，成败得失，恩恩怨怨，乃至空虚寂寞，始终伴随着我们。如果我们总是把这些伤心的话、烦恼的事情、无聊的事情记在心中，永远留在心里，无异于背上了沉重的包袱，套上了无形的枷锁，同时，也让郁结在心中的负面情绪有了可乘之机。

那么，面对空虚，我们该怎么调整自己呢？

1.有理想

俗话说："治病先治本。"空虚产生的主要源于对理想、信仰以及追求的迷失。知晓了空虚产生的根源，那么就要对症下药，树立远大的理想、拟定明确的人生目标，这就可以成为消除空虚的最有力的武器。当然，这并不是说你拟定了目标，空虚就被驱赶走了，而是当我们坚定地朝着自己目标前进的时候，空虚才会慢慢地远离我们。

2.提高心理素质

有时候，即使是两个人生活在同一个环境中，但由于心理素质不同，其结果也会不同。有的人遭遇了一点点挫折就偃旗息鼓，他们很容易就陷入了空虚中；有的人面对困难却丝毫不畏缩。所以，提高自我的心理素质，也能够将空虚及时地消灭，不给它进一步侵蚀心灵的机会。

3.保持一份热情

生活本身是美好的，主要是看我们以怎样的态度去面对它。对生活缺乏热情的人，他们心中只有空虚，以及百无聊赖的寂寞，而那些对生活充满了热情的人，哪怕是蓝天白云，高山大海，他们依然积极地去感受大自然的美丽。当那份热情填补了生活的空白，你哪还有精力和时间去空虚呢？

心理调节小贴士

从心理学角度说，空虚是一种消极情绪。那些空虚的人，无一例外都是对理想和前途失去信心，对生命的意义没有正确认识的人。他们对现实消极失望，以冷漠的态度来对待生活，遇人遇事就摇头。有时候，为了摆脱空虚，他们会沉浸到另外一种空虚的生活中，漫无目的地游荡、闲逛，消磨大好时光，因此，空虚所带给我们的，是百害而无一利。

面子观念，死要面子活受罪

俗话说："人争一口气，佛争一炷香。"在中国人的眼里，面子这个东西是非常重要的，它总是与一个人的人格、自尊、荣誉、威信、影响、体面等联系在一起。如果一个人的面子受到损害时，他就会下不来台，就会生气。因为爱面子，也怕丢面子，因此有些人总是千方百计地维护自己的面子，而正是在这一过程当中，他们失去了许多更加有价值的东西。"死要面子活受罪"说的就是这种事情。对那些死要面子的人，真正到了自己的正当利益受到损害或面临威胁时，有的人却害怕丢面子，不敢站出来据理力争，最后只能看着本来属于自己的那份利益被他人拿走，可谓是哑巴吃黄连——有苦说不出。

惠心禅师做小沙弥时，皇帝赏赐不少，惠心托人送给母亲，以表孝心。不久，母亲写信来说："你给我的东西，是皇上的赏赐，我当然十分喜欢。但我当初送你学道为僧，是希望你做一个有修有证的禅人，并不希望你一生都在名利场中生活。如果只好世间的虚荣，就是违背了我的心愿。希望你记住什么叫作'真参实学'。

惠心沙弥收到这封信后，从此立志要做一个真正弘法度众的宗教家，效法《华严经》中的提示，"但愿众生得离苦，不为自己求安乐"，而不再汲汲于名利上的追求。

鲁迅在《"要面子"与"不要脸"》这篇文章中说，"要面子"与"不要脸"实在也有很难分辨的时候。例如，一个绅士，叫他四大人吧，有钱有势，人们都以能和他攀谈为荣。有一个专爱夸耀自己的叫花子，有一天突然高兴地对大家说："四大人和我说过话了！"大家既惊奇，又很羡慕，问他："说了什么呢？"叫花子回答说："我站在门口，四大人出来了。对我说：'滚开去！'"所以，有些自以为有了面子的人，实际上是"不要脸"的人。在生活中我们要时时警惕自己，看看自己是否要了不该要的面子。

有个书生家里很穷，却很爱面子。一天晚上，小偷来到他家中，搜寻之后，没有发现值得一偷的东西，便跺脚叹道："晦气，我算碰到了真正的穷鬼！"书生听了，赶紧从床头摸出仅有的几文钱，塞给小偷，说："您来的不巧，请您就把这点钱带上。但在他人面前，希望您不要张扬，给我留点面子啊！"

这个书生就是一个爱慕虚荣的人，其实这样的人在生活中很多。这些都是自己的虚荣心在作怪。不论处在人生的哪个阶段，无论处于怎样的境地，都要警惕自己的虚荣心。有时候，与其装出一副自己都对、扬扬得意的样子，还不如展现勇敢承认自己做错事情的愧疚。

齐国有一个人，娶了两个老婆。这个齐国人很爱面子，经常在妻子面前炫耀自己在外面跟大人物来往。他常常喝得醉醺醺地回家。大老婆问他："你跟什么人喝酒？"他得意地回答："都是些有钱有势的大官人！"

大老婆便告诉小老婆，说："丈夫外出，总是饭饱酒醉而后回来；问他同一些什么人吃喝，他说全都是一些有钱有势的，但是，我从来没有见过什么显贵人物到我们家来，我准备偷偷地跟踪他，看他究竟到了些什么地方。"

第二天清早起来，大老婆便偷偷跟随在丈夫后面，走了很久，全城几乎走遍了，也没发现一个什么显贵的人物站住同她丈夫说话。最后，来到了东郊外的墓地，看见丈夫走向一些祭扫坟墓的人，讨些残羹剩饭；此处不够，又东张西望地跑到别处去乞讨。他每每吃饱喝醉的"奥秘"就此真相大白。

大老婆回到家里，便把情况告诉小老婆，悲痛地说："丈夫是我们仰望而终身倚靠的人，现在他竟然这样欺骗我们，我们还有什么指望呢！"两人便在家里一起哭起来，咒骂着自己的丈夫。但丈夫还不知道，高高兴兴地从外面回来，又向两个女人要起威风来了。

或许有人说，男子汉大丈夫，怎么可以不要面子呢？那么到底是什么是面子呢？难道大丈夫的面子就是在妻儿面前发号施令、颐指气使的样子？难道大丈夫的风度就是当众喝酒赌博、狂言乱语的样子？俗话说得好："大丈夫能屈能伸。"假如大丈夫连一点儿小事都觉得丢了面子，那他还算是一个大丈夫吗？

1.不要为了面子把自己逼疯

在生活中，有的人原本很穷，却死要面子，勒紧裤腰带，与人比阔；有的人，为死要面子，四处吹嘘自己怎么怎么"有能耐""能办事"，无限夸大自己所谓的"后台"是如何如何的"硬"；也有的人明明意外成功，明明很高兴，却死要面子，假装深沉，装作没事儿一样。其实，这些很多事情是可以把自己逼疯的。对于那些爱面子的人，他们总是采取一种务虚而不务实的态度，把面子放在绝对不可动摇的位置，自动承受由此带来的利益上的巨大损失。

2.不要得了面子，丢了里子

面子是表面的，是虚浮的，要面子就是虚荣心的表现，里子是深层的，是实实在在的。面子华而不实，里子却是表里如一。里子真实的人，虽然没有外表的美，却有内心美，最终会得到人们的理解和尊重，一个人假如没有灵魂，那么这个躯壳还有什么用。

心理调节小贴士

面子是表面的，并没有什么实际的内容，死要面子就是虚荣心的表现。在对待面子的这个问题上，我们一定要学会放下，面子既不能不要，也不能死要面子，让自己活受罪。否则，自认为要了面子，而其实往往就是丢了面子，丢了面子还算是小事情，问题是让自己白白吃了哑巴亏就太不划算了。

凡事都要留有余地，别死钻牛角尖

尽管，喜欢钻牛角尖的人都比较聪明，反应也比较快，而且还掌握了一定的知识，否则他不能那么及时地反驳别人，也一下子说不出那么多的事例来。但这样的人并没有多么高深的学问，他所掌握的一些东西都是为了满足自己的一种特殊心理需求。不管别人说什么，做什么，他都会找出一些事例来反驳，似乎，他不证明自己是对的就不会罢休，不把别人驳得无话可说就觉得不舒服，不占上风就觉得不痛快，不把别人噎得上不来气就不高兴。当然，不管是说话做事，他们都是典型的喜欢较真儿的人，但其实他们自己也知道这样的习惯不好，常常会让自己成为大家讨厌的对象，但每到特殊情境的时候，却总是身不由己。

老李是一个爱钻牛角尖的人，别人说东他偏要说西，比如，别人说抽烟喝酒多了不好，对身体有害，他就会说："某某某只喝酒不抽烟，只活了七十多岁；某某某只抽烟不喝酒，活了八十多岁；某某某又抽烟又喝酒，活了九十多岁，有的人还吃喝嫖赌样样通，结果活了一百多岁。"别人说做人要讲道德，要有良心，他就会反驳说："良心多少钱一斤？杀人放火有马骑，烧香磕头受人欺。"如果别人说谨慎做人，小心做事，他就会说："撑死胆大的，饿死胆小的，宁可撑死，也不能做个饿死鬼。"别人要说尊老爱幼，他就会说："那些丧尽天良的父母应该尊重吗？"不管别人说什么，他都会找出一些例子来反驳。别人明明说的是普遍现象，他就会找出一些个别的事例来反驳你，别人如果说已经成为事实的例子，他就会找出一些可能发生的事情反驳你。

老李的钻牛角尖不仅仅表现在说话上，还表现在做事上。最近，老李打算自己创业，他去银行取了家里的所有积蓄，打算南下贩货回家乡小镇上卖。在临行之前，老朋友老张过来拜访，见到老朋友，老李饶有兴致地说了自己的计划，朋友老张有些担心地问："你就这样冒冒失失地去吗？我觉得你应该事先做好市场调查，看哪些货在老家比较受欢迎，然后再看南方那边的货是怎么批发的，以便能拿到最低的批发价格，这样才能确保万无一失。"老李固执劲又上来了："谁说一定要这样做，兴许这次上天一定会让我赢呢？你就在家里等着我发财回来吧。"老李说走就走，也不顾家人朋友的阻拦，结果是可以想象的，他惨败而归。这次他意识到了自己爱钻牛角尖的脾气，但总是改不掉，自己就好像陷入一个固执己见的泥沼中一样。

无论是说话还是做事，老李都是一股子的牛脾气，喜欢钻牛角尖，别人说的话，他偏要反驳；别人的建议，他偏不听；别人说的措施，他偏偏不去做。虽然，在很多时候，他们自己也清楚，怎样的才是正确的，但他们就是不肯放下内心的较真劲儿，别人越是反对的事情，他越是要去干，直到失败了才知道回头。

1.听从内心的声音

在生活中，我们大多数人都会犯"钻牛角尖"的错误，当然，程度上还是会有差异的。当我们在听到别人说什么，做什么的时候，为了表现自己，我们总是会违背内心的声音，去做一些和别人意见相左的事情。可难道这样我们心里就会得到满足吗？我们所面对的是别人不理解的眼光，以及内心的痛苦。因此，放下内心的固执，学会听从内心的声音。

2.虚心听取别人的意见

喜欢钻牛角尖的人是比较自我的，他们总是觉得自己的想法才是对的，而别人的想法却是有那么一点点不完美。有时候，即便别人所说的方法是可行的，他也会从中挑出一些毛病出来。对此，在生活中，我们要学会听取别人的意见，以虚心的态度吸取别人的意见，这样我们才不被自己内心的固执所累。

心理调节小贴士

在生活中，我们经常会遇到一些喜欢钻牛角尖的人，俗语就是"喜欢抬杠"的人。在他们身上有一个特点，就是不论在什么场合，对什么人，都喜欢表现出与众不同，好像专门跟人作对似的，别人说东他偏说西，别人说南他偏说北，似乎他总是喜欢跟别人对着干。从外在表现看，这样的人喜欢跟别人较真儿，其实，我们都忽视了，他们较真儿的对象是他自己。

第4章 快乐起来:
别让忧郁成为心灵杀手

萧伯纳曾说: "人生之所以活得悲惨,是由于有闲暇时光烦恼自己是否过得快乐。"忧虑就是那一滴滴的水珠,它不停地向下滴落着,慢慢地折磨着你的心灵,最后让你精神失常而选择自杀。那么,为何烦恼不堪、为何忧虑不快乐,那些躲在暗处的心灵杀手到底是谁呢?

消除紧张,保持宁静的内心

赵治勋被日本人称为"棋圣",他在围棋界占据着极其重要的位置。然而,即使是这样一位大师也会紧张,在每一次激烈的对弈中,赵治勋都感到异常紧张,而一紧张就很容易出错。因此,为了缓解内心的紧张情绪,赵治勋总是要求工作人员准备一大堆火柴和废纸,在对弈的时候,他通过撕废纸和玩折火柴来缓解自己紧张的情绪,这样,他才能将棋局运筹帷幄,最终赢得比赛。

马克思曾说: "一种美好的心情比十服良药更能解除生理上的疲惫和痛楚。"然而,在现实生活中,有一种情绪时常困扰着我们,诸如独自登台表演或演讲的时候、与陌生人沟通的时候、在公众场合说话的时候,等等。诸如这些场景,紧张的情绪会冒出来困扰我们,影响我们的一举一动。有时候,紧张的情绪使我们怯场,内心有了退缩的念头;有时候,紧张的情绪会让我们心中大乱，最终以失败而收场。

一位曾饱受紧张情绪困扰的人这样说道："过去的我，性格非常内向，每天都感觉特别紧张，活得十分痛苦，虽然，我尽力伪装自己显得很正常，但是，我非常清楚自己的心境是处于病态中，当逃避和伪装让自己不胜疲惫的时候，我终于选择了面对，心里越是害怕与人沟通，我就越要与人主动沟通；越是不喜欢人多的地方，我就越给自己机会来面对人群。在这种与自己抗争的艰辛历程中，我得到了前所未有的历练和成长。"其实，紧张的情绪对于我们来说，并不可怕，只要我们鼓起勇气，就能够克服内心的恐惧，从而使自己变得优雅起来。

世界著名的男高音帕瓦罗蒂曾参加过无数次演出，仅在美国纽约大都会歌剧院，他的演出就达到了379场。但是，像这样一位世界级的著名的艺术家在每次登台的时候，也会忍不住产生紧张情绪。帕瓦罗蒂认为自己的紧张情绪可能是遗传于父亲，其父亲是一位具有男高音天赋的人，但由于太过紧张而无缘于舞台。但是，为了使演出显得更加完美，帕瓦罗蒂必须克服内心的紧张情绪。

刚开始的时候，帕瓦罗蒂通过暴饮暴食来摆脱紧张的情绪，每一次上台演出之前，他都要大吃一顿，这样才能缓解内心的紧张情绪。但是，暴饮暴食使自己变得肥胖，而且，医生也对他发出了最后警告："再这样吃下去，你将会有生命危险。"帕瓦罗蒂无奈放弃了这种方式，转而寻求另外一种摆脱紧张情绪的方式。后来，他开始依赖一枚钉子。原来，在帕瓦罗蒂的家乡，流传着这样一个传说：生了锈的弯钉子会给人带来好运。帕瓦罗蒂相信这一传说，以后，在每一次的演出之前，帕瓦罗蒂都会在后台昏暗的灯光下寻找一枚弯钉子。如果在演出开始，他还没能够找到一枚弯钉子，那么，哪怕这场演出的报酬再高，帕瓦罗蒂也会拒绝出演。因为他的这一习惯，不仅得罪了无数的朋友，而且，造成了美国芝加哥歌剧院永久地拒绝了他。后来，帕瓦罗蒂的这一习惯被慢慢传开来，那些承接帕瓦罗蒂演出的单位都会特意为他留一枚钉子。

摆脱了紧张的情绪，帕瓦罗蒂优雅地完成了每一次完美的演出。赛车的时候，在那瞬息万变的赛道上，每一次判断和决定都是在毫秒之间做出的，因此，几乎所有的赛车手都有一个最大的通病，那就是——"紧张的情绪"。对于许多赛车手来说，彼此之间都有一个心照不宣的秘密，那就是许多人都会因为比赛过度紧张而尿裤子。舒马赫在赛车界中是数一数二的人物，然而，即使是这样一位大名鼎鼎的赛车手，他在每次比赛时也会紧张。于是，为了缓解自己的紧张情绪，在每一次比赛之前，舒马赫都会玩一玩电子游戏，这样，他才能更加优雅地玩转赛车。

1.放低对自己的要求

在生活中，要想克服紧张的心理，我们就应该努力把自己从紧张的情绪中解脱出来。心理学家认为：有效消除紧张心理，从根本上说是要降低对自己的要求，一个人如果十分争强好胜，每件事情都追求完美，那么，常常就会感觉到时间紧迫，内心自然充满紧张。而如果我们能够清楚地认识到自己的能力，放低对自己的要求，凡事从长远打算，这样，心情自然就会放松。

2.克服内心的紧张情绪

其实，紧张的情绪并不是普通人所特有的，而是每一个人都有的一种心境，无论多么伟大的人，他们都未必能完全摆脱紧张的束缚。但是，只要我们能找到恰当的放松方式，就可以轻松地战胜内心的紧张情绪，最终赢得完美的胜利。

心理调节小贴士

总而言之，紧张的情绪似乎总是伴随着我们左右，势必要影响我们的言行举止才罢休，紧张，总是有意或无意地干扰着属于自己的优雅，在紧张的心境下，我们似乎没有办法做好任何事情。所以，要想保持一份优雅，要想拥有一份宁静的内心，我们应该努力克服紧张情绪。

忧虑，请到此为止吧

如果一件事令你忧虑，你会忧虑多久呢？一个星期吗？一个月吗？一年吗？很多人容易纠结在一件事情上，一旦忧虑开始了，就没有暂停的键，他会无休止地陷入忧虑的泥潭中。如果没有人对他说："到此为止吧，别再忧虑了。"他会一直忧虑下去，一直到死亡的那天。当我们在忧虑的时候，为什么从来不考虑为忧虑这件事限定一个时间呢？当我们吃饭时，需要花费的时间大概有10分钟或15分钟，甚至有的人会在短短5分钟解决了早餐。那么，忧虑为什么不能有一个限定时间呢？

伊迪丝曾经因为一件小事而对丈夫生了大半辈子气，你觉得值得吗？故事是这样的：

伊迪丝与弗兰克曾经住在一个抵押出去的农庄，那里土质贫瘠，灌溉条件也差，庄稼收成自然不好，他们的日子也过得十分节省，恨不得将一分钱当两分钱花。尽管已经家徒四壁，但伊迪丝希望可以将房间装饰得漂亮点儿，于是她用在密苏里州玛丽琳的干活做抵押，买了一些窗帘和其他小东西。弗兰克非常担心自己的债务，像其他农民一样，他怕最后负债累累，所以他曾经悄悄告诉杂货店老板，不要再让妻子去赊账买东西。

这件事最后被伊迪丝知道了，她认为弗兰克伤害了自己的自尊，她为此生气了很久。即便这件事过去50年了，她依然还在生气。如今，她已经70多快80岁了，有人对她说："尽管弗兰克这样做实在有伤你的自尊，不过你不觉得，你为这件事已经生气了半个世纪了，难道你所做的比他的事情要好吗？"当然，伊迪丝根本听不进去别人在说什么。

因为一件很小的事情，伊迪丝却搭进了自己半个世纪的快乐与宁静，这是何等昂贵的代价？当她不断地在埋怨她的丈夫时，她失去了内心的宁静，也就失去了快乐。所以，千万不要成为伊迪丝这样的人，需要给自己设限：这件事到此为止。

所以，当忧虑侵扰自己内心平静的时候，先改掉忧虑的习惯吧。在这里我们需要坚持：不管在什么时候，假如我们以生命为代价而换取一些不值得的东西，那不如停下来，问一下自己这三个问题：第一，我正在忧虑的问题，对我而言到底有多么重要？第二，既然这件事情令我如此担心，那我应该怎么样将其设置到"到此为止"的最低限度，然后完全忘记这件事；第三，我究竟应该为这件事付出多少？我所支付的是否已经超过它本身的价值。

心理调节小贴士

好吧，就到此为止吧！这确实是一个人获得内心平静的秘诀之一。在生活中，我们都要有正确的价值观念，相信只要先定下一个适合自己的个人标准，就可以消除一半的忧虑。而我们所设定的标准，就是每件事值得付出的代价。

你的痛苦为什么会被放大

我们总觉得活得很累，我们总有宣泄不完的痛苦，这是为什么？原因很多，但原因之一肯定是我们常犯一种错误——放大痛苦。而我们之所以会放大痛苦，也是有一定的心理原因的，那就是太在乎别人对我们的看法，我们总把这个世界看成以"我"为中心的，所以常常把失败扩大。常常因为小小的事情而觉得自己罪大恶极，把愁眉苦脸的面具戴在脸上。带着这样的负面情绪生活，我们又怎能快乐起来呢？

有个笑话说，一位农妇在收鸡蛋时，不小心打破了一个鸡蛋，她想：一个鸡蛋经孵化后就可变成一只小鸡，小鸡长大后成了母鸡，母鸡又可以下很多蛋，蛋又可孵化很多母鸡。最后农妇大叫一声："天啊！我失去了一个养鸡场。"这农妇看来着实有点儿可笑，但在现实生活中像农妇这样的人却大有人在。

比如，夫妻二人，在亲朋好友的祝福下走入婚姻的殿堂，两个人难免有磕磕碰碰的时候，拌几句嘴也属正常。可偏偏有人钻了牛角尖，将拌嘴升级为打斗，本来可亲可爱的人露出了凶恶面孔即使战火息止，但难免伤了感情，甚至闹到以离婚收场……

在朋友面前说错了一句话，你懊悔不已，陷入深深的自责中。担心朋友从此对你有看法。你工作很努力，但评优晋升没你的份儿，于是闷闷不乐，总感觉上天为什么如此不公？亲人突遭不幸。你感觉天像塌下来一样，自己被巨大的痛苦包围，无法呼吸，甚至无法再生活下去……

有一次，卡耐基和太太邀请了几个朋友来家里吃晚餐。这确实是一次愉快的晚餐，当他们送走朋友之后，依然饶有兴味地在客厅聊天。

这时卡耐基的太太才跟卡耐基说了一个小插曲：原来就在客人马上快到之时，她发现有三条餐巾和桌布的颜色不搭配，于是，她马上跑进厨房，发现另外三条餐巾送去清洗了。然而，这时客人已经到家门口了，根本没有时间换洗了，她着急得差点儿哭了起来。她当时心想：为什么会犯如此低级的错误，难道因为这个小差错就毁了整个晚上的聚餐？不过，她马上想通了，何必计较这些小事情呢。

于是，她决定去迎接朋友们，然后度过一个美好的夜晚。她告诉我："我宁愿给朋友们留下一个比较懒散的家庭主妇的印象，也不愿意给他们留下一个神经质的脾气很差的女人的印象。"而且，根据她观察，根本没人注意到餐巾的事情。

有一句法律学的名言：法律并不是为琐事而制定的。在生活中，假如我们想要保持平静的心态，享受生活中最真实的快乐，那就不应该为小事情而烦恼。假如你正在为小事情而烦恼，那不妨转移一下自己的注意力，换一个角度来看待这件事，从中会有所收获。

有时候，我们烦恼的根源可能是童年时期的阴影，但无论我们是出于何种理由烦恼，这样的状况都应该停止。因为生命对于我们来说太短暂了，当我们渐渐步入中年以后，那种早晨刚睁开眼，转眼间已近黄昏的变化会让人感到恐惧。试想，既然生活中有那么美好的时光在等待着我们，我们又何必去为一件小事而烦恼，从而放大自己的痛苦。

1.我们并没有那么重要

"我只是一粒沙子"，当你苦恼的时候，不妨用这句话安慰自己。是的，我们没那么重要，无论遇到什么，其实都没有什么大不了的。对于宇宙来说，我们不过是沙漠中的一粒沙子，何必要把自己的痛苦放大？在面临不幸的时候，如果一味地放大痛苦，问题就会越来越糟；如果辩证的想一想也许就豁然开朗了。任何人都难免失误，但正确面对失误，把失误局限化，并积极寻求解决和弥补的办法，这才是我们应有的生活态度。

2.痛苦都是自己想象出来的

卢梭说过："除了身体的痛苦和良心的责备以外，一切痛苦都是想象出来的。"俗话说得好：生活像面镜子，你哭它就哭，你笑它就笑。让我们生活中的笑更多些，千万不要放大痛苦。

3.让快乐和希望代替痛苦

生命仿佛是一个神秘的原始森林。有时，我们谁也不知前方是什么，只是不停地追求，探索。挫折就是森林中的野兽，不知什么时候就会侵占你的领土。痛苦是心灵中的一株野草，在挫折"光顾"你的领土时，痛苦若是过度繁殖，那么它就会占据你心中的阳光、水和空气，你心中的快乐、希望、幸福就会消失。因此，当我们下一次遭遇挫折时，我们应该告诉自己："不要放大痛苦！"

心理调节小贴士

绝大多数人都背负了过重的忧愁和苦痛，我们常把自己轻易放进痛苦之中，当你苦恼之时，到外面走一走，把自己摆在大山大水之间，更容易把自己想象成是一粒沙子，发现自己的微不足道，让事情褪去夸大的外衣，还原成本来的样子，很快地我又听到了内心的声音，找到应该走的路。

谁制造了现代焦虑症？

在外人眼里，陈女士是个很有福气的人，老伴是"高工"，儿子出国深造，自己退休在家抱抱孙子，真可谓万事如意。可陈女士自从儿子出国后经常睡不好觉，噩梦连连，连白天也提心吊胆，担心儿子过不惯国外的快节奏生活，又怕儿子在国外遭到不幸。

叶小姐今年29岁，她最近给心理专家寄去了咨询信，信中说她近来看到一些不好的事物或现象，心里面就会产生一些不好的联想。比如看到有的妇女不孕，就担心自己如果和她们在一起，也会跟着患不孕症。有时候爱人出差了，她就会担心他在路上出车祸。叶小姐说，自己明明知道这些想法是杞人忧天，也总是想找一些办法来排解，但就是解决不了。

这种自寻烦恼的现象，就是"现代焦虑症"。那么，到底是谁制造了现代焦虑症呢？

有个这样的故事：

杞国有个人担忧天会塌地会陷，自己无处安身，便整天睡不好觉，吃不下饭。另外有个人为这个杞国人的忧愁而担心，就去开导他，说："天不过是积聚的气体罢了，没有哪个地方没有空气的。你一举一动，一呼一吸，整天都在天空里活动，怎么还担心天会塌下来呢？"那个人说："天果真是气体，那日月星辰不就会掉下来吗？"开导他的人说："日月星辰也是空气中发光的东西，即使掉下来，也不会伤害什么。"那个人又说："如果地陷下去怎么办？"开导他的人说："地不过是堆积的土块罢了，填满了四处，没有什么地方是没有土块的，你站立行走，整天都在地上活动，怎么还担心会陷下去呢？"经过这个人一解释，那个杞国人放下心来，很高兴；开导他的人也放了心，很高兴。

这就是杞人忧天的故事，这个故事常比喻不必要的或缺乏根据的忧虑和担心。可能你会觉得故事里这两个人很可笑，然而，我们生活中同样有这样自寻烦恼的人。

美国心理治疗专家比尔·利特尔经过研究认为：一个人若有以下心理或做法，必定会促使其自寻烦恼、无事生非，从而导致现代焦虑症：

1.总把原因归结于自己

你是不是认为别人不喜欢你是因为你的原因？你是不是认为同事被上级领导批评也是因为你的原因？把消极原因都归结于自己，那么要不了多久，你就会烦恼成疾。

2.喜欢做白日梦

最可怜、可悲的人莫过于那些总是做白日梦的人，如果你不重新调整你的目标，那么，那些无法实现的目标同样让你烦恼不断。

3.盯着消极面

不要总是把眼光放在你曾经受到的多次冷遇上，也不要总是计算自己吃了多少次亏，如果你这样做，就会运用这种消极的思想方法来给自己制造烦恼。

4.总是拖延问题

问题一旦出现，你就要解决，因为此时解决很容易化为乌有，而如果你采取拖延的方法，那么，问题只能像滚雪球一样越滚越大，最后一发不可收拾，不要认为"如果错过了解决问题的时机，索性再往后拖拖。"这样只会使问题变得更糟，必定会导致你的愤怒和苦恼埋在心底几个月甚至几年

5.把自己摆在殉难者的位置

比如，你经常会听到一个家庭中的主妇会这样抱怨："没有一个人真正心疼我，对我们家来说，我不过是个仆人而已。"而男人也会抱怨说："我的骨架都累散了，谁也不把我当回事，大家都在利用我。"

心理调节小贴士

任何心理的问题都不是绝对的，每种心理障碍都有着某些联系。找到自己的症结所在，学会凡事往好处想，焦虑的症状就能得到逐步改善。

自闭症产生的原因是什么？

在生活中，一些人饱受许多压力：讨厌面对人群或害怕面对人群，他们觉得恐惧、不好意思，对自己以外的世界有着强烈的不安感和排斥感。常常逃离人群，除了几个亲近的人之外，他们不愿意与外面的世界沟通。他们大多都有人际交往障碍，心里有很多苦恼：

"我性格内向，不愿和别人交往，我挺烦的，怎样才能做一个善于交际的人呢？""我是一个女孩，我想说的是，我无论和男的或女的说话时，不敢看对方的眼睛，手一会儿挠头一会儿揣兜，不知道该怎么办？""我太在乎别人对我的看法，和别人沟通时，我总担心别人怎么看我，尤其是面对比较重要的人，我还有点儿自卑""我觉得自己心理上有问题，很多时候很想跟别人聊天，但又不知道有什么好聊的，很多时候我很害羞，说话也不敢大声，我感觉自己好胆小好内向"。

从这些吐露的心声中，我们可以看到他们中的大多数只是性格内向不善于交际，或是不懂得社交的艺术，而导致社交过程中出现不适，而并非他们不愿意与人交往。

艳艳今年17岁了，是一所普通高中二年级的学生，爸爸和妈妈都是大专毕业，在机关工作，家族都没有精神疾病的历史。因为家里就她一个孩子，全家人对她都很疼爱，不过，她爷爷对他要求严格，希望她将来可以作出一番大的事业。艳艳从小就很腼腆，不喜欢说话，家里来陌生客人了，她也是经常避而不见。在整个读书期间，她都没什么朋友，平时不上课就窝在家里。

但现在艳艳读高中了，开始寄宿了，感觉到很多事情不顺利，她很苦恼，常常向妈妈抱怨，一副不知所措的样子。前不久，艳艳发现学校中一个男生无意中用余光瞄了一下自己，她就觉得对方在警告自己。从此，她更害怕与人打交道了，尤其是遇到异性，她就很紧张，注意力无法集中，学习没有效果。后来，严重的时候，发展到与同性、与老师不敢视线接触。她常常对妈妈说："妈妈，我很痛苦，好苦恼，可又不知道该怎么办？"

在青春期，性格内向的孩子们很容易患上社交恐惧症，严重的还会发展成社交恐怖症。在青春期，一个人生理和心理都要发生急剧的变化，如果在这一阶段遇到心理压力，没有解决好，就很可能影响他们将来的升学、求职、就业、婚姻等一系列社会化进程。

1.尽可能与他人交往

别总是一个人宅在家里，时间长了都会发霉。所以，如果要突破自己的交际恐惧，那就需要走出家门，尽量与他人交往。在与他人的交往中，学会遵守共同的规则，学会了交往，学会了尊重别人的权利。而且，从其中还可以学到如何与人合作，如何交朋友。

2.参加活动可以帮助你拓展圈子

在家里，有可能你所能接触到的就是自己的家人，有时候，甚至是姐妹兄弟。即便是一起工作的同事，也只是打过照面，没有真正接触，更别说成为朋友了。而公司举办的一些有意义的集体活动恰好为你提供这个机会，在活动中，你可以认识更多的朋友，相应地，也拓展了你的交际圈子。

3.参加活动可以有效锻炼你的交际能力

有的人比较羞涩，性格内向，他们的交际能力较差，像这样的人更应该参加一些有意义的集体活动。在活动中，气氛比较热烈，能够激起大家聊天的欲望，如此的话，能够有效地锻炼你的交际能力，提升你的口才。

4.明白没什么可怕的

应该明白在交际场合是没什么可怕的，即便出现了最糟糕的场景，都应该将一切可能发生的最糟糕的情况列举出来，最后发现其实也没什么大不了的。所以，让自己冷静下来，做好自己，没什么可怕。

5.做一个主动者

奥巴马总是面带微笑自信地面对大家，然后花一段时间向在座的人介绍自己，他一切的行为都令他看起来非常自信，极具总统范儿。假如一个人总是低着头走路，等待着别人来招呼自己，结果很容易被身边的人忽视。

心理调节小贴士

患有恐惧压力的人无法主动走出自我的世界，也不愿意加入人群。他们只要在人多的地方就会觉得很不舒服，总害怕别人在注意自己、担心自己被批评。实际上，他们一切行为都源于内心的恐惧，一旦内心的恐惧消失了，他们就会慢慢变得自信起来。

为什么有人总是那么悲观

马克·吐温说："世界上最奇怪的事情是，小小的烦恼，只要一开头，就会渐渐地变成比原来厉害无数倍的烦恼。"对于那些有着悲观心境的人来说，就恰似心中长了一颗毒瘤，哪怕是生活中一点儿小小的烦恼，对他来说，都是一种痛苦的煎熬。每天增加一点点不愉快，毒瘤在消极情绪的养分下不停地生长，直到有一天，毒瘤化脓，开始散发出阵阵恶臭，而他已经被悲观所吞噬了。悲观，是一种比较普遍的情绪，面对生活中诸多的不如意，每个人有可能都要悲观一下，然而，许多人尚未意识悲观的危害性。

有的人甚至认为，悲观也没有大不了的，又不是抑郁症。可是，据心理学家观察，长时间的悲观心境，会让一个人感到失望，丧失其心智，长期生活在阴影里，自己也变得气郁沉沉。所以，远离悲观的心境，调整自己的情绪，走出悲观的阴霾，做一个乐观积极的人。

有两个年轻人到一家公司求职，经理把第一个求职者叫到办公室，问道："你觉得你原来的公司怎么样？"求职者脸色满是阴郁，漫不经心地回答说："唉，那里糟透了，同事们尔虞我诈，钩心斗角，我们部门的经理十分蛮横，总是欺压我们，整个公司都显得死气沉沉，生活在那里，我感到十分的压抑，所以，我想换个理想的地方。"经理微笑着说："我们这里恐怕不是你理想的乐土。"于是，那位满面愁容的年轻人走了出去。

第二个求职者被问了同样一个问题，他却笑着回答："我们那里挺好的，同事们待人很热情，互相帮助，经理也平易近人，关心我们，整个公司气氛十分融洽，我在那里生活得十分愉快。如果不是想发挥我的特长，我还真不想离开那里。"经理笑吟吟地说："恭喜你，你被录取了。"

前者是悲观者，他生活的天空始终笼罩着乌云，因此，他看什么人和事都是阴郁的，无论多么美好的生活摆在他面前，却认为"糟糕透了"；后者是典型的乐观者，阳光始终照射着他的生活，即使是再糟糕的生活在他看来，也是十分美好的。悲观者看不到未来和希望，所以，他面临了求职的失败，或许，在人生的道路上，还有更多的失败在等着他，除非他能够换一种心境。

有两个人，一个叫乐观，一个叫悲观，两人一起洗手。刚开始的时候，端来了一盆清水，两个人都洗了手，但洗过之后水还是干净的，悲观说："水还是这么干净，怎么手上的脏污垢都洗不掉啊？"乐观却说："水还是这么干净，原来我手一点儿都不脏啊！"几天过去了，两个人又一起洗手，洗完了发现盘里的清水变脏了，悲观说："水变得这么脏啊，我手怎么这么脏？"乐观却说："水变得这么脏啊，瞧，我把手上的脏东西全部洗掉了！"同样的结果，不同的心态，那么就会有不同的感受。

拥有悲观心境的人，他们只是一味地抱怨，他所看到的总是事情的灰暗面，哪怕是到了春天，他所能看到的依然是折断了的残枝，或者是墙角的垃圾；拥有乐观心境的人，他们懂得感恩，在他的眼里到处都是春天。悲观的心境，只会让自己气郁沉沉；乐观的心态，会让自己感受到阳光般的快乐。

可能，谁也没有想到过，美国最著名的总统之一——林肯竟然曾是抑郁症患者。当时，林肯在患抑郁症期间，曾说了这样一段感人肺腑的话："现在我成了世界上最可怜的人，如果我个人的感觉能平均分配到世界上每个家庭中，那么，这个世界将不再会有一张笑脸，我不知道自己能否好起来，我现在这样真是很无奈，对我来说，或者死去，或者好起来，别无他路。"幸运的是，最后，林肯战胜了抑郁症，成功地当选了美国的总统。

以下是几点积极的建议：

1.确立正确的人生观

如果你希望消除内心的悲观情绪，那首先要确立自己正确的人生观、价值观，让自己拥有远大的梦想。在追逐梦想的过程中，做一些对社会有利的事情，因为你在帮助别人的同时自己也会感到心灵的快乐。

2.确定人生目标

美国精神教父爱默生说："一心向着自己目标前进的人，整个世界都会为你让路。"如果漫无目的，那每天很容易沉浸在悲观情绪里。所以，给自己确定一个目标，并想尽一切办法去接近并完成，这样就可以给自己的人生指明一个方向。

3.转移注意力

当自己遇到挫折感到悲伤、烦恼，整个人的情绪处于低谷的时候，暂且不管眼前的事情，可以将注意力转移到自己感兴趣的活动和事情上面，或者回忆自己得意、幸福、快乐的事情，以此来冲淡或忘却烦恼，在这个过程中将悲观情绪转化为积极情绪。

心理调节小贴士

事实上，悲观给我们生活所造成的影响是巨大的，一个有着悲观心境的人，无论是生活还是工作，他都没有办法获得成功。甚至还会有意或无意地成为其成功路上的绊脚石。对于每一个人来说，悲观的心境就像是飘浮在天空中的乌云，它遮住了生活的阳光，长以此往，我们自己也会变得气郁沉沉。所以，远离悲观，让阳光照进生活中。

第5章　应激反应综合症：
镇定应对难处，积极自我疗伤

应激障碍又称应激反应综合症，其根源不仅与现代社会的快节奏有关，更与长期反复出现的心理紧张有关，如担心被解聘、怕被淘汰、承受着工作、生活压力和心理负担等，会逐渐出现一些失眠、疲劳、烦躁、多疑、孤独等一些应激反应综合症的先兆。

考试落榜：一次偶然的失利

高考，几家欢喜几家愁。每年到高考时节，成绩自然成为最敏感的话题，考好了，当然是欣喜万分；落榜了，则容易出现应激障碍，甚至引发心理问题。谁都渴望十年寒窗无人问，一举成名天下知，但是在严酷的高考面前，不少落榜生却从期望的巅峰跌落到现实的低谷，这本身就是一件十分痛苦的事情。尤其是对于正值青春期的孩子而言，他们的心理抗压能力还不足以面对人生的失利。所以，这时需要父母和孩子们一起面对，积极做出正面的反应，坚信榜上无名，脚下有路，以后的人生路会走得更稳、更好。

心理热线：

我是一名高考落榜生。高考的7月，让我刻骨铭心，当我接到成绩单后，我感觉好像天塌下来一样，万分痛苦。一想到自己辛辛苦苦却未得到应有的回报，就懊恼、沮丧不已。而每当看到父母时，我内心更是充满自责、悔恨，觉得对不起父母。我现在整天将自己关在家里，内心痛苦不已。有时真的想去死。我自己也知道，长期如此下去不好，可我实在难以从痛苦与失败的深渊中走出。请老师给我指明方向。

一名高考落榜者

高考落榜者你好：

首先我同情你的不幸，但要指出的是由于我国目前高考录取率只有50%，所以必然有50%的考生要落榜，你应该正视这50%的现实，不应该回避。其次，从你的来信中可看出，由于高考失败的打击，你的内心产生了一些心理问题。并且这种心理问题在广大落榜者中普遍存在。落榜者往往首先是自责、自卑、沮丧，然后发展到抑郁、无望。从以前的事实来看有的甚至因此而精神失常，而承受不了心理压力，最终走上绝路的也不乏其人。所以广大落榜者应该勇敢地正视失败，积极调适自己的心态，及时从心理阴影中走出，以免酿成严重后果。

高考，可以说是一场没有硝烟的战争，需要孩子和父母一起面对。当考试前的倾心付出和关爱成为考后的如释重负而又满心期待，父母在这个过程中会慢慢放松对孩子的关注，事实上，高考结束之后，孩子更需要父母的关心和理解。十年寒窗只为高考，对孩子而言，高考承载了太多的期待和汗水，然而，这只是孩子们的人生的起点，他们在这之前尚未遭受巨大的挫折，所以，假如孩子落榜了，父母要第一时间送上自己的理解和安慰，而非责难他们。

孩子高考落榜，父母应该如何做呢？

1.接受孩子落榜的事实

对父母而言，已经发生的事情，接受是唯一正确的选择。虽然这会令人痛苦，但这比否认现实、拒绝接受所承受的痛苦要小得多。当父母能够正视自己心态之后，要试着理解："现实虽然让我失望，但我会和孩子一起面对。"

2.表达内心真实感受

孩子落榜，父母感到失望、伤心甚至愤怒，这就是真实的感受。父母往往不愿意面对或不敢面对这些感受，那就是在压抑自己的情绪，时间长了反而会爆发出来。这时不妨承认自己的失望、伤心甚至愤怒，把自己的内心感受通过向朋友倾诉而得以释放。

3.与孩子坦诚沟通

高考结束后，父母的感受会通过各种方式传递给孩子，与其让孩子感受无形之中的压力，不如坦诚与孩子沟通，承认自己的失望，并安慰孩子："生活中难免有失望，不过不管发生什么事情，我们都会和你一起勇敢面对。"

那么，对于孩子而言，又该如何面对呢？

1.敢于面对落榜的事实

中国目前的高考录取率约有50%，意味着另有50%的人因此落榜，你只不过是这50%中的其中一个。又何苦自责、沮丧呢？对于落榜，任何的逃避和痛苦都是无法解决问题的，需要勇敢面对，才能摆脱失败的阴影，走出心理的阴霾。

2.减轻心理压力

落榜的应激障碍源于孩子的目标和结果产生了冲突，从而导致挫折感、痛苦感的滋长。对此，孩子应该加强自身心理素质，积极减轻心理压力，有意识地控制自己的情绪，以积极、乐观的态度面对落榜，让自身的心态保持平衡。

3.与人沟通，寻求帮助

如果落榜后的孩子将自己关在家里，不见任何人，那自我封闭无疑会增加心理负担。所以孩子要走出去，与父母、同学、朋友进行交流沟通，在这个过程中得到关怀、爱护、帮助、信任，有利于减轻心理压力与痛苦，更容易走出困境。

4.转移注意力

如果落榜生只是关注自己的成绩，整天沉浸在落榜的痛苦中，那心理问题会越发严重。这时需要孩子转移注意力，比如找一部自己喜欢的小说或电视剧看，或积极参加户外运动，或外出旅行。当孩子离开原来的生活环境，就有利于减轻挫折感，走出心理困境。

5.当一扇门向你关上，有另外一扇门向你打开

落榜并不意味着走投无路了，可以选择上质量较好的民办大学。如果自己潜力不错，还可以补习一年，下一年说不定能考上理想大学；身体素质不错的可以去参军，等等。当落榜之后应先理性分析失败的原因以及下一步该怎样走的问题。

心理调节小贴士

　　高考落榜不能决定一个人今后没有好的前途，所以落榜以后，孩子应该静下心来做一个客观的自我评价，规划一个人生目标，这样今后的人生之路才好走。如果目标不明确、不适合自己，将来还会遇到挫折。

亲人离世：珍惜守候的自己

　　生老病死，人之常情。当亲人走到了这一步，留给我们的却是无尽的哀痛。丧亲是人们所有经历中最具创伤性的事件之一，带来一系列的应激障碍，包括生理反应、认知反应、感受反应，及社会行为反应。当人们还比较年轻的时候，那些让自己难过、伤心的事情，大都是失恋、工作受挫、自我怀疑。一旦步入而立之年，值得悲痛的事情慢慢变得越来越多，心情也越来越沉重，因为我们更多地接触到一个终极话题——死亡。发生在身边的那些意外去世的亲人，或者得了不治之症的人越来越多，尽管意识到生老病死是自然规律，但当我们尚未准备好如何接受，它就堂而皇之来了，有时我们甚至要面对最亲近的人的离世。

　　人在童年时期，尽管接触过死亡这样的字眼，可能也亲眼目睹过亲人病重、离世的葬礼，不过那时懵懂的自己还不清楚什么是生死，什么是永远的离别。但现在，我们成为了经历磨难的成年人，虽然有时难过绝望到认为死才是最好的解脱，不过对于亲人的离世，却真的难以坦然面对。

　　您好，我妈妈因病突然去世，现在已经有一个多月了，但是我和爸爸始终不能接受这个现实，每天都陷在痛苦和自责之中。白天晚上脑子里不停地出现妈妈生前的样子，睡觉也总是梦到妈妈。现在我对生活和今后日子失去了兴趣，感觉干什么都没有动力。原来喜爱的东西现在也不喜欢了，感觉每天都过得十分漫长。怎么样才能从这种痛苦中走出来啊？

父母如同家里的山一般，突然的离世，让留下的父亲和孩子没有任何心理准备，仿佛这一切都不是真的，是没有发生过的，他们多么希望看到母亲能够推门进来，就像之前一家人团圆的样子。心里对母亲的思念是如此强烈，只要一闭上眼母亲的样子就会浮现在脑海里。这是亲人离世后的应激反应。

通常在面对亲人离世后，人会经历一个悲伤期，丧葬仪式的现实意义就是陪伴亲人走完生命的最后一段路程，其内在意义是让人在心中知道，亲人已经故去了，所以在这一段时期，充分表达所有的思念和痛苦，让自己在现实中与死者分离解脱。然而，丧葬仪式结束后，内在的分离通常需要经历更长的时间，从三个月到数年甚至更长的时间，比如对生活失去兴趣、做事没有动力、对以前喜欢的事情不喜欢、每天度日如年，这就是一段艰难的时期。

小露比同龄人更早地接触到死亡的字眼，在她很小的时候，母亲就去世了，后来爷爷奶奶也相继去世。现在，父亲突然病情加重，小露很担忧，害怕失去这个世界上唯一的亲人，失去整个生命的支柱。尽管她身边有老公的陪伴，但依然没办法接受父亲即将离世的现实。

如果父亲真的走了，家里也空了，房子也空了，自己也就孤身一人了。父亲一直不愿意小露嫁得太远，但小露最后真的远嫁了，她现在想是不是父亲怨自己走得太远，所以生病了。如果没有父亲，自己的生活失去了意义，这个家也不再是家。

小露绝望了，不想面对，总想逃避，为什么自己的人生要不断面对，不断背负过多的离别？为什么自己不能好好地生活，难道这真的是宿命吗？

周国平曾说："一个人不论多大年龄，没了父母，他都成了孤儿。他走入这个世界的门户，他走出这个世界的屏障，都随之坍塌了。"对身边至亲的人，我们都渴望与他永远在一起，渴望与他同甘共苦。但是，这个人突然离世或即将离开，我们该怎么办？

1.接受亲人离世的现实

在经历亲人离世后，我们会出现一些应激反应。比如悲哀、焦虑、孤独、无助、愧疚与自责；在生理上也会疲惫不堪、失眠、哭泣、食欲障碍；在认知上，则困惑、沉浸在对亲人的思念等情绪中。于是，许多人会出现回避和否认现实的防御机制，不回忆过去的经历，逃避引起回忆的情境，但他们依然不愿意相信这个现实。事实上，接受现实，是我们能尽快走出痛苦的第一步，假如长时间沉浸在幻象中，会越来越多地剥离自己的现实感，难以适应今后的生活。

2.不必节哀，尽情释放悲伤

我们经常用这句话安慰别人"节哀顺变"，面对亲人的离别，哀伤是十分正常的反应，是情感的自然流露。一旦你限制情感的表现，这是不恰当的。在这时你可以将所有的负面情绪都表现出来，悲伤是一种能量，如果郁积起来，反而会阻碍内心情感，而只有尽情宣泄，才能让这种能量流动。所以，不要吝啬痛苦的宣泄，坚强是下一个步骤。

3.别太过遗憾和自责

面对亲人离世，遗憾和自责是除了悲痛之后最常见的两种情绪反应。大多数的遗憾，往往是认为自己未尽孝而导致的，特别是对于那些经历亲人意外死亡的人而言，难以释怀。然而，一切不能重来，处理好丧事，把葬礼安顿好，也是对已故亲人的孝敬和弥补遗憾。

许多人总会产生"如果我做了一些事情，那么可能他们就不会死去"的假设，他们开始觉得自己应该对亲人的离世负责。事实上，这样的自责是一种自恋，死亡并非我们能左右的，我们所能做的是在亲人离世后带着亲人的祈盼走自己的路。

4.将爱转移到别处

亲人离世，我们再也没有办法表达和给予自己的爱，再也没办法得到他们的爱。但别忘记，自己和身边的人同样需要爱，逝者已逝，但他们依然希望你得到爱也同样爱别人。

5.正常生活，活在当下

走出亲人离世的伤痛，就要回归正常的生活，而做一切事情的基础就是让生活回到原来的轨道。工作、吃饭、娱乐，在处理好丧事之后，按照原来的样子继续生活。清楚自己当下在做什么，专注做好当下的每一件事，把握每个可以尽情享受的时光，在这一刻感觉到自己健康自在。

心理调节小贴士

不管我们所经历的是不是父母离世，但只要是最亲近的人离开，总是会感到珍贵的东西在坍塌。但是，我们总需要重建自己的生活，需要一些办法让自己走出伤痛，重新上路。

疗伤手册，走出失恋的阴影

其实，爱情本身是一种美。然而，有恋爱就有失恋。失恋这种痛苦的情感体验，会给人们造成不同程度的心理创伤，往往会使人处于强烈的焦虑、自卑、悲伤甚至绝望的消极情绪中，也会使一些人产生自暴自弃、对人不信任、猜忌、报复等不良心理障碍。从这个角度讲，失恋可以称为人生中最严重的心理挫折之一。然而，失恋也是个人成长的一部分，如果能正确对待，它就会成为生命中的一种蜕变和提升！因此，任何一个人，都必须以达观的心态面对爱情，要学会坦然面对爱情带来的悲欢离合，走出失恋的阴影，经历成长，继续在美好的人生路上轻舞飞扬。

他是一名大学教师，已经三十好几的他，还没有找到对象，家里急了，他自己也急了，于是，在朋友的介绍下，他认识了在某事业单位的她，见面之初，他们都对彼此的谈吐很中意。很快，在所有的亲朋好友的祝福下，他们结婚了。

但真当他们成为夫妻后，才发现彼此在很多问题上存在很大的分歧，于是，他们经常吵架，没有一天是安静的。最终，刚结婚半年的他们，就决定离婚。但令周围朋友奇怪的是，离婚后的他们反倒关系好了，彼此间遇到什么麻烦事，对方总是出手相助。他开玩笑地和朋友说："可能是婚姻束缚了我们吧。"

的确，正和故事中的男女主人公一样，当爱情不存在的时候，如果我们还死死抓住，不肯放手，那么，只能伤人伤己，而适时放手，则是一种解脱。因此，分手，失恋，都不必太在意，因为昨天即使再美好，也必将成为过去，今生还有很长的路要走，更重要的是过好今天，把握明天。但不可能不在意，毕竟经历过，付出过，期待过，追求过，也曾经拥有过。

的确，能够放手的爱也是美丽的。不能拥有的爱，就放手吧，不能得到的爱，就让爱放手吧。只要你曾经拥有，你曾经幸福过，你的人生就是幸福的。

许多人会在恋爱中迷失了自己，找不到自我，甘心付出很多，结果却是一败涂地。如果说杰克死后，露丝也跟着沉到海底，那么就没有了那感人至深、赚了观众无数泪水的泰坦尼克号。爱情的意义不是让一个人为另一个人牺牲，而是两个人共同付出，彼此幸福。你最需要的是从童话中走出来。

我们都是平凡的红尘男女，挣不出爱恨纠缠的情网，逃不出爱与被爱的旋涡。面对失恋，我们肯定会痛苦，那么，失恋后，我们该怎样调节自己呢？

1.尽情地发泄失恋后的负面情绪

不管是什么人，再怎么坚强，面对失恋后，难免会产生焦虑、抑郁等不良的情绪状态。而那种想哭又不敢哭，甚至还要强颜欢笑，表面上看起来好像很"坚强"，其实对自己的伤害非常大。任何人都应该有哭的权利，尤其是在失恋之时。不能在众人面前哭的人，我们可以找个地方私下痛哭一番；不习惯大哭一场的人，也不妨让自己的眼泪尽情流出来。

2.正确认识失恋

恋爱与失恋都只是一种选择的结果，他没有选择你，并不是表明你一无是处，而是彼此不合适而已。

你从失恋中获得的，是其他任何经历都不能给予的财富，在这个过程中，可能你会体会到一种难以遏制的痛苦、一种心灵的冲击，但正是因为这样，你更应该把它当成一笔人生的财富，它使你有了更多的人生体验，你在失恋中会变得更加成熟。

失恋是另一场爱情的开始，你要明白，失恋可能对于你来说是一次挫折，但却给彼此双方另一次恋爱的机会。

3.学会坚强

失恋者在初期最常见的情绪反应就是丧失信心、自怨自艾、愤愤不平，觉得无脸见人，或自甘堕落、逃避现实。报复之法不可取，但自己灰心丧志，每日以泪洗面，误了正事，状似可怜，这也都是不好的情绪反应。因为这些举动，只是让对方更加得意忘形，对自己没有丝毫的利益。

4.回归正常生活

处理失恋后的愤愤不平，最好的方法是好好过日子，自立自强，活得比以前更好，努力使日后的学业、事业更加进步、发达，将来娶（嫁）一个比原来更好的对象。

一般来说，失恋三个月左右都能自我调整，但是三个月到六个月还无法自我调整的话，就需要向专业的心理咨询师进行情感心理咨询。

心理调节小贴士

失恋是一种特殊的情绪体验，如果说失恋是什么感觉。那么谁也说不出来。失恋引起的主要情绪反应是痛苦与烦恼，为此，我们有必要学会在失恋后进行心理调节，只有这样，我们才能确对待和处理这种恋爱受挫现象，愉快地走向新生活。

珍惜你所拥有的挫折和磨砺

曾任美国副总统的戈尔曾说："自古以来的伟人，大多是抱着不屈不挠的精神，在逆境中挣扎着奋斗过来的。"在人生这条充满荆棘的路上，我们常常会遇到这样或那样的挫折与困难。当然，不同的人对挫折有着不同的理解，有人说挫折是人生道路上的绊脚石，有的人却说挫折是一种磨砺，会让今后的路更加平坦。古人曰："白糖尝尽方谈甜，百盐尝尽才懂咸。"与河流一样，如果人生不经受历练，那就显得单调、幼稚。甚至，我们可以这样说，不经历挫折的人生是空白的。

或许，我们并不知道前方有多少的挫折在等着我们，但是，有一点是很明确的，那就是这些挫折是不可避免的。在挫折面前，我们的力量是有限的，但挫折却是层出不穷的，当我们战胜了一个挫折后，又会有更大的挫折在等着我们，人生就是这样一个不断前进的过程。

一位少年自认为看破了红尘，放下了一切，历经了千辛万苦找到了隐藏在深山里的寺院，他要求见方丈想出家，他认为自己只有在这里才能真正地洗去城市的繁华与浮躁。方丈仔细打量着少年，问道："做和尚要独守孤灯，终身不娶，你能做到吗？"少年坚定地回答："能。"方丈又问："做和尚要每日三餐粗茶淡饭，恶衣薄食，夏热冬寒，你能忍受得了吗？"少年回答说："能。"方丈又问："做和尚要无欲无求、无怨无恨，不问恩情，不记仇恨，无论任何时候都要心如明镜不染尘埃，你能做到吗？"少年斩钉截铁地说："能。"然后，方丈问了一些关于佛法的东西，少年都能做出很好的回答。但是，最后，方丈拒绝了少年出家的请求，而是把少年送下了山。临走时，方丈留下了这样一句话："未曾拿起莫谈放下，当你真正拿起时，你再回来告诉我，你还能不能放得下。"

一个人若是没有经历过生活，那自然不会理解出生活的艰辛；一个人若是没有真正经历过挫折，自然不懂得选择快乐的角度。一旦挫折降临，就想要逃避这个世界，这本来就是一种不负责任的做法。生活中，只有那些真正经历过挫折的人，才能放眼望世界，因为经历了挫折的生活在他们眼里变得更加绚丽多彩了。

小时候，妈妈总是这样说："你能做到，玫琳凯，你一定能做到。"玫琳凯女士不仅将这句话作为自己的座右铭，而且将这句话作为公司的理念来激励更多未来的女性。玫琳凯坦言，自己想创建公司的念头是在遇到了一些挫折之后才真正开始的。

玫琳凯女士曾在直销行业工作了25年，当时，她已经做到了全国培训督导。但是，眼看着自己的一位男下属都得到了提拔，而且薪水将是自己的2倍。玫琳凯女士毅然决定辞职，实现自己的一个理想，她说："我建立公司时的设想是想让所有女性都能够获得她们所期望的成功，这扇门为那些愿意付出并有勇气实现梦想的女性带来了无限的机会。"然而，在创业之初，她经历了多次失败，也走了不少弯路，但是，她从来不灰心、不泄气，反而这样诙谐地解释："挫折是化了妆的祝福。"最后，她创建了玫琳凯公司，玫琳凯女士这样说道："从空气动力学的角度看，大黄蜂是无论如何也不会飞的，因为它身体沉重，而翅膀又太脆弱，但是人们忘记告诉大黄蜂这些。女性亦是如此——只要给她们机会、鼓励和荣誉，她们就能展翅高飞。"

挫折造就着生活。凡事能够成大事者，他们必须禁得起挫折的历练、禁得起失败的打击，因为成功需要风风雨雨的洗礼，而一个有追求、有抱负的人，他总是视挫折为动力。所以，挫折对于天才来说是一块成功的跳板，对强者来说则是一笔宝贵的财富。所谓挫折是一所修炼人生的高等学府，你是否能顺利毕业则源于内心强劲的忍耐力。

1.挫折是迈向成功的垫脚石

曾国藩说："吾平生长进，全在受挫受辱之时，打掉门牙之时多矣，无一不和血一块吞下。"如果禁不起挫折，受不了历练，处处较真儿，我们将沉埋在痛苦的生活里，永远没有希望，也没有前进的方向。其实，挫折带来的并不全是坏事，它能使我们的人生绽放出最美丽的成功之花，而从挫折中吸取到的教训将是我们迈向成功的垫脚石。

2.不为挫折较真儿

挫折是一门生活必修课，但是这并不是说挫折是不可战胜的，挫折的必然性让我们在遇到它时就没有必要怨天尤人，更没有必要处处较真儿。因为挫折不是不可战胜的，所以面对挫折，不必畏惧，迎难而上，直面挫折，把生活中的每一个挫折都看作是上天考验我们的一次机会，只要心中怀着必胜的信念，对自己说："我能行！"那么，我们就一定能战胜挫折，采摘成功的果实。

3.每个逆境中都隐藏着一个可贵的祝福

席勒曾说："任何一个苦难与问题的背后，都有一个更大的祝福。"其实，伴随着逆境的除了祝福，还隐藏着无限的机遇。在我们的人生道路上，会遭遇很多逆境，如果缺乏自信，会使畏惧之心蔓延开来，不仅抓不住机遇，反而会被困难吞噬。生活是一道选择题，当你选择了坚持，机遇就有可能会降临；但是，当你选择了放弃，机遇将永远放弃了你。没有经过逆境的磨炼，就不会有未来的璀璨与辉煌。

4.战胜逆境，你就会成功

虽然，黑暗的逆境之中隐藏着璀璨的成功，但是，如果你连逆境都战胜不了，又何来成功呢？在人生的旅途中，明明知道成功就在前方，在逆境面前，有的人还是选择放弃了，最终他们丧失了成功的机会。所以，在逆境中，别较真儿，别畏惧，只要我们能够坚持到底，就一定能获得成功。

心理调节小贴士

逆境，让人痛心更催人奋进，既让人难堪更让人坚定，让人们在放弃时能鼓足勇气，想逃避时拾起自尊。逆境是成功的前奏，是一笔宝贵的财富。在逆境中奋进，在低谷中抓住机遇，不断地尝试，最终一定会拥抱成功。

面对疾病，如何消除恐惧坦然面对？

当我们健康地生活着，每天呼吸着新鲜的空气时，从来不觉得自己有多么幸运。但是，当疾病来临，失去了原有的健康，每天必须卧床度日，或必须依靠药物来维系生命，这时我们才意识到健康是多么重要。当然，我们这里所说的疾病并非普通的感冒发烧之类，而是带给我们内心恐惧的疾病，诸如癌症、白血病等等。俗话说，生老病死，人之常情，这是生死轮回的宿命，但是，我们依然可以决定自己面对疾病的态度。生活中，一些人患重病了，一下子就慌了，害怕了，整天悲观绝望，身体的抵抗力持续下降，病情也日益加重。相反，一些人在明知自己生病之后，依然乐观面对，过着丰富多姿的生活，结果身体抵抗力良好，病情也得到了控制。在医学中，确实有称之为奇迹的东西，而造成这种奇迹的恰恰是乐观的心态。

欧嘉·贾维住在爱达荷州一个漂亮的湖边，即便她在悲惨时依然可以战胜自己。

8年多前，医生宣告欧嘉时日不多，她会渐渐地被癌症所吞噬，她不得不相信这个残酷的现实，因为国内最著名的医生梅育兄弟证实了这个诊断。贾维瞬间绝望，自己还那么年轻，为什么死神就找上了自己呢？难道自己真的快走到生命的尽头了吗？绝望的欧嘉忍不住给医生打电话，倾诉自己内心的绝望，没想到医生有些不耐烦地打断她的话："欧嘉，你怎么了？难道你就等着死亡降临吗？你的斗志消失得无影无踪了吗？假如你就这样一直哭泣，那你真的会死。确实，你现在的情况很糟糕，不过你依然要面对现实，而不只是忧虑，你应该想办法去改变自己目前的处境。"听到医生的话，欧嘉狠狠地掐自己，直到把自己掐清醒。她下定决心，再也不要忧虑，不要哭泣，自己现在唯一需要做的就是要活下去，而且要战胜命运。

于是，欧嘉开始了漫长而又痛苦的治疗生涯。由于不能用镭照射，只能连续49天用X光照射，每天照射14多分钟。尽管欧嘉已经瘦骨嶙峋，双腿和双脚如同灌了铅一般沉重，但她依然满面笑容，一改过去忧虑、哭泣的脸。欧嘉当然不会相信微笑可以治愈自己的癌症，不过她坚信愉快的心情可以帮助身体抵抗疾病的侵蚀。最后，欧嘉经历了一次治愈癌症的奇迹。在过去的几年里，欧嘉的身体相当健康。假如你问是什么造就了奇迹，欧嘉会告诉你："面对现实！不再忧虑！想办法改变现实！"

疾病是否战无不胜？或许，除了欧嘉给予你的答案，还有赫赫有名的霍金。霍金患有一种罕见的早发性、慢发性肌萎缩性脊髓侧索硬化症，这种疾病俗称渐冻症。几十年来，由于这疾病，他的身体缓慢地瘫痪。这疾病开始于霍金在牛津大学读书的最后一年，当时他发现自己动作越来越笨拙，时常不知缘由地摔跤，划船也变得力不从心。有一次，他还从楼梯上摔下来，头先着地，造成暂时的记忆力轻微丧失。在21岁时，医生诊断其患有肌萎缩性脊髓侧索硬化症，离死神只有2年的时间了，但是，这么多年光阴飞驰而去，他仍旧活的，很奇妙地，病情的恶化渐渐地缓慢下来。而众所周知，霍金所拥有的恰恰是良好的心态以及坚强不屈的意志。

伊莎克·帕尔曼出生在以色列的特拉维夫，父母都是波兰人，3岁多的时候，帕尔曼就开始拉小提琴。可是，天有不测风云，1年以后，帕尔曼的双腿因小儿麻痹症瘫痪了。但是，疾病并没有阻碍他的音乐天赋，9岁时他就开始在音乐会上演出了。许多人认为，对于帕尔曼来说，在这个竞争激烈的行业中，开独奏音乐会实在是太难得了。但是，帕尔曼并没有沮丧，他一次又一次地鼓起心中的白帆，驶向音乐的海洋。"我一直在尽力着。"帕尔曼对自己这样说，正是这种乐观的心态为他赢得人生的一次机遇。

帕尔曼13岁那年，有一天，美国国家电视台邀请帕尔曼到"爱德·沙利文综艺节目"做客，这对于帕尔曼来说简直是天赐良机。为了使帕尔曼的音乐天赋得到更好的发挥，他们一家人搬到了纽约，在那里，帕尔曼开始了自己的音乐之旅。帕尔曼开始在酒店演奏，当人们吃了晚餐之后，他们会说："好了，让我们来听一听年轻的帕尔曼给我们演奏《野蜂飞舞》和布鲁赫的《尼根》。"帕尔曼一直坚信"逆境之中也有可能成功"，秉承着这种信念，终于有一天，帕尔曼迎来的不再是同情的目光，而是雷鸣般的掌声，他成为了世界顶级的小提琴演奏家。

疾病又算什么？还不是被帕尔曼踩在脚下，他还依然可以精彩地活着，与命运对抗。对普通人而言，疾病当然是可怕的，它会慢慢侵蚀健康的身体，消磨意志，在无数个病房的日子里，心里该是多么的煎熬，那些伤痛、不甘、绝望、悲观一起涌来，谁又能挨过这备受煎熬的日子呢？但是，唯有挨过这段日子，我们才能将病情稳定下来，重回这个幸福的世界。尽管有时候活着比死去更痛苦，但活着不就是为了证明自己活着吗？所以，哪怕身体患病了，也要好好珍惜生活，放平心态，与疾病做抗争，捍卫自己的健康。

1.良好的心态

保持乐观，积极的心态，把疾病看成身体的调整，提醒自己要改变，要升华。很多人经历过这些生死考验，人就变得豁达而超越了。乐观、积极、有信念，就会激发生命的潜力，调动生命的元气而获得新生，或者延长生命。曾经有人身患癌症，但孩子尚小，他的信念是，一定要活到儿子成年。他积极地生活，每天开心，即便身体因为癌症很痛苦的时候，他也乐观面对。孩子成年了，他才辞世了，靠乐观与意志，他抗癌长达10多年。

2.改变生活方式。

很多疾病与生活方式、饮食习惯等等有关，有的与环境有关。喜欢抽烟，易患肺癌；喜欢酗酒，易患胃癌；喜欢吃辣的、烫的，易患食道癌；喜欢吃咸菜，容易患胃肠癌症；有的女性爱生闷气，易患乳腺癌；有的女性性生活比较开放，易患宫颈癌。喜欢熬夜，玩电脑，降低了免疫力，易患癌症。但凡癌患，一定要检查自己的生活方式、饮食习惯等，合理地安排生活与饮食。

3.积极配合医生的治疗

除了良好的心态，还需要积极配合医生的治疗，不要破罐子破摔，觉得自己没有希望，不如不治疗，但凡有条件，都需要努力为自己的健康争取，因为活着，一切都值得。

心理调节小贴士

史铁生曾这样解释自己的名字："心血倾注过的地方不容丢弃，我常常觉得这是我姓名的昭示，让历史铁一样地生着，以便不断地去看它。不是不断地去看这些文字，而是借助这些蹒跚的脚印不断看那一向都在写作着的心魂，看这心魂的可能与去向。"哪怕疾病缠身，也要活得精彩，活得坦然。

第6章 关注特殊人群：
非常时期的心理疏导与调适

在生活中，有一群需要特别关注的人群，诸如青春期孩子、失婚人士、失独家庭、更年期、单亲子女等，他们或处于人生中一个特别的时期，或遭遇了什么变故，从而导致心理出现许多问题。对于这样的特殊人群，应该如何做好心理调适呢？

怎样顺利度过青春期？

青春期是孩子生理发育上的突变期，个体的生理发育迅猛，在一系列生理变化的推动下，个体的心理进入了飞速发展和变化的时期，特别是以智力的发展、自我意识的增强、性意识的觉醒和发展，以及情感的丰富和矛盾为特征。智力的发展和自我意识的增强，使孩子独立意识空前高涨，希望摆脱控制，要求自己做主。而性意识的觉醒和矛盾的情感体验，会让父母一时无法适应，本能地加强对孩子的控制，于是就产生亲子间的冲突。

中国传统文化影响下的父母是拥有相当家庭权威感的，遭到孩子的挑战自然是不甘心的。特别是现在独生子女的父母，在孩子小的时候，往往过于溺爱，让孩子养成了坏脾气，到了青春期更是失控。而社会的快速发展，令两代人的观念和行为方式的差距拉得更大，没办法互相认同，这使亲子之间更容易起冲突。

小月今年上初一，已经进入青春期。不像同龄的其他女孩子一样，小月的穿着打扮总是过分朴素，甚至有些寒酸。平时总穿着那条带补丁的裤子，神情拘谨，磨磨蹭蹭，半天都不说一句话。妈妈不停地问她一些问题，她始终不愿意开口说话，问多了，她才会难为情地说："老师同学每次夸奖我的朴素，不花哨的打扮，我都恨不得钻到地缝里，其实，我是不敢穿好衣服。"

妈妈觉得很惊讶，自己平时没少给小月买衣服，她怎么会说自己不敢穿好衣服呢？在妈妈的不断追问之下，小月才缓缓地说出了自己的心结："我个子矮，又黑，大脸、塌鼻子、小眼睛，即便我穿再好的衣服也不会漂亮，还不如穿朴素点。好看的衣服是那些漂亮女孩儿穿的，我穿了，只会被别人嘲笑。"听到小月这样的话，妈妈惊呆了，是从什么时候开始女儿变得这样自卑了？

小月这种心理就是典型的自卑情结，她不敢打扮是由于自我价值感很低，总觉得自己不如别人，感到自卑。而青春期女孩儿自卑的原因有很多，比如单亲、身体肥胖、成绩不好，等等。而小月自卑是因为自己长得胖，样貌很普通，认为自己不被异性关注，不值得打扮得漂亮，甚至过于丑化自己，形成破罐子破摔的心理。

露露正在上初二，个子不怎么高，她平时兴趣爱好很多，比如唱歌、玩滑板、跳街舞，等等。最近，露露越来越讲究穿着。她总是喜欢穿新衣服、新鞋子，那些以前的旧的则很少问津。她每天起得很早，但并不是用来学习，而是反复换衣服，照镜子，直到看到自己满意的一身打扮才出门。有时候，上午穿了一套，下午还会再换掉一套。

不仅如此，露露的穿着打扮越来越标新立异。她喜欢穿奇装异服，还经常和一些问题少年玩到深夜才回家。后来，直接将满头黑发染红，把指甲也涂红，满口脏话。妈妈觉得很不可思议，责问露露为什么这样打扮，露露回答却说："我要的就是个性。"

青春期孩子追求叛逆、自由的生活，叛逆是青春期心理的一大特征，这一特征让许多孩子喜欢穿奇怪的衣服，企图让人看到他们的与众不同。而且，他们以这种方式来弥补心中的不安。许多青春期的孩子有意穿着奇装异服，潜意识是想弥补心中的不安。

心理学专家认为："如果一个人界限感薄弱的话，除了感到与他人不同之外，还很难把握和他人之间该保持多远的距离。"许多孩子对自己与别人的交往感到不安，对自己的生活也感到不确定，他们为了保持心理的安全感，就很喜欢穿着夸张的衣服，人为地与外界社会划清界限，以此缓解内心的不安情绪。

1.找到自己的优点

在平时生活中，孩子要善于找到自己的"闪光点"，重新建立自信心。良好的自信心是成功的一半，培养自己的自信心，意味着将踏上成功之旅。假如遇到困难，需要告诉自己积极进取，分析原因，必要时可向父母求助，帮助重新建立起自己受挫的自信心。

2.多与父母沟通

青春期孩子自信心缺失，大部分原因在于家庭教育环境与方式。这时孩子要主动与父母沟通，从父母那里获取鼓励与肯定，在父母的引导下多认识兴趣相投的朋友。在这个过程中，一旦自己得到了父母和朋友的肯定，无异于增强了自己的自信心。

3.正确面对自己的嫉妒心理

青春期孩子的嫉妒是直观的、真实的甚至自然的，完全不似成年人嫉妒心理那样掺杂着许多的因素，它只是孩子对自己愿望不能实现而产生的一种本能心理反应。假如发现自己存在嫉妒心理，不要惊慌，不要觉得大惊小怪，正确的做法是应该及时疏导，转变心态。

4.克制自己的行为

当青春期孩子的强迫症发作的时候，可以促使自己有意识地用手腕上的橡皮筋来弹自己，从而克制自己的强迫行为，通过外力的作用来阻止强迫症的发作。心理学家一般认为参与示范比被动示范的治疗效果更好一些。

5.自我减负

学要痛痛快快地学，玩要痛痛快快地玩。这句话是对学习和生活的最好诠释。只有玩好了，休息好了，心理疲劳才会消失。情绪好了，精神饱满了，再反过来学习，才能高度集中注意力，使学习取得最佳的效果。

6.心理减压

孩子可根据自己的实际情况，明确和分解阶段性的奋斗目标，用不断取得的小成绩激励自己，恢复自我的自信心，让自己在愉快的情境中消除身心的疲劳感。

心理调节小贴士

处于青春期的孩子由于身体心理发展的特殊性，缺乏有效的交流与针对性的指导。在不成熟的人际交往中，各种新情况新问题的出现，如不能很好地及时得到处理，就容易出现一些心理问题。

更年期真的是多事之秋吗？

有人说更年期是多事之秋，秋风秋雨愁煞人。更年期妇女为什么会发生心理波动呢？人的一生要经历两次性激素的波动，每一次波动都会引起心理的浪花。首次波动是性激素的"涨潮"，即从孩童进入青春期，激荡起青春心理波浪，称为"青春期的心理反应"；第二次波动是性激素的"退潮"，使人从壮年进入更年期，这时也会激起心理波动，称为"更年期的心理反应"。性激素的"退潮"，女性多在50岁左右，这时女性的卵巢逐渐衰退萎缩，孕激素分泌减少，性腺功能下降，直至排卵停止，月经断绝，这就是女子的更年期。

在更年期，女性体内的雌激素水平可下降90%，这就减弱了对中枢神经垂体前叶的抑制，于是垂体前叶的功能反而亢进，促使性腺激素分泌明显增高，同时促甲状腺素、促肾上腺皮质激素分泌也增加，造成体内激素的平衡失调。

内分泌激素的一时紊乱影响中枢神经系统的功能，使神经系统活动不稳定，对外界适应能力降低并导致交感神经的应激性增加，这就是妇女性激素减退时可激起的心理波动的道理。

张女士平时脾气随和，工作认真，常被评为单位的先进工作者，一年前退休在家。老伴儿在机关工作还未到退休年龄，有一个儿子，结婚四年，平时住在自己的小家里，孙子三岁半，上幼儿园，只有周末儿子一家才能过来。

半年前，月经开始变得无规律，有时两个月来一次，有时一个月来两次。常感胸部、颈部一阵阵发热。无缘无故发脾气，老公、儿子都烦，弄得一家人都心情烦躁，自己也常常生自己的闷气，晚上，整夜整夜地睡不着觉，怀疑自己是否得了神经病。

更年期心理波动主要表现为："情绪不稳定，心境不舒畅，容易烦躁激动，敏感性增加、焦虑、易怒等。同时出现生理上的症状，如：阵发性潮热、眩晕头痛、失眠耳鸣、心慌手抖等，还有的人出现心血管系统、消化系统的躯体性疾病。"所以，这就是更年期的多事之秋。

张女士年近五旬，是公司负责企划案的经理，最近，手头刚刚接了一个企划案，可是，需要另外一个部门的配合才能有效地执行方案。可是，令张女士感到苦恼的是，自己的搭档因为觉得所附加的工作量太多，不愿意去做，而且，还责怪自己："我最近都很忙啊，你还拿这样的企划案来找我，真是没事找事。"张女士心中一肚子怒火，忍不住找同事抱怨："咱们都是为工作，我行，她怎么就不行呢？"说着说着，张女士发现自己的怒气越来越大，甚至，哪怕是看见另外一个部门的员工，心中的火气就"腾"地一下蹿起来了。

不过，事情还是没有解决，张女士意识到这根本不能解决问题，自己需要沟通。她心想：抱怨毕竟只是发泄，解决不了问题，既然是为了工作，那就是对事不对人，我得找她沟通去。后来，张女士找了一个机会把自己的意图跟工作中的搭档解释了一下，对方竟欣然接受了即使加班也要完成工作的要求。工作任务完成之后，张女士长长舒了一口气，说道："如果当初我继续抱怨下去，就会影响我跟她继续合作的情绪，工作肯定完成不了，看来，以后，我得少抱怨，多行动才行哪！"

尽管张女士处于更年期，不过她更懂得通过调节心理来顺利度过这个敏感时期。更年期是人生必然的一站，就好比列车的一次转弯，发生一点儿小波折，内心易波动是很正常的，也没必要担心发生在自己身上的种种变化。只要在心理上做好充分的准备，就可以顺利度过更年期，迎接人生的新旅程。

1. 调节心态，多休息

许多处于更年期的女性朋友常常会感觉到怒火中烧，哪怕是平时很少发脾气的小事儿，当处于更年期的时候，会引起莫名的烦恼和大发脾气，经常会引起家人和朋友、同事的反感。针对这一症状，需要注意做好心态调节，同时多休息，每天保证睡眠时间，减轻更年期带来的各种不适。

2. 健康饮食

女性朋友在进入更年期之后，脂肪的分布会慢慢出现改变，尤其是皮下脂肪会越来越厚，看起来会一年比一年肥胖。在这时就需要保持合理健康的饮食，努力做到膳食平衡，以优质蛋白类食物为主，尽可能减少脂肪类食物的摄入，晚餐则选择清淡不油腻且容易消化的食物。

3. 身体不适要及时就医

有些女性朋友在更年期会感觉到经常心跳过快，有时甚至会感觉胸闷的不适症状，这时需要及时去医院检查，而不是自己闷在心里，无端的担心。事实上，当选择去医院就医的话，可以缓解心跳不适等症状。

4. 保持运动的习惯

当然，应对更年期的有效方法是保持运动的习惯。假如以前没有参加运动，那就从更年期开始也可以，不过要选择长期坚持，而且中途不要间断。毕竟运动之后，可以加强不同程度的肌肉力量，当运动坚持一段时间之后，就可以预防骨质疏松等更年期疾病的发生。

5. 注意护肤

许多女性朋友在更年期会出现皮肤干燥、瘙痒等症状，尤其是在秋季到来之后，每天都会感觉背后瘙痒不适。因此，这一时期要注意护肤，不要瘙痒时抓破皮肤，在洗澡之后要及时在皮肤干燥处涂保湿霜，以缓解皮肤干燥引起的不适症状。

6. 尽量不染发

女性朋友在更年期时期会出现头发慢慢变白的现象，一些爱美的女士会选择染发来掩盖年龄增长的衰老。事实上，由于染发剂大部分是化学染料，对人体是有很大伤害的。如果恰好女性朋友的发质不好，那伤害就更大。所以，尽量不要染发，平时以温和洗发来保护自己的头发。

7. 多休息

当然，女性朋友在进入更年期之后，经常会出现睡眠不好的情况。比如晚上失眠，白天打盹儿。有些女性朋友在白天很疲惫的时候，不选择休息，而是继续干活，以为这样就可以缓解自己的失眠情况。事实上，当身体需要休息的时候，应该找个地方好好休息，这可以弥补自己身体的疲惫感。

心理调节小贴士

所谓花开花谢自有期，更年期是女性朋友一生中必经的一个阶段，新陈代谢是不以我们的意志为转移的客观规律。而且，更年期的心理波动和身体症状都是暂时性的功能紊乱，大多数人在度过更年期之后会自然缓解不适症状，只要注意心理调适即可。

失独父母，走出自我救赎之路

弗兰西斯·培根曾说："与死亡俱来的一切，往往比死亡更骇人：呻吟与痉挛，变色的面目，亲友的哭泣，丧服与葬仪……"在这个世界，有一群失独父母比谁都能体会到培根这字里行间的悲痛。他们年龄大部分在五十岁左右，在过去二十年他们与寻常家庭一样，和自己唯一的子女快乐地生活。然而，就在他们幸福地为孩子忙碌着，一场意外却夺走了孩子年轻的生命。

对此，在人生后面的日子里，他们陷入常人无法理解的痛苦之中：由于年龄太大，他们无法再次生育，每到家庭团圆的节日，为免触景生情，他们总是躲亲避友；不过儿女的音容笑貌总是历历在目，使得他们的双眼经常满含泪水，他们就是"失独父母"。

王先生和王太太是一对普通的中年夫妻，王先生上班挣钱，王太太做着水果生意，一家三口的生活虽不算富裕，却其乐融融。22岁的独生子高中毕业后，便跟着老乡到济南一家超市打工，没想到还不到半年，儿子意外溺水身亡。痛失爱子成了王先生和王太太夫妇无法承受的痛。王太太总是喃喃自语："他根本不会游泳，他怎么会下湖呢？"

独生子走了，王先生和王太太失去了全部的希望和活下去的勇气。面对整日以泪洗面的妻子，坚强的王先生强忍悲痛，想尽各种办法逗妻子开心。令人没想到的是，儿子去世半年后，王太太逐渐从痛失爱子的阴影里走了出来，而作为家庭顶梁柱的王先生却倒下了。他会狂躁地大发脾气，胡乱地摔东西。经过专业医生诊断，王先生患上了严重的精神分裂症。

王太太只能待在家中照顾"狂乱"的丈夫，根本无法外出打工赚钱养家。由于家庭经济困难，王先生夫妻俩买不起房，一直靠租房生活。没过多久，王先生再次发病住进了医院，王太太不得不辞掉保洁的工作照顾丈夫。住院期间，王先生又发生意外——食物呛进肺部，生命垂危，被紧急送往市二院急救，命总算保住了，但十几天就花费了数万元，这对于一个低保家庭来说，是笔沉重的经济负担。

王先生出院后，王太太又病倒了，精神变得恍惚，连吃没吃饭都不知道，嘴里不停地念叨着"儿子当兵去了，我找儿子"。之后，王先生的大哥不得不带王太太到医院检查，她被诊断为精神异常。

在中国，失独父母是一个庞大的人群，几乎每年新增失独家庭高达7.6万个。失独父母一方面承受失去子女的悲痛，又面临着养老、医疗等难题。走不出中年丧子的哀痛，无处安放的暮年，往往让他们陷入绝望的泥潭。有58%的丧失子女的父母觉得自己活着都没有意义了；有77%的丧失子女的父母觉得自己失去了生活的目标。

通常失独父母会经历心理历程的五个阶段：首先是得知噩耗的三个月，这是最艰难的时刻，父母还处于震惊和极度痛苦之中，不愿意承认自己的孩子不在了；第二，在六个月之后，悲伤和空虚袭来，父母怀疑自己无法走出这种痛苦；第三，一年以后，父母在孩子忌日时又如同经历了一次丧子之痛；第四，三年过去了，父母已经接受了死亡，但仍有浓浓的孤独感和怀念之情；第五，五年过去了，他们依然会感觉到伤痛，对于心理调适得当的父母已经可以在生活中继续前进了。

1.宣泄伤痛情绪

失去孩子，父母承受着常人难以想象的巨大伤痛，会出现强烈的应激反应。这时候需要尽情地哭和无尽地倾诉，可以使内心极度膨胀的悲痛得以宣泄，消除过量的心理负担，从而使心理趋于平静。当然，悲伤的泪水是心灵最好的消毒剂。可以对自己最亲近的人，宣泄自己的泪水和悲痛。当然也可以寻求心理医生，或自助团队，一起倾诉自己孩子过去的点点滴滴。

2.父母之间多交流

父母失去孩子，同时沉浸在悲痛之中，如果在家里相对无言，心里会更加难受。而对于一些父母而言，都互相为对方考量，怕诉说会让对方心里难受，所以都静默无言。而回避这样的行为只会令人更悲伤，父母之间是彼此最亲近的人，应该互相诉说，这是一种互相慰藉，互相疗伤，互相救助。如果失独父母积极协调夫妻关系，彼此多一份沟通，多一份关照，就会彼此多一些慰藉，多一份安宁。

3.正视内心的状态

失去孩子，会悲伤、痛苦、难受等等，这些都是正常的心理反应，但许多人会采取反抗的态度，似乎这样才能证明自己坚强。事实上，我们不应该否认这样的情绪，而是应该积极接纳它，这种接纳会淡化内心体验，有利于自我心理调适。

4.别太自责

许多父母总是在失去孩子后自责：总觉得是自己对孩子照顾太少，如果自己那天跟孩子一起就不会发生这样的事情，如果带孩子早点儿去看医生就不会发生这样的事……其实，父母把儿女养育成人，是最好的尽职尽责，就是好父母，就不应该受到责备。在自责和追悔的背后，是自我心态的执着，是自己执着的亲子之情，因为心里放不下亲情。

心理调节小贴士

对于失独父母，只能顽强自救，必能走出一条心灵的自救之路，必能让自己的心灵早日得救，早日走向阳光。一位失独母亲这样拯救自己："每天我对自己说，我要好好活着，为了父母，为了和我共患难的丈夫。"

关注单亲子女心理问题

现代社会，由于离婚率不断攀升，使得单亲家庭与日俱增，而单亲家庭子女的心理健康教育也越来越引起人们的普遍关注。事实上，不管是离婚，还是父母亲其中一位意外去世，单亲带给孩子心灵上的创伤是难以抚平的，且负面影响非常显著。有的孩子对失去父亲或母亲感到非常痛苦，长时间沉浸在抑郁的世界里难以自拔，心灵受到极大的伤害，常常闷闷不乐，容易悲伤，情绪低落。家庭结构变化的强烈刺激，导致他们的心理开始出现失衡状态，各种心理问题层出不穷。

卢女士是一名单亲妈妈，女儿今年10岁。孩子5岁时她和丈夫离了婚，孩子一直由她抚养。爸爸很少来看女儿，女儿也不说想爸爸的话。但是孩子跟奶奶的感情很好，因为从小是由奶奶带大的。他们离婚后，卢女士和女儿仍然跟奶奶走得很近。但在不久前，女儿放暑假的时候，奶奶由于生病去世了，卢女士带着女儿赶到的时候没有见上奶奶最后一面。

卢女士说："我也很伤心，随着日子一天天过去，我们都从悲痛里走了出来，但是我发现孩子最近无论是在学习还是生活中总是打不起精神，心不在焉的样子。我问她有什么心事，她说她想奶奶了，说奶奶最疼她了，为什么疼她的人越来越少了？孩子的话让我很揪心，但是我又不知道该如何开导她。"

单亲家庭的孩子比同龄孩子更敏感多疑，通过卢女士的描述，这个孩子的情绪已经出现了一些问题。只是由于孩子年龄比较小，还未到心理障碍的地步。不过，父母不能忽视的是，恰恰是越小的孩子，越需要安全感，特别是单亲家庭的孩子，爱的缺失比较严重。卢女士作为单亲母亲，没有给予孩子太多的爱，也没给孩子创造一个宽松快乐的环境，她完全可以带着孩子去同事家、亲戚家与同龄孩子一起玩。此外，由于婚姻的失败，她将期望转嫁到孩子身上，对孩子的心理情况关注较少。

这些孩子的心理原因来自：

1.内心缺乏安全感

单亲家庭的孩子在未成年之前，容易对自身安全方面出现恐惧，害怕被抛弃，害怕只剩下自己一个人。对于年龄较小的孩子，父母离婚了，他会不知所措，不知道为什么父亲或母亲不见了，不要自己了，他内心没有丝毫的安全感。这种缺乏安全感会一直持续，直到他有了养活自己的能力。

2.忽略孩子的感受

许多离婚后的父亲或母亲，因为忙碌的工作，把孩子丢在学校或外公外婆、爷爷奶奶家，结果孩子感觉到一种不受重视的孤独感，他会在这时认识同龄的孩子，出入网吧，学会抽烟喝酒，养成不良的生活习惯。而且有些离婚后的父母各自组建新家庭，就想把孩子推给对方，互相之间扯皮、推诿，这样的做法只会让孩子感受到自己的孤立无援。

3.因为学习不好而自卑

单亲家庭的孩子出现了心理问题，就会变得自卑，再加上有的父亲或母亲根本不管孩子，让孩子跟爷爷奶奶生活在一起。尽管长辈们想让孩子学习好，但自己却无法辅导孩子的学习，性格内向、不喜欢与人交流，学习成绩也越来越差。

那对于父母而言，应该如何帮助孩子心理调适呢?

1.改变观念

离婚后，父母共同抚养孩子，若关系处理不当会存在一些问题。只要经济条件还可以，可以单独抚养孩子的父亲或母亲可以选择不再结婚，孩子认可的这种家庭存在的方式，让孩子的身体和心理都能健康的发展，总比父母虽没离婚，却天天吵架要好得多。

2.多关注孩子的心理问题

父亲或母亲不仅仅是给孩子提供足够的食物和衣服，还需要关注孩子的心理健康。从孩子出生到长大，不管遇到什么事情，都要始终如一地关心孩子，特别是心理方面，不能忽略孩子，想起来管管孩子，忙起来就把孩子忘了。

3.给孩子安全感

父亲或母亲需要在孩子面前树出积极正面的形象，证明自己可以支撑这个家，给予孩子安全感。在孩子面前，离异的一方不要说另一方的坏话，否则孩子会质疑幸福的可能性。

4.把正能量传递给孩子

在孩子的成长过程中，不管是父亲还是母亲跟孩子一起生活，都需要注意给孩子灌输一些积极、正面、阳光的情绪和状态，让积极正面的能量在孩子心底发芽，为其身心健康奠定基础。

5.多与老师沟通

孩子受到老师和同学的肯定，才会确立自信，有安全感。父亲或母亲要主动与老师沟通，及时了解孩子在学校的表现，别等到孩子已经出现心理问题才与老师联系，这样就比较被动，需要把孩子负面的思想和行为都扼杀在萌芽中。

心理调节小贴士

心理学家认为，单亲家庭的孩子通常因缺少父爱或母爱而导致心理失衡。他们经常会感到孤独、忧虑、失望，往往情绪低沉、心情浮躁、性格孤僻。这样的心态如不及时加以调节，时间长了，性格就会扭曲，心理变态，严重影响其身心发展。

离婚后，女性朋友如何调节心理?

婚姻是一次夫妻双方结伴而行的远程跋涉，几十年的婚姻路，路漫漫兮其修远兮，难免有夫妻产生矛盾，发生争执，感情破裂，最终选择离婚。尽管离婚是一种无可奈何的选择，但双方及子女都会付出巨大的代价。

导致夫妻感情破裂的心理因素是什么呢? 从心理学角度看，离婚是夫妻心理期望错位的必然。期望是一种心理活动，是对未来发展的主观设计与估计，准备结婚的男女心理上都会对婚姻有相当高的期望值，而在婚后或长或短的日子里，生活现实与心理期望产生了落差，心理上就会产生厌倦、失望情绪，丧失信心，从而导致离婚。

由于丈夫有了外遇，雯雯去年10月跟丈夫离婚了。

她带着3岁的女儿回到了娘家。回家后父母都不愿意提及她的伤心事，希望通过给她介绍新的男友让她尽快走出来，但是她觉得没有必要，不但不去相亲，连以前联系的好朋友也不想来往了，她感觉自己是个被抛弃的人。想当初她在众多的追求者中选择了丈夫，因为他踏实可靠，原以为可以相伴一生，结果才发现那是一个谎言，这也彻底击毁了她的自信心。她常常陷入无法排遣的孤独感和自卑感中，甚至真想一死了之，可看到女儿无辜、纯洁的眼睛，雯雯又不忍心扔下她。

离婚给夫妻双方特别是女性所带来的精神创伤是难以想象的，主要心理创伤有失落、孤独、自卑，这一系列的情绪痛苦会严重损坏人的身心健康。对女性朋友而言，离婚后对心理的调整，需要在心理调适上下功夫，相信自己，了解自己，主动给自己制定目标和计划，这样才能尽快从离婚的阴影中找到很好的心理过渡。

一位离了婚的女人深有感慨地说：你知道吗，有个名义上的丈夫，别人就不敢欺负你，你一离婚，在所有人的眼里，你就成了一个不检点的女人。正派人远离你，别有用心的人上门纠缠你。你还不明白离婚对女人意味着什么，意味着再不能像过去那样作为一个正常人，随心所欲地活着，必须夹着尾巴，必须穿朴素的衣服，只要你不想成为舆论的中心，只要你不想被人看作无可救药的堕落女人……

离婚的女人对前途和人生都充满悲观，甚至认为世上没有一个好男人，到处充满了欺骗，充满了虚伪，对此，离婚女人的心理自我调适非常重要。离婚的女性，不管在自己看来，还是在外人看来，都好像是悲惨的代名词。某某女士离婚了，身边的人都在感叹她的命运，操心她今后的路该如何走。试想，一个离婚的女人，带着孩子，又没有工作，仿佛是一株断根的绿萝，失去了大树的依靠，只能在风雨中飘零。

难道离婚的女人真的掉价吗？然而，事实并非如此，许多女性朋友之所以会这样想，主要是因为自己把所有的东西想得太悲观：首先是强烈的挫败感，她们害怕成为异类或被同情的弱者；其次对孤独的恐惧；最后害怕再次走入一段婚姻。这时的女人对自己是否能得到幸福产生了怀疑。对此，心理专家建议：离婚并不是人生的尽头，痛苦只是一时的，伤口是需要时间来愈合的。一些研究显示，离婚人士有6个月的哀悼期，真正走入新的生活大概需要2年左右。

1.自强自立

女性朋友首先要自强自立，千万别认为离了婚就很失败，让自己掉了身价，就比别人矮了半截。要看重自己，尽管离婚，但是自尊心不能失去，要相信自己，避免自卑自弃，努力争取经济上独立自主，并想方设法通过工作、学习等发挥自己的长处，把自己的优点表现出来，实现自我价值。

2.适时倾诉

只要你不把自己封闭起来，坦率地把你的感受和今后的生活计划向父母、亲友们说出来，他们会理解你，支持你的。但是过多的念叨过去就成了"祥林嫂"，让你的朋友想帮助你，也无从下手，只好远离你。

3.换个环境

环境对人的情绪影响是很大的，对于过去的事物，往往会勾起当事人许多伤心的往事。所以，不妨换换环境，出去走走，对调整心情会大有好处。外面的世界很广阔，它会让人忘记烦恼，回来后，再更加专心勤奋地投入工作。

4.切忌盲目投入下一段感情

在心理未恢复平衡之前，离婚女士对爱有着强烈的饥渴，但是她们付出爱的能力有限，当她们为别人做喜欢的事情讨好对方时，背后却有更大的需求——希望别人替代失去的另一半照顾自己，替自己解决所有的问题和满足各种心理需求。所以不要盲目去相亲，这样不容易看清楚对方的面目，容易导致遇人不淑。

5.离婚后处理好双方之间的关系

离婚夫妻一方总是心理不平衡，想搞得另一方身败名裂，方解心头之恨，这是不足取的。不管是对自己，还是对对方，都没有好处，而且这种行为也是极不文明的，有的甚至是违法的。既然夫妻没有感情可言，走不到最后，那就友好地分手，道一声再见。

6.积极预备再婚

女性朋友选择再婚时，要吸取以前的教训，多看重对方的人品。同时，要把过多的精力投入工作中，再婚不要急于求成，恋爱时，更要理智，稍不甚则会酿成更大的苦果。因为第二次离婚，将会比第一次离婚面临更多、更大的非议和社会压力。

心理调节小贴士

　　人在决定离婚之前，已有一段漫长的、痛苦的、艰难的思索过程，离婚后的女人更容易出现心理问题。离婚后的女人或许会对生活感到失望，经过一段漫长的痛苦。但是，离婚的女人一样也可以调整自己，重新寻找自己的幸福。

第7章 内向者的心理障碍：
不给心理疾病滋生的机会

人的心理健康是一个十分复杂的动态过程，相对于外向者而言，内向者存在恐惧、害羞、自卑、孤独等心理障碍，而这些性格特征对于内向者的交际、生活、工作都是有弊无利的。在长久的生活中，很容易滋生心理疾病。

内向的人更容易产生自卑心理

与外向者相比，内向者过于自卑。自卑心理，用科学可以解释为对自己缺乏一种正确的认识，在人际交往中缺乏自信，做事缺乏勇气，畏首畏尾，随声附和，没有自己的主见，一遇到挫折和障碍就以为是自己不好，最后导致自己失去与人交往的勇气和信心。实际上，正是因为这样的自卑心理，最后会让自己失去一个展现自我的机会。

自卑是一种不能自助和软弱的复杂情感。那些有着自卑心理的人总容易轻视自己，觉得没办法赶上别人。在这里，自卑心理主要表述为两个方面的意思：一是一个人认为以自己或自己的环境不如别人的自卑观念为核心的潜意识欲望、情感所组成的一种复杂心理；二是一个人因为不可以或不愿意进行奋斗而形成文饰作用。自卑心理是由婴幼儿时期的无能状态和对别人的依赖而引起的，对人有普遍的意义，当然，自卑心理，是可以通过调整认识和增强自信心并给予支持而消除的。

那是大学毕业生较多的一年，小王作为众多学子中的一员，被分配到一个偏远的水电站工作。

在这里，有内部食堂、小卖部、幼儿园……俨然生活在一个"与世隔绝"的小社会中的人们，大都热衷于打麻将和讲一些飞短流长的事儿，这让小王觉得有些难以接受。而小王喜欢看书、听古典音乐、看欧洲影片，而且每次进城都会买一些新书和碟片回来，这同样也让别的同事们感到不可理解。在有意与无意之间，小王和大伙儿走得越来越远了。

绝望得快要发疯的小王，无可奈何之下就给远在大学教书的老师写了一封信，详细地讲述了自己的苦恼：在我生活的这个空间里，我与别人从内到外都不一样，周围的环境和事物的运行规律与我理解的也完全不同，我感到很无奈，也不知该怎么办，我是否也要和他们一样……很快地，老师回信了，信中讲了一个故事：

从前，有一只鹰蛋不小心落到了鸡窝里，被当成鸡孵了出来。从出生那天起，它就与鸡窝里的兄弟姐妹们不一样。它没有五彩斑斓的羽毛，不会用泥灰为自己洗澡，不会三啄两嘴就从土里刨出一只小虫来。矮小的鸡窝总是碰它的头，而鸡们总是笑它笨。它对自己失望极了，于是跑到一处悬崖，想跳下去，结束自己的生命，但当它纵身跃下的时候，本能地展开翅膀，飞上蓝天，它才发现，自己原本是一只鹰，鸡窝和虫子不属于它。它为自己曾因不是一只鸡而痛苦的往事感到羞愧……你不要因为自己是一只鹰而感到羞愧！

看了这封信，小王的心中豁然开朗起来。从此之后，小王不再因为大伙儿对自己的不认同而痛苦绝望甚至是歪曲自己，而是埋头读自己的读书、做自己的事儿，并在两年后顺利考上了研究生。如今，小王已经成为一家外企的经理了，而老师在信末尾的那句话，也成为他一生的座右铭。

自信、执着，会让内向者拥有一张人生之旅的永远坐票。而那些不愿意主动寻找自己，最终只能在漂泊无依中一直流浪到老的内向者，其实就是在生活中安于现状、不思进取、害怕失败的自卑者，最终，他们将永远停留在没有成功的起点。信心是获得成功不可缺少的前提，信心会引导内向者走向成功。

那么，内向者该如何才能克服自卑心理呢？

1.尽可能坐在最前面的位置

心理学家认为，坐在前面可以建立自信心。因为敢为人先，敢上人前，敢于将自己置于众目睽睽之下，就一定会拥有足够的勇气和胆量。时间长了，这样的行为就会成为习惯，自卑也就在潜移默化中变为自信。而且，坐在比较显眼的位置，就会减少自己出现在公众视野中的比例产生的怯懦，增加反复出现的频率，起到增强自信心的作用。所以，从现在开始就尽可能地往前坐，虽然位置比较显眼，但通常情况下有关成功的一切都是显眼的。

2.抬头挺胸，快步走

心理学家认为，内向者行走的姿势、步伐与其心理状态有一定的关系。通常情况下，那些懒散的姿势、缓慢的步伐是情绪低落的表现，是对自己、对工作以及对别人产生不愉快感受的反应。假如我们认真观察这些，就会发现身体的动作是心理活动的结果，而那些内心自卑的人，走路就是拖拖拉拉，缺乏自信。相反，假如我们通过改变走路的姿势与速度，那就有助于调整我们的心理状态，要表现出较强的自信心，那走起路来应该比一般人快。快步行走，就是告诉所有的人："我要到一个重要的地方，去做很重要的事情。"

3.面带微笑

许多人都知道笑可以带给人自信，它是医治信心不足的良药，不过，依然有许多人不相信这一做法，那是因为他们在自卑、恐慌的时候，从来不试着微笑一下。真正的笑容不仅可以治愈自己的负面情绪，还能立即化解别人的敌对情绪。假如你真诚地向一个人展露笑颜，他就会对你产生好感，这种好感足以使我们充满自信。

4.学会正视别人

俗话说得好，眼睛是心灵的窗口。一个人的眼神可以折射出性格，透露出情感，传递出微妙的信息。假如不敢正视别人，那就意味着自卑、胆怯、恐惧，闪躲别人的眼神，则折射出阴暗、不坦荡的心态。当我们用眼睛正视了对方，那就等于告诉对方："我是诚实的，光明正大的，我非常非常尊重你，喜欢你。"所以，正视别人，反映的是一种积极心态，是一种自信的象征。

5.学会当众讲话

在一些公众场合，自卑的内向者认为自己的意见可能是没价值的，假如说出来，别人可能会觉得自己很愚蠢，那最好是什么也不说，而且其他人可能比自己懂得多，内心里其实并不想让别人知道自己很无知。于是，在这样的过程中一次次摧毁好不容易建立起来的自信心。其实，从积极的角度来看，假如尽可能讲话，那就会增加信心。因此，不管是参加什么样的活动，每次都要主动讲话。

心理调节小贴士

在现实生活中，我们见到过这样自卑的内向者，或许自己也曾经是他们中的一员。他们不敢大声说话，不苟言笑，都是独自一个人在某个角落里默默注视着他人，实际上他们也渴望得到别人的关注，不过由于自卑的心理，让他们抬不起头来。因此，他们的内心世界是一片黑暗，很少能交到朋友，就这样自卑地活着。其实，自卑心理是可以通过实际行动来克服的，而克服自卑心理最好的办法就是付诸行动，去做令自己感到害怕的事情，直到自己取得成功。

孤僻心理：喜欢封闭自己

内向者喜欢逃避人群，也就是我们常说的不合群，不能与人建立正常关系、经常处于离群索居的状态。在日常交际中，主要表现为不愿意与他人接触，待人冷漠，对周围的人常有厌烦、鄙视或戒备的心理。当然，这样的内向者猜疑心比较重，容易神经过敏，做事喜欢独来独往，不过也免不了被孤独、寂寞和空虚所困扰。

孤僻心理的产生来自多方面的因素：青年时期的心理特点，使得有孤僻心理的青年人中比较常见。青年人正处于成长的关键阶段，世界观和人生观刚开始形成，自认为已经长大成人，经常委屈地感到自己不被理解，产生一种莫名其妙的孤独感；一个缺乏强烈事业心的人会有孤僻的心理；通常情况下，内向性格的人容易孤僻，因为他们的自我中心观念比较强，内心深处对外界有强烈的抗拒感，往往对外界事物和周围人群表现得很冷漠；童年的创伤经历，比如父母离婚、被伙伴欺负等心理创伤，都会使他过早地感受了烦恼、忧虑、焦虑不安的负面情绪体验，会使他们产生消极心理，最终形成孤僻的性格。

小王是一名战士，下士军衔，不过大家说他性格怪异、冷漠，很少看到他与战友们嬉笑打闹，做什么事情都是一个人，喜欢溜边走，没事一个人总是待在一个角落，成为部队热闹生活的旁观者。由于他不愿意和别人交流，开会也很少讲话，除非点名叫他，否则是看不到他举手的，而且当他在说话时则是语速很快，很紧张很小心翼翼的样子。战友们都很难了解小王内心的想法，而小王平日在部队里也是一副"各扫门前雪，莫管他人瓦上霜"的态度。

有一天，领导安排四个战士在球场上打球，领导叫上小王去打球，小王的第一反应就是："我不去，我又不会打。"这就是杜绝第一交际，领导说："好，你不打，陪我去转转总可以吧，不行我们再一起回来。"好说歹说总算愿意去了，到了球场，大家都在喊"小王，下来一起玩"。小王不吱声看着领导，领导先下去，他在场边看领导和战友们打，球场上五个人肯定分布均匀，领导说："你来吧，不然人不够，你够点意思。"小王说："我不会，打不好。"这时小王就处于"不想交际"了。领导说："就一次，下次我喊其他人，你就陪我们打一次，打一会儿就回去了。"小王不吱声，战友和领导又喊了几次，终于把他喊下来了。

算是勉为其难开始进入球场了，当战友们看到他有好位置的时候，就把球传给他，让他投，他迟疑了，战友们都鼓励他投，说他位置好，赶紧投。他才把球投了出去，当然，他离球筐很近，而且没有防守，球进了，大家都说看不出来啊，小王还留了一手。他害羞地笑了，很短暂地闭上了嘴巴，还是那副冷漠的样子。后来在战友们的"配合"下，小王又进了几个球，而且不用战友们说会自己主动投球。打了一会儿，都累了，都坐在球场边上东一句西一句地聊，不过话题离不开"小王球打得不错"，看他冷冰冰的脸上露出害羞的样子，战友们猜测其心里肯定是在想"其实挺好的"。后来打球，小王都主动来了。

小王就是典型的孤僻心理，符合心理孤僻所有的性格行为。孤僻心理是如何产生的呢？原来，小王的父母在其幼年时死于一场火灾，从小就跟随爷爷奶奶生活，火灾的发生，给小王留下的不只是身上被大火烧伤的痕迹，而且还有不完整的人生。在成长的过程中，小王给自己画了一个圈，给自己定了性。不断给自己心理暗示，自我的羞耻感、屈辱感不断增强，自我否定意识不断形成与加剧，表现出了消极的自我评价，对身边人的戒备心理就开始产生了。随着消极的自我暗示的不断出现，情商扭曲，慢慢形成逃避现实、孤僻自卑、谨小慎微、容忍退让的懦弱性格。

那内向者如何对自己孤僻心理进行调节呢？

1.正确认识自己和他人

孤癖者本人要对孤僻的危害有一个正确的认识，敞开自己紧闭的心扉，追求人生的乐趣，摆脱孤僻的困扰，同时正确地认识他人和自己，努力寻找自己的长处和短处。孤癖者都没能正确地认识自己，有的觉得自己比别人强，总想着自己的优点和长处，而总是看到别人的缺点，自命不凡；有的则比较自卑，总认为自己不如别人，怕被别人嘲笑，而把自己封闭起来。其实，这两者都需要正确地认识他人和自己，多与别人交流思想，沟通感情，享受友情的乐趣。

2.敢于与人交往

性格孤僻的人应该多与那些性格外向的人交往，让自己的情绪受到感染，以使自己变得开朗起来。这样一来，在每一次交往中都会有所收获，丰富知识经验，纠正知识上的偏差，一方面获得了友情，一方面还愉悦了身心。

3.掌握交际技巧

假如我们在交际方面显得比较笨拙，那可以看一些有关人际交往的书籍，学习人际交往技巧，同时多参加正当、有益的集体活动，比如郊游、跳舞、打球等，在活动中慢慢培养自己开朗的性格。

心理调节小贴士

孤僻的内向者缺乏朋友之间的欢乐与友情，如果人际交往心理需要得不到满足，就会内心感到很苦闷、压抑、沮丧，感受不到人世间的温暖，看不到生活的美好，很容易消沉、颓废，不合群。由于缺乏群体的支持，整天过着提心吊胆的日子，忧心忡忡，容易出现恐慌心理。假如让这样的消极情绪长时间困扰自己，就会损伤身体，严重的还会产生轻生的念头。

面对挫折，内向者的反弹力较低

人生免不了会遭遇困难或挫折，没有经历过失败的人生是不完美的人生。对于一些外向者而言，生活中那些挫折可以马上"消化掉"，而那些内向者则容易深陷其中，他们总是对自己的失败念念不忘，久久无法释怀。生活中，挫折与失败可以锻炼内向者受挫的忍耐力，但是即便拥有强大的忍耐力，离成功还会有一步之遥。在某些时候，要想取得成功，内向者还需要适时调整心态。一旦遭遇失败，就应该选择重振旗鼓，调整心态，迎头赶上，而不是垂头丧气，自暴自弃。当内向者在遭遇失败与挫折的时候，需要冷静分析造成失败的原因，采取什么样的方法可以避免失败，总结出失败的经验，吸取其中的教训，鼓舞自己，重拾之前那种激动的心情，再一次给成功一个热情的拥抱。

1832年，亚伯拉罕·林肯失业了，这使他感到十分难过，他下定决心要成为政治家，当一名州议员。但是，糟糕的是，他在竞选中失败了，在短短的一年里，林肯遭受了两次打击，对他而言无疑是痛苦的，心中还有一些无法排解的怨气。接着，林肯开始自己创业，当即开办了一家企业，可是还不到一年，这家企业再次倒闭了，林肯感觉到，似乎老天总是与自己作对，这是考验还是宿命呢？林肯不知道，但是，在之后的时间里，他即使心中有怨，还是到处奔波，偿还债务。不久之后，林肯又一次参加竞选州议员，这次他成功了，在林肯内心深处有了一线希望，他认为自己的生活有了转机，心想："可能我就可以成功了。"

然而，人生的逆境好像永远没有结束的那一天。1835年，亚伯拉罕·林肯与漂亮的未婚妻订婚了，但离结婚的日子还差几个月的时候，未婚妻却不幸去世，林肯心力交瘁，几个月卧床不起，没过多久，他就患上了精神衰弱症，他对任何事情都失去了信心，他沉浸在一种负面情绪中。1838年，林肯觉得自己身体好了些，他决定竞选州议会议长，但是，在这次竞选中他又失败了，1843年，林肯参加竞选美国国会议员，这次他所面临的依旧是失败的结局。但是，林肯却一直没有放弃，心中的怨气在一点点消减，他并没有说："要是失败会怎样？"而是怀着一种平常心来对待，他想：如果自己不在意失败，那么，事情或许将有好的转机。

1846年，林肯参加竞选国会议员，这次他终于当选了，但两年任期过去，林肯面临着又一次落选。1854年，他竞选参议员，但失败了，两年之后他竞选美国副总统提名，但是却被对手打败，两年之后他再一次参加竞选，但还是失败了。无数次的失败，让林肯练就了平和的心态，无论成功与失败，他的心都变得十分坦然，或许，正是那份平和的心态，铸就了他最终的成功，1860年，亚伯拉罕·林肯当选为美国总统。

孟子说："天将降大任于斯人也，必先苦其心志，劳其筋骨，饿其体肤，空乏其身，行拂乱其所为，所以动心忍性，曾益其所不能。"面对每一次的失败，林肯都以平和的心态面对，而且迎头赶上，在这一过程中，似乎命运也在跟他暗暗较劲，然而，林肯最终驾驭了自己的命运。

1.失败一次，就离成功靠近一步

有一句很受玫琳凯推崇的话是："失败一次，就向成功靠近一步。"那些成功者绝不会害怕人生所面临的失败，从来不畏惧失败而勇于尝试。玫琳凯经常对公司员工说："如果比较一下我们的双膝，你们会看到我膝上的伤疤比在场的任何一个人都要多，这是因为我一生中有过无数次摔倒后再站起的经历。"

2.将每一次失败当作一次尝试

其实，内向者应该把人生的每一次失败都当作尝试，不要抱怨上天的不公平，不要责怪家人和朋友，每次的失败陷入在痛苦中只会让内向者离成功越来越远，试着接受每一次失败，调整好心态，并从中吸取教训，这样内向者在成功的路上才会走得更远。

3.将失败的痛苦向身边的朋友倾诉

内向者可以将自己失败的痛苦情绪向别人诉说，这可以帮助内向者保持心理平衡。内向者在遭遇失败后将失望焦虑的情绪封锁在内心，反而会失控，这有可能会使内向者心理崩溃。所以，内向者可以选择适度向身边的人倾诉，将机体内的失控力量慢慢化解掉。

心理调节小贴士

一个内向者在面临失败之后，心态往往是最关键的，如果没有调整好心态，即便这个人很有能力，也是难以成功的。反之，那些本身能力欠缺的人，若是调整好了心态，必然会再次取得成功。

易受外界的影响而出现情绪波动

大多数内向者都是理想主义者，他们总是幻想着美好的未来，浪漫的爱情，幸福的生活。可是，当现实犹如一盆冷水浇在头上的时候，才认识到自己的错误。于是，当内向者面对这些现实问题的时候，总会产生消极心理。由于自己对生活的期望太高，但世界是冰冷的，社会是残酷现实的，所以便会充满失望、灰心，甚至绝望。消极心理会逐渐影响到内向者的生活和工作，它使内向者人生停止了前进的脚步，对生活失去了信心。所以，内向者要克制自己的情绪，远离沮丧情绪。

内向者通常在遭遇一点点不顺心的事情时就会垂头丧气，失望到底。比如在上班的时候情绪就不太好，回到家看见乱七八糟的东西，就会觉得事事都不称心如意；本来自己花了很大工夫做的企划案，却一下子被上司否定了，是不是觉得自己连死了的心都有；心情很靓的去逛街，却从服装店里的镜子里，偶然看见自己的大象腿，于是便灰心地空手而归了。其实，这些都是生活中很小的事情，但是却很容易让内向者产生消极心理。

一位实习老师第一次走上讲台，当学生起立的时候，师生之间互相问候，这位刚刚踏出学校大门的小伙子竟不知道该说些什么，之前准备的开场白不知道跑哪里去了。惊慌之余，他红着脸，用颤抖的声音说了句："老师，您好！"同学们面面相觑，继而引起哄堂大笑，而那位实习老师则是不知所措，低着头站在讲台上。

他努力想让自己镇静下来，但是越是这样，却越惊惶失措。当他下意识地掏出手帕想擦掉额头上的汗珠时，课堂再一次沸腾了。小伙子心里纳闷了，后来经过同学们的暗示，他发现自己手里拿的不是什么手帕，竟然是一只袜子。他更惊惶了，心想可能是昨晚洗脚时无意中将袜子塞进了衣兜里。

整个教室快闹翻了天，他窘得无地自容，只好跑下了讲台，慌乱之中踢到了台阶，差点摔个四脚朝天，幸亏他眼疾手快按住讲台，才没有摔倒。

如果内向者长期沉溺于沮丧，无法自拔，便会影响其身心健康。其实，内向者容易受消极情绪影响的一部分原因是来自自己的不自信。当他们自身的能力、魅力遭到否定的时候，就会灰心，甚至一蹶不振。这时候，他们自己也不再相信自己了，自己也把自己否定了。一个沮丧的内向者，他也曾陷于沮丧的痛苦中，内心很挣扎，希望得到别人的帮助，于是他们很想求助于别人，可是孤独和恐惧以及抵触的心理使他们往往不敢去求人。自卑的态度，让他们自己也无法正视自己的脆弱，只好以假装快乐的方式来掩饰自己。

1.克服自卑心理

远离消极情绪，内向者就要克服自己的自卑，肯定自己，对自己充满信心。很多内向者通常是不自信的，由于社会对于内向者能力的怀疑，还由于内向者自己对自己的怀疑。他们常常觉得自己的能力需要别人来肯定，一旦别人在一件小事上对他否定了，由于自卑心理作祟，他就会觉得自己完全被否定了，于是开始变得灰心。

为了战胜沮丧，内向者要重视自己，肯定自己，做一件事情，要时刻建立一种强烈的自信心。每个内向者都有自己引以为豪的地方，当你被否定的时候，要看到自己的优点，那么你就有机会再站起来。适当的时候，给自己信心。当你开始沮丧的时候，对着镜子，告诉自己："你是最棒的"。只要自己肯定了自己，对自己充满了信心，就会从消极情绪的旋涡中挣扎出来。

2.保持积极向上的心态

远离消极情绪，要保持积极向上的心态。如果生活的烦恼困扰着你，不要失望，不要灰心，时刻用一颗乐观的心去看问题，你就会发现，事情并没有你想象得那么糟糕。"面包会有的，牛奶会有的。"如果你这么安慰自己，就会发觉自己所遭受的没什么大不了。想一想那些在病床上与病魔抗争的人，想一想那些在地震中失去双腿的孩子，想一想那些流浪在街边无家可归的人。你会觉得，你是一个比较幸运的人。至少，你有温暖的家，爱你的人，健康的身体，你又何必整天为这些小事想不开呢？沮丧让你失去对生活的信心，但是，积极乐观的心态会让你重拾信心，并且会让你拥有美好的人生。

心理调节小贴士

一些内向者之所以能够成功，就在于他能够克服自己的消极情绪。他们通常能够以开放的心态去接受人生的一切境遇，所以自身的承受能力很强。他们能时刻充满了自信，保持积极向上的生活态度。所以，当他们遭遇沮丧的时候，能通过适当的途径克服沮丧情绪所带来的困扰，并且能及时地投入到正常的工作和生活中。

第8章　现代人的偏执心理：
别妄想、别执着、别偏激

　　偏执心理又称妄想型人格，其行为特点主要表现为：过度的感觉过敏，思想行为死板固执，敏感多疑，自以为是，自命不凡，习惯把失败和责任归咎于别人，在工作和学习上往往言过其实。对自己坚持的事情钻牛角尖。

有些坚持像作无谓的挣扎

　　在生活这张大网中，当我们在抱怨人生的路越走越窄时，看不到未来的希望，但另一方面我们总是坚持一些无谓的东西，习惯在以前的老路上继续走下去。

　　2004年雅典奥运会，刘翔以12秒91的成绩夺冠，成为亚洲第一位田径直道项目奥运冠军。2007年国际田联大奖赛洛桑站，刘翔以12秒88的成绩打破世界纪录。大家都把目光关注在这个"飞人"身上，把所有的希冀都投向了2008年的北京奥运会。

　　然而，在北京奥运会男子110米栏预赛，"飞人"刘翔在出场之后突然宣布退出比赛。作为卫冕冠军、中国田径最大夺金点，刘翔退赛令人唏嘘，人们看着那个一瘸一拐走出田径场的背影。那一天，是2008年8月18日。在很多人看来，这个"黑色8·18"突如其来，因为一直以来人们看好刘翔卫冕成功。就在比赛前几天，还有关于他训练中跑出12秒80的传闻。

事实上，刘翔退赛并不突然，至少有一些先兆。从年初冬训，刘翔腿部肌肉就出现不适。经过一系列调整后，他参加了两站室外比赛，都拿到冠军，但是成绩并不理想，成绩最理想的一次仅跑出13秒18。然而，这两站比赛进一步加剧了刘翔腿部的不适，之后飞人放弃了美国的两站比赛。对于跨栏运动员来讲，臀大肌和起跨腿的脚踝是最容易受伤的地方，刘翔则因为踝伤上演了退赛一幕。应该说，这是刘翔近几年来成绩最糟糕的一年。不过，刘翔本人对于退赛看得很开，他说："每个人都会碰到挫折，只是我之前的道路都一直比较顺利，没有碰到过，所以大家觉得比较严重。我觉得我很快就走了出来，人生总有起伏，不可能一帆风顺。"

虽然在万众瞩目的情况下宣布退赛，难免令人扫兴，甚至有的人还发出了唏嘘之声。但是，如果当时的刘翔选择了继续坚持，那只会给自己的身体造成更大的伤害，或许我们就再也见不到"飞人"的光彩了。可见，他及时地做出退出的决定是为了积蓄力量，修养身体，为下一次的比赛做好准备，这样一来，我们就很能理解他当时的举动了。正如刘翔所说"人生总有起伏，不可能一帆风顺"，正是这个坚强的小伙子，懂得不做无谓的坚持，因此他将成为下一届奥运会的绝对男主角。

1.理智的放弃比无谓的坚持更明智

我们为什么说有些坚持是无谓的，那是因为继续坚持下去也不会有任何希望，只是浪费我们更多的时间和精力而已。对于这样的坚持，我们就可以说是无谓的，面对这样的情况，当然是理智的放弃才是最明智的选择。

2.生活需要我们适时改变方向

不知道你有没有注意到我们脚下的马路，你是否观察到没有一条路的方向是既定不变的，在遇到高耸的山脉的时候，它也总是绕道而行，这样既节省了人力，而且也方便了人们；在不同的马路之间，总会有交叉的时候，那意味着你可以换一个方向。其实，这跟生活一样，也需要我们适时改变方向，这样我们才能绽放出生命最美丽的花朵，才能展现出自我的价值。

心理调节小贴士

凡事都坚持的人其实是钻牛角尖的人，他们对生活太过于较真儿，太固执，总是一条路走到黑，结果却是一无所获。对此，在生活中，我们要明白，有些坚持是无谓的，这样的坚持可以适可而止，不需要太过于执着。

心理调适，学点阿Q精神

孔子曾这样评价自己的得意门生——颜回："一箪食，一瓢饮，居陋巷，人不堪其扰，回也不改其乐。"颜回以求道为乐，他获得了其乐融融的生活。其实，与颜回有着同样心态的人，还有鲁迅先生笔下的阿Q。虽然，阿Q与颜回相差十万八千里，但是，他们有一个共同的特点，他们都游刃有余地掌握了快乐的哲学，不较真儿，不气恼，哪怕遇到了再大的事情，却依然懂得安慰自己，所谓的"自欺欺人"，其实也是阿Q精神的一种。

在未庄，阿Q是一个极其卑微的人物，在他看来，整个未庄的人都不在自己的眼里。赵太爷进城了，阿Q并不羡慕，还说出了妄自尊大的话来："我的儿子将来比你阔得多。"阿Q进了几回城，变得十分自负，甚至，有点儿瞧不起城里人，遇到别人嘲笑自己头上的癞头疮疤时，阿Q也不生气，反而以此为荣，笑着回答："你还不配。"

遇到与别人打架的时候，如果是自己吃亏了，阿Q也不生气，心想："我总算被儿子打了，现在世界真不像样……"于是，本来愤愤不平的心理也得到了满足，以胜利的姿态回去了。赌博赢来的钱被人抢走了，阿Q也不气恼，如果没有办法摆脱"闷闷不乐"，他就自己打自己，这样感觉被打的是"另外一个"，这样，阿Q在精神上又一次转败为胜。

阿Q，本来只是鲁迅先生笔下所描绘出来的一个人物，但在现实生活中，越来越觉得自己更需要阿Q精神，于是，越来越多的阿Q出现在我们身边，甚至出现在我们身上。对于阿Q精神，人们总是分为两个派别：有些人觉得阿Q精神是民族的一种劣根性，是中国传统遗留下来的祸根；而有的人却觉得阿Q精神自有它的积极性，生活中正需要这样的精神。虽然，在这里，我们对阿Q精神不作任何评价，只是就其积极性当作我们学习的对象，对于它是否带有民族的劣根性，那是我们不需要思考的问题。

有一对夫妻心胸很狭窄，总爱为一点儿小事争吵不休。有一天，妻子做了几样好菜，想到如果再来点酒助兴就更好了。于是她就拿瓢到酒缸里去舀酒。

妻子探头朝缸里一看，瞧见了酒中倒映着的自己的影子。她以为是丈夫对自己不忠，把女人带回家来藏在缸里，就大声喊起来："喂，你这个死鬼，竟然敢瞒着我偷偷把女人藏在缸里面。如今看你还有什么话说？"丈夫听了稀里糊涂的，赶紧跑过来往缸里瞧，他一见是个男人，也不由分说地骂起来："你这个坏婆娘，明明是你领了别的男人回家，暗地里把他藏在酒缸里面，反而诬陷我！"

"好哇，你还有理了！"妻子又探头往缸里看，见还是先前的那个女人，以为是丈夫故意戏弄她，不由勃然大怒，指着丈夫说："你以为我是什么人，任凭你哄骗的吗？你，你太对不起我了……"妻子越骂越气，举起手中的水瓢就向丈夫扔过去。丈夫侧身一闪躲开了，见妻子不仅无理取闹还打自己，也不甘示弱，于是还了妻子一个耳光。这下可不得了，两人打成一团，又扯又咬，简直打得不可开交。最后闹到了官府，官老爷听完夫妻二人的话，心里顿时明白了大半，就吩咐手下把缸打破。

一锤下去，只见那些酒汩汩地流了出来。不一会儿，一缸酒流光了，缸里也没看见半个男人或女人的影子。夫妻二人这才明白令他俩恼怒的只不过是自己的影子而已，心中很是羞愧，于是就互相道歉，重又和好如初了。

遇到怀疑的事，不宜过早下结论，而是客观、理智地去分析，才能够了解事实的真相。若不能冷静地思考分析，反被嫉妒冲昏了头脑而伤了和气。拥有卓越才华的司马懿，却善于运用阿Q精神，即使诸葛亮派人给司马懿送去了"巾帼女衣"对其进行羞辱，司马懿却丝毫不生气、不较真儿，反而笑着对下面的人说："孔明视我为妇人焉。"若无其事，将阿Q精神发挥到极致。

1.学阿Q，不较真儿

精神胜利法就如同麻醉剂，让阿Q一次次摆脱内心的烦恼，不再为生活中的琐事而较真儿，从而变得无比的快乐，即便在别人看来他是如何穷困潦倒，但他依然活得很逍遥自在。阿Q依然是阿Q，面临绝望的物质困境，唯有用精神来安慰自己。

2.自我安慰也是一种调节

当事情的发展出乎我们意料，当我们已经无法改变事情的结局时，为什么不自我安慰一下？即便那是假设性的美好，对绝望的心境而言，也是一种恰到好处的安慰，也可以让我们点燃起新的希望。

心理调节小贴士

在阿Q身上，有一个引人注目的特点："在任何挫败或生气时都会以虚幻的胜利感来安慰自己或欺骗自己。"由此而延伸，人们将这一种情绪调节法称为"阿Q精神胜利法"。在生活中，如果我们经常较真儿，那是很有必要学习阿Q精神胜利法，学习阿Q，即便遇到再生气的事情，也要懂得安慰自己，让自己活得更快乐。

世事常难遂人愿，一切随缘

吕坤在《呻吟语》中这样写道："在遭遇困难的时候，内心却居于安乐；在地位贫贱的时候，内心却居于高贵；在受冤屈而不得伸的时候，内心却居于广大宽敞，就会无往而不泰然处之。把康庄大道视为山谷深渊，把强壮健康视为疾病缠身，把平安无事视为不测之祸，那么你在哪里都不会不安稳。"如果说较真儿是一种偏执的心态，那淡定从容则是人生的真正态度，一个人若是能做到淡定从容，不以物喜，不以己悲，不管遇到什么事情，他都能泰然处之：得意时，淡然坦荡；失意时，安之若素。

胡雪岩是一个遇事不惊的人，在任何时候，他都表现得淡定从容。

当上海阜康的挤兑风潮波及杭州的时候，本来，在杭州负责主事的螺蛳太太是一个很有主见的人，但是，遇到这样大的挤兑风潮，她也没了主意，不知所措。就在这时，胡雪岩回到了杭州，他来到钱庄的时候，正好遇到店里开饭，胡雪岩神态祥和，看起来一点儿也不担心、悲伤。竟然还兴致勃勃地去看伙计们的饭桌，看到伙计们的饭桌上只有几个平常的菜，胡雪岩留心起来，不一会儿，就嘱咐钱庄档手谢云清："天气冷了，该用火锅了。"另外，他还要求谢云清将用火锅的规矩改改，要按照外国人的办法，以气温的变化为标准，冬天什么时候吃火锅，夏天什么时候吃西瓜。

虽然，胡雪岩这样关心伙计的举动在平日里也常有，但是，眼看钱庄即将濒临破产，他依然有如此的淡定来关心琐事，足以见得其淡定从容的心态。其实，胡雪岩明白，在这个时候陷入惊慌之中，不仅于事无补，甚至，会更加坏事。对此，他告诉自己：不要惊慌，不要怨恨任何人，甚至，连自己都不能怨，只想自己该做什么，怎么做，这才是最关键的。

在危机来临的时候，胡雪岩比任何人都要懂得"不以物喜，不以己悲"的道理，时刻保持从容，不忧虑、不悲伤、不较真儿，该做什么就做什么，跟什么事情都没发生一样。另外，由于胡雪岩的从容在一定程度上可以缓解危机造成的影响。比如，在这个时候，店里的伙计早已经心急如焚，可胡雪岩还在有说有笑，跟往常一样，这对于稳定店里伙计的心起到很好的作用。这就是胡雪岩的过人之处，不仅仅自己淡定，保持从容，还要将那份从容感染给伙计，同心协力，共渡难关。

5年前，王太太还过着风光无限的生活，住洋房，开跑车，有英俊潇洒的丈夫，乖巧懂事的女儿，那时候，是她最幸福的时刻。可现在什么都变了，一切源于那次车祸，5年前，王太太一家人外出旅游，自驾，在细雨纷飞中，由于路面湿滑，酿成了严重的交通事故。在事故中，只有王太太一个人活了下来，当知道丈夫和女儿都已离世的时候，她竭尽全力朝着墙壁撞去，心里不断地问苍天："为什么不带我一起走？为什么？这究竟是为什么？"摸着头上的血，她笑了，对身边的护士说："上天不让我离去，肯定有理由，就让我代替他们活下去吧。"

康复后的王太太租了一间小屋，原来的积蓄在手术治疗中已经花光了。虽然，感到心中很累，但王太太还是坚强地活了下来。找工作、交房租、买菜、做饭，生活中的每一件事都做得一丝不苟，那么从容。昔日的好友走进了她的家门，惊讶道："以前你过惯了锦衣玉食的生活，可如今，你是怎么活下来的？你忍受得了吗？"王太太笑了笑，眼睛望着窗外，说道："人生的大悲大喜，我都经历过了，对于我来说，还有什么可怕的呢？还有什么不能忍受的呢？以后的我，就要这样从容地活下去，不悲不喜，品尝最平淡的生活。"

从昔日锦衣玉食的生活，突然沦落到困窘不堪的生活，这样的心理落差是很大的，一个普通人是难以忍受的。但有着淡定从容心态的王太太忍受下来了，而且通过这些事情领悟出许多人生的道理：人生虽然有大起大落，大悲大喜，但只要不与自己较真儿，凡事以宠辱不惊的心态面对，那自然就会品味到生活最甘甜的滋味。

1.不较真儿是一种良好的心态

虽然我们所处的环境和自己一生有着不可割裂的关系，但是，根源在于只要我们保持宠辱不惊、不较真儿的心态，才能坦然面对生活，才有可能在失意时不被击倒，在得意时不至于从巅峰坠落。对于生活中的任何事情，都要以一颗平常心对待，淡定从容，切莫大喜大悲。

2.淡定面对风云变幻的人生

有人说："一个淡定从容的人，他没有不满，没有怀疑，没有嫉妒，没有牢骚，没有抱怨，没有恐惧，不悲不喜。"很多时候，我们的压力与不快乐是因为自己拥有的东西太少，而奢望太多。得意时的轻狂，失意时的沮丧，常常令我们陷入了悲与喜的纠葛之中。人生在世，更要学会淡定，从容不迫，在沉迷时清醒，在贪求时淡泊，对任何事情，拿得起，放得下，宠辱不惊，闲看庭前花开花落。

心理调节小贴士

　　生活中总会有很多不尽如人意的地方，所谓"世事常难遂人愿"，在这时如果我们与自己较真儿，心里总也迈不过去的那个坎，心灵就会陷入各种各样的困惑中，难以拥有轻松畅快的心情。比如，到达成功的巅峰，便会满心欢喜；一旦失意了，就会在失落中彷徨，情绪很低落。其实，这些都是对自己的一种苛刻，换言之，是自己跟自己较真儿，才会让自己的心灵难以体会到轻松的快乐。

别偏执失去的，心境坦然

　　生活中，我们不要再为自己曾经失去的而较真儿，学会放手，说不定你能获得整个世界。既然我们降生在这个世界，又何必计较命运的不公？生活的失落呢？为什么要因为秋天草木的零落，而怨恨四季的美丽呢？君不见大地雪封冻结的冬天，那大树上微露着青色的绿芽吗？有时候，生活就像是一杯蔚蓝色的酒，酒杯里盛满的就是人生的酸甜苦辣，我们不应该沉醉自己，而是努力将自己的人生变得洒脱而充实。现实生活中，我们需要正确看待得失，应该相信，现在我们所拥有的，不管是顺境、逆境，都是对自己最好的安排。假如可以这样，我们才能在顺境中感恩，在逆境中依旧心存快乐。对于那些失去的东西，不要为此感到郁郁寡欢，人生总会失去什么，也会得到什么，得失是一种规律，别再纠结失去的，别较真儿，放手吧，这样我们就可以获得整个世界。

人们总是习惯于得到而害怕失去，虽然有得必有失的道理是人人皆知的，但每当自己失去了某些东西时，总要难受一阵子，甚至是痛苦叹息。月亮也会有圆缺，但依然皎洁，人生即使有缺憾，依然很美丽。曾国藩说："道微俗薄，举世方尚中庸之说。闻激烈之行，则訾其过中，或以罔济尼之，其果不济，则大快奸者之口。夫忠臣孝子，岂必一一求有济哉？势穷计迫，义无反顾，效死而已矣！其济，天也；不济，吾心无憾焉耳。"他把成功与失败都归结于天命，当然免不了唯心，但他对于自己所失去的，总以平常心对待，这就是一种坦坦荡荡的心态。很多时候，只要自己努力过，得到与失去都没什么重要，也没有什么怨恨不平。

战国时期，长城边上有个养马的老头，大家都叫他塞翁。有一天，他的一匹马丢了，面对邻居们的劝慰，塞翁笑着说："丢了一匹马损失不大，没准会带来什么福气呢。"果然，没过几天，丢失的马不仅自己返回家，还带回了一匹匈奴的骏马。

就在邻居们都为塞翁的马失而复得高兴的时候，塞翁却忧虑地说："白白得了一匹好马，不一定是什么福气，也许惹出什么麻烦来。"果然塞翁喜欢骑马的独生子发现带来的马神骏无比，骑马出游，高兴得有些过头，打马飞奔，一个趔趄，从马背上跌下来，摔断了腿。面对邻居们的再一次同情，塞翁说："没什么，腿摔断了却保住了性命，或许是福气呢。"邻居们觉得他又在胡言乱语，他们想不出，摔断了腿还会带来什么福气。不久，匈奴大举入侵，青年人被应征入伍，塞翁的儿子因为摔断了腿，不能去当兵。后来，他们得到消息，去打仗的青年全部牺牲了，塞翁的儿子因此躲过了一劫。

塞翁失马，焉知非福。有时候，你以为你失去了，实际上你却得到了最好的东西，人生就是这样。当你为失去而处处较真儿的时候，你所失去的不仅仅是一份美好的心情，还有可能影响整个事态的发展。相反，如果对于所失去的，你能完全地放下，那么你将获得一份轻松无比的心情。

1.为失去而较真儿，无疑自寻烦恼

我们总是生活在得失之间，当一个人处心积虑得到什么的时候，同时也无可奈何地失去了什么。因为鱼和熊掌是不可兼得的，我们所需要的就是这种"得不是喜，失不是忧"的情怀，如果我们能明白生命的可贵，那就会明白人生最美的是奋斗的过程，为失去而较真儿，只不过是自寻烦恼。

2.不为失去而烦恼，抓住眼前的一切

泰戈尔曾说："曾错过太阳，但我不哭泣，因为那样我将错过星星和月亮。失去了太阳，可以欣赏满天的繁星；失去了绿色，得到了丰硕的金秋；失去了青春岁月，我们走进了成熟的人生。"失去的不能再得到，过去的不能再回来，不如趁机会抓住眼前的一切，珍惜现在所拥有的，说不定我们能收获整个世界。

心理调节小贴士

为人处世，尤其是这样，假如太计较自己失去的，自己也就没办法认真地做以后的事情。那些患得患失的人总是将得失放在首位，人活一世，即便得到的东西再多，死的时候也带不进坟墓，这又何必呢？如果失去了，那就学会放手，不要偏执，不要纠结，这样我们才能收获轻松的心情。

你不是焦点，别人不可能只围着你转

生活中，有的人习惯与自己较真儿，不断地苛责自己，他们最常用的方式就是把自己当作焦点，注意自己的一言一行，好像有了一点点疏忽，自己就成了大罪人一样。其实，他们都忽略了，自己就好像在不断地讨好身边所有的人一样，如果看见别人异样的眼光，他就觉得内心恐惧，一种莫名的担心就来了：我是不是做得不够好？实际上，生活中，每个人有每个人的生活方式和言语行为，根本没人在意你今天说了什么，做了什么，千万不要一厢情愿地把自己当成了焦点。

小雨是店里新来的营业员，她是一个小心翼翼的女孩子，就连说一声："你好。"她都会微微点头，唯恐自己的言行让店长不太满意。其实，对于这样一个谦和有礼的女孩子，店长是很喜欢的。

小雨并不明白店长的心思，她每天都在担心自己的工作做得不够好，担心自己做错了事情。有一天，她在摆弄蛋糕的时候，不小心手抖了一下，小蛋糕摔在了地上，小雨害怕得眼泪流了下来，店长急忙安慰："没事，没事，一会让师傅重新做一个。"可小雨心里好像背上了一个沉重的包袱，总在担忧这件事：店长会不会因为这件事辞退我，我怎么这样笨呢，其他人总是做得那么好，可我……她越想越泄气，每天忧心忡忡，接连着工作出现了很多纰漏，店长疑惑了，这样一个女孩子到底为什么烦心呢？

在店长的再三开导下，小雨才道出了自己的心结，店长听了有些哑然失笑："这都是一些小事情，值得为这样的事情担心吗？工作中犯了一点儿小错，没有人会在意的，因为大家都在关注工作的事情，没有人会关注你，当初我当实习生的时候，犯下的错误更多，但我从来不担心，因为犯错了才能更好地改正错误，不是吗？"听了店长的话，小雨顿觉豁然开朗，自己并不是焦点，又何必在意别人是怎么看的呢？

因为太在意别人的目光，我们的言行都会小心翼翼，如履薄冰，这样整日忧心的日子有什么快乐可言呢？其实，将自己当成焦点，那不过是自己在与自己较真儿，实际上根本没人会在意自己的言行。

如果你觉得别人在观察你，注意你，在意你，那也是因为你太过偏执了，每天人们都有很多事情需要考虑，他们根本没有多余的时间和精力来观察你到底说了什么，做了什么，或者说哪些事情没做好。

小资是一名歌手，以前，她也有过抱怨的时候，每次上节目，她都会抱怨："自己太辛苦，实在受不了压力太大的生活，有时候很在意歌迷和媒体的看法和评论，我一年发行两张专辑，但是，自己又想把工作做得更好，这样的工作量简直令我崩溃。"以前的工作时间安排得很紧，如果白天上通告做宣传，晚上，还要去录音棚完成下一张专辑的录制，这样的生活超出了小资可以承受的范围，每天，她都感觉到很累，但是，心中的怨气却无处诉说。最后，在内心快要崩溃的时候，她选择了退出歌坛。

在接下来四年的休息时间里，小资做自己喜欢的事情，她说："以前大家都是看我怎么变化，现在我是用自己的眼睛来看大家的改变。虽然，现在，我年纪大了，似乎变得老了一些，但是，年龄并不是我能掩盖的东西，我也想永远年轻，但是，却懂得这就是时间给我的礼物。在我成长的过程中，我得到的最大一份礼物是不用费劲去证明，只需要做自己喜欢的东西，跟着自己的步伐，在以后的时间里，如果我能完全坚持自己的选择，那就是最好的生活。"或许，年龄对于小资来说，似乎变得大了一些，但是，正是这样一个年龄，是一个不需要讨好在意任何人眼光的时候。最近，小资复出了，在工作上，她已经与唱片公司达成了一致的意见，不需要拿任何事情炒作新闻，同时，不需要为了赢得名气而故意报唱片的数字，自己可以自由自在地唱歌，这是小资最喜欢的一种状态。

她这样告诉所有的媒体："我不在意任何人的眼光，我不是焦点，我只需要做自己喜欢的事情。"一个人若是固执地将自己当成了焦点，他就会以人们心目中的标准来要求自己，他们很担心自己不能让所有的人满意，害怕在做错一件事之后受到大家的责备。即便没有人会在意，但他们内心已经背负了沉重的包袱，因为太过较真儿，所以活得很累。

1.你只需要让自己满意

大多数人都有这样的经历：上学的时候，父母总是指着隔壁的孩子说："瞧瞧人家，成绩多优秀，你得向他看齐。"大学毕业了，父母长辈都说："还是当个老师，或者考考公务员，这才是铁饭碗，其他的都不是什么正经的工作。"工作的时候，上司总是告诉你这样不对，那样不对。我们生活的最初点，似乎都是在让所有的人都满意，而从来没有让自己满意过。事实上，我们要懂得这样一个道理：你不需要讨好所有的人，只有自己喜欢才是最重要的。

2.过自己喜欢的生活

生活中，什么是快乐？其实，快乐很简单，就是做自己喜欢的事情，如果我们太过在意别人的眼光，在这个过程中不自觉地将自己当成焦点，那只会让自己身心交瘁。因此，学会做自己喜欢的事情，享受自己生活的世界，没人会在意你做了什么。

心理调节小贴士

只要不是太大的事情，通常情况下人们是不会在意的，任何人都不会是大家的焦点，因为每个人的焦点就是他们自己。因此，不要苛责自己，如果在做事情过程中有了一点儿疏忽，不要自责，因为没人会在意。

第9章 克制欲望：
知足常乐，果断舍掉不当的念头

什么是欲望？人们之所以能来到这个世间，就是被"欲"牵引着来的，所以在这个世间，不可能没有欲望。当欲望的念头产生的时候，问自己：我需要多少？想要多少？当这样问自己的时候，可能很多念头就能舍掉了。如果不能时刻提醒和自省，很多不可克制的欲望就会产生。

名利浮华仅是水中捞月

人生之名利如猛兽，生不带来死不带去，看透说不透才是真正的智者。佛家说："打透生死关，生来也罢，死来也罢，参破名利场，得了也好，失了也好。"名利，说白了，不过是身外之物。一个人从呱呱坠地到成长的过程中，越是长大，他追逐名利的思想就越厉害。从古至今，人们无时无刻不在为名利而追逐，尔虞我诈，不惜血本，有的甚至以牺牲生命为代价，有的人为了一时既得的利益，竟然违背自己的良心，这种对名利的追逐其实就是一种人生的痛苦与悲哀。佛家说，假如真的能看透生与死，那也就看透了人们的生死虚妄。

于连出生在小城维立叶尔郊区的一个锯木厂家庭，从小身体瘦弱，在家中被看成是"不会挣钱"的废物，经常遭到父兄的打骂和奚落。卑贱的他常常受到社会的歧视，但是他聪明好学，不屈服于命运，在一位拿破仑时代老军医的影响下，崇拜拿破仑，幻想着通过"入军界、穿军装、走一条红"的道路来建功立业、飞黄腾达。

在于连14岁时，于连想借助革命建功立业的幻想破灭了。这时他不得不选择"黑"道路，幻想进入修道院，穿起教士黑袍，希望自己成为一名"年俸十万法郎的大主教"。18岁，于连到了市长家中担任家庭教师，而市长只将他看成是拿工钱的奴仆。在名利的诱惑下，他开始接触市长夫人，并成为了市长夫人的情人。

后来，与市长夫人的关系暴露之后，他进入了贝尚松神学院，投奔彼拉院长，当上了神学院的讲师。后因教会内部的派系斗争，彼拉院长被排挤出神学院，于连只得随彼拉来到巴黎，当上了极端保皇党领袖木尔侯爵的私人秘书。他因沉静、聪明和善于谄媚，得到了木尔侯爵的器重，以渊博的学识与优雅的气质，又得到了侯爵女儿玛蒂尔小姐的垂青，尽管不爱玛蒂尔，但他为了抓住这块实现野心的跳板，竟使用诡计占有了她。得知女儿已经怀孕后，侯爵不得不同意这门婚事。于连为此获得一个骑士称号、一份田产和一个骠骑兵中尉的军衔。于连通过虚伪的手段获得了暂时的成功。但是，他为了跻身上层社会用尽心机，不择手段，虽有一定的效果，然而最终功亏一篑，付出了生命的代价。

有人说，于连身上有着两面性的性格特征。于连最后在狱中也承认自己的身上实际有两个我：一个我是"追逐耀眼的东西"，另一个我则表现出"质朴的品质"。在追逐名利的过程中，真实的于连与虚伪的于连互相争斗，当然，他本人内心也是异常痛苦的。最终，因不断地追求名利，让自己心力交瘁。

正所谓"一语天然万古新，豪华落尽见真淳"。陶渊明"不为五斗米折腰"的气节，更是不断鼓励着后代人要以天下苍生为重，以节义贞操为重，不趋炎附势，保持善良纯朴的本性，不为世上任何名利浮华所改变。

1.克制自己对名利的欲望

人们对来自他人的奴役，都能够保持高度的警惕，而对来自自身欲望的奴役，往往很多人不能保持足够的警惕。因为对名利的追逐，使得我们的人生就好像一场战争。不断地追名逐利，结果自己一辈子都深陷名利的痛苦旋涡中。

2.不要渴求名利带来的优越感

在每个人的内心深处，他们对名利有着一定的渴求。很多时候，一旦自己对名利的渴求得不到回应，人们便会灰心丧气，觉得人生无望了。其实，这只是一种私心，每个人只是在计较自己不能获得名利带来的虚荣感而已。

3.不为名利折腰

古人云："志不行，顾禄位如锱铢；道不同，视富贵如土芥。"名利不过如敝屣，人应弃之。诸葛亮于《诫子书》中写："非淡泊无以明志，非宁静无以致远。"由此可见越是追名逐利者越发不能如愿以偿。把名利看淡些，不为名利而折腰，你会发现自己离目标会近些，淡泊名利的人往往会更容易实现梦想。

4.简单快乐就好

面对繁杂纷乱的现实社会，有谁能做到真正意义上的宁静淡泊呢？即便如此，在短暂的一生中，难道我们就应该为名利而穷尽一生吗？如果运气可以，我们最后会名利双收，但我们的生命已经接近尾声了，这样的人生有什么意义呢？所以，与其为无穷的名利斗争而痛苦，不如活得简单一点，这样生活才会给予我们更多的快乐。

心理调节小贴士

一个人，得名利时，如果十分欣喜，那就是一种生，也是一种死；一个人，当失去名利时，如果痛苦万分，同样也是一种生，也是一种死。追逐和争夺名利的人，他们永远会在名利的旋涡中痛苦着、挣扎着。

放下欲望，别过分看重金钱

在生活中，我们经常会看到这样一群人：抠门、小气，与人交往总是只进不出。人们称这样的人为"守财奴""铁公鸡"。什么是守财奴？顾名思义，也就是只知敛财不知布施的人。莎士比亚在喜剧《威尼斯商人》中塑造了一个吝啬鬼的形象——夏洛克。他是一个资产阶级高利贷者，为了达到赚更多钱的目的，在威尼斯法庭，他凶相毕露："我向他要求的这一磅肉，是我出了很大的代价买来的，它是属于我的，我一定要把它拿到手里。"与所有的守财奴一样，他的本性是贪婪。

在《儒林外史》中，严监生算是一个守财奴的经典形象了。听听严监生是如何向舅爷诉苦的："便是我也不好说。不瞒二位老舅，像我家还有几亩薄田，日逐夫妻四口在家度日，猪肉也舍不得买一斤，小儿子要吃时，在熟切店内买四个钱的哄他就是了。"

严监生临死之前，他把手从被单里拿出来，伸着两个指头。大侄子走上前来问道："二叔，你莫不是还有两个亲人不曾见面？"他就把头摇了摇。二侄子走上前来问道："二叔，莫不是还有两笔银子在哪里，不曾吩咐明白？"他两眼睁得滴溜圆，把头又狠狠地摇了几摇，越发指得紧了。

奶妈抱着哥子插口道："老爷想是因两位舅爷不在眼前，故此纪念。"他听了这话，把眼闭着摇头，那手只是指着不动。赵氏慌忙揩揩眼泪，走近上前道："爷，别人都说的不相干，只有我能知道你的意思，你是为那灯盏里点的是两根灯草不放心，唯恐费了油。我如今挑掉一根就是了。"说罢，忙走去挑掉一根灯草，众人在看严监生时，只见他一点一点把手垂下，登时就没气了。

这个经典的镜头成为了守财奴的标准画像，严监生就是一个为两根灯草而不肯咽气的土财主。人的一生是十分短暂的，钱财跟生命比起来简直是一文不值，哪怕你万贯家财也不能买下来一秒钟的生命。

从前，有一个十分吝啬的人，他从来没有想过要给别人东西，连别人叫他说"布施"这两个字，他都讲不出口，只会"布、布、布……"大半天过去了，他还是"布"不出来，好像自己一讲出这两个字就会有所损失似的。但是，唯一让他感到纳闷的是，比他还要穷的人都生活得快乐幸福，但他却不知道幸福的滋味？

佛陀知道了这件事，就想去教化这个吝啬的人，佛陀来到了他住的城镇，开始宣扬"布施"。佛陀告诉大家布施的功德：一个人这辈子会富有，比别人长得漂亮，所有一切美好的事物，都跟他上辈子的布施有关。那个吝啬的人听了佛陀的话，心里很有感触，但是，自己就是布施不出去，他为此而感到懊恼。于是，他跑去找佛陀，对佛陀说："世尊啊！我很想布施，但是，就是做不到，你能告诉该怎么办吗？"佛陀在地上抓了一把草，将草放在那个吝啬人的右手，然后要他张开自己的左手，告诉他说："你把右手想成是自己，把左手想成是别人，然后把这草交给别人。"可是，那个吝啬的人一想到要把这草给别人，他就呆住了，心里不舍得拿出去。他看了看自己的左手，赫然发现："原来左手也是我自己的手。"他心里豁然开朗，一下子就把草交出去了，他明白了自己只需要很简单就能把草交给别人。佛陀笑着说："现在你就把草交给别人吧。"那个吝啬的人将草真的交给了别人，在生活的不断练习中，他学会将自己的财物布施给别人，最后把自己的房子也布施给了别人，然而，他的身心获得了一种从来没有体验过的幸福与快乐。

一个人无法给予另一个人真正的发自肺腑的温暖，就不可能获得精神的美。虽然，我们拿出了一些金钱，但却给别人带来精神上的快乐，这何尝不是一件美事呢？金钱，生不带来，死不带去，当花则花，你对别人付出了，别人才会对你付出。人活一生，这就是一个过程，可如果到了守财奴、吝啬鬼的份上，那人生便毫无意义了。

1.不计较在金钱上对别人的帮助

有时候，身边朋友或同事在金钱上有了困难，我们应该鼎力相助，因为在帮助别人的同时，我们也将收获一份精神上的快乐。在交际中，不要总想着别人出钱，而自己则一毛不拔，这样只会让自己的人际圈子越来越狭窄。

2.看淡金钱

俗话说："钱乃身外之物，生不带来，死不带去。"在生活中，能够体会到幸福与快乐的是我们的内心，而不是金钱所带来的优越的物质生活。对金钱，我们要看淡，这样我们才不会被金钱所驱使，学会成为金钱的主人，而不是金钱的奴隶。

心理调节小贴士

在现实生活中，守财奴是被鄙夷的，一个人要是太过吝啬就会受到人们的嘲弄和讽刺，太为金钱的流失而痛苦，这样的人只能一辈子抱着金钱生活。假如一个人既吝啬又小气，那可以肯定，他注定只能成为"孤家寡人"。

得之我幸，失之亦所幸

比尔·盖茨说："社会是不公平的，我们要试着接受它。"在这个世界没有绝对的公平，假如真的绝对公平了，反而会是另外一种不公平。一个人自呱呱坠地出生起，就有很多的不公平，有可能是出身背景不同、家庭关系不同、受教育程度不同，这些对我们而言都是一种不公平。面对这样的情况，如果我们处处较真儿，抱怨上天对我们的不公平，那只会让自己陷入一个痛苦的怪圈。更有甚者，最让我们感到心理不平衡的，是从前跟我们在一个水平线上的人，今天突然之间变得不一样了，一起工作的他却升职加薪了，一起做生意的他却发财了。别人做事情总是处处顺利，而自己则是处处碰壁。

在这个世界上，从来都是一分耕耘，一分收获，有所失才会有所获得，只有有了对生活、对工作的付出，才有可能得到期望的回报。在生活中，有的人比较幸运，他可以利用身边可利用的一切资源，很快地过上了令人羡慕的生活，而像自己这样一无所有的人，需要认清生活中存在的不公平，把自己的劣势变成自己努力奋斗的动力，发挥自己的长处，寻找机会，坚持自己想干的事情，这样才可以扭转我们所认为的不公平的命运。

有这样两个渔人，一起出去捕鱼。

他们来到河边，两人捕了很多的鱼。在分鱼的时候，俩人发生了争执，都说自己分少了，对方分多了。没有办法，他们决定在河边挖一个水坑，暂时把鱼放在里面，回家去拿秤并准备重新分配。可是等他们回来的时候，水坑里的鱼却早已经从里面跳出来，游进了河里。他们感到十分懊恼，互相埋怨对方。

在这时，他们听见了野鸭的叫声，决定去捕野鸭。正当他们接近野鸭准备射击的时候，其中一个人说："先别忙，咱们先说好野鸭怎么分配，免得又让野鸭跑了。"于是，两人为分配的事情又争吵了起来，他们争吵的声音惊动了野鸭，野鸭马上就飞走了，可两人仍在那里争吵不休。

在生活中，我们经常也会遇到这样的事情，本来彼此之间合作得很好。但双方都在盘算如何公平分配，结果，已经到手的利益成为了竹篮打水一场空，谁也没拿到好处。经常会有这样一些人，当事情还没办成的时候，就为了计较自己利益的得失而产生争吵，而争吵的结果就是所办的事情不了了之。其实，在许多小事情上，绝不能拘泥绝对的公平，因为绝对的公平是不存在的。重要的是，我们要善于从长远利益出发，所谓小不忍则乱大谋，切忌处处较真儿，斤斤计较。

1.改变不了现实，就改变自己

虽然，社会提倡伸张正义、主持公道。而那些政治家们在每一篇竞选演讲中也会慷慨陈词："让每一个人都得享公平与正义。"但是，日复一日、年复一年，一个世纪过去了，我们也无法真正地消除世界上那些不公平的现象。实际上，从人类有史以来，这些现象就从来没有消失过，贫困、战争、瘟疫、犯罪、卖淫、吸毒和谋杀等各种社会弊病一代代延续着，某些地区愈演愈烈。我们应该明白，这些不公平现象的存在是必然的，当我们无法改变这一切的时候，我们可以努力改变自己，不让自己陷入一种惰性，并用自己的智慧去努力争取。

2.别抱怨不公平

在生活与工作中，经常可以听到有人这样发泄："这简直太不公平了！"当我们感到某件事不公平的时候，必然会把自己同另外一个人或另外一群人进行比较，我们会想：他比我得到的多，这就很不公平。如果你越是这样钻牛角尖，那你就越是觉得自己受到最不公平的待遇。

3.只求心灵的平衡

凡事只要我们无悔地付出，至于结果怎么样，不要太在意，我们只求自己心灵的平衡。付出过，努力过，拼搏过，那就无怨无悔。对于生活中的许多事情，不要太去计较不公平的待遇，只求得内心的平衡就可以了，这样我们才无愧于心。

4.得之我幸，失之坦然

一个人活着，他就注定了有机遇、有坎坷、有欢乐、有痛苦，即便我们付出了所有的精力和心血，都不会换来公平的钻牛角尖。在生活中，有的东西既然别人得到了，我们就不要再去争，这样只会徒劳无益；假如自己得到了，那就好好珍惜，别人也不会轻易就能剥夺你的所有。

心理调节小贴士

　　每天我们为了生存，不得不努力地挣扎着，以争取属于自己的那片天地。但在很多时候，我们努力了，却没有得到期望的结果。这时不要钻牛角尖，不要哭泣，也不要怨天尤人，我们需要平静地面对这个世界，因为在这个世界没有绝对的公平，我们只求心灵的平衡。

简单生活是人生的极致追求

古人曰："大道至简。"意思是，越是真理的就越是简单的。在我们的一生中，总会有许多的追求，许多的憧憬，甚至我们会面临许多的诱惑。或追求真理，或追求刻骨铭心的爱情，或追求理想的生活，或追求金钱，或追求名誉地位，等等，但太多的欲求是否会让我们的生命难以承受之重呢？生命之舟若是太过繁重，生命就不再是一个蓬勃向上和快乐进取的过程，而会成为一个痛苦无奈的延续，而一个在痛苦中挣扎的生命，无论拥有的东西再多，也都暗淡无光。就像古人所说"大道至简"，其实，真正快乐的生活应该也是简单的，或者说，最简单的生活才是快乐的。

在宏村，有一位德高望重的老人，同时，他是一位医术精湛的老中医。他行医的宗旨是悬壶济世，解人疾苦。对于那些贫困的病人，他不仅免费医治，而且还给予精神安慰和金钱上的帮助。他在家乡行医了半个多世纪，积蓄颇为丰厚，于是他就在家乡开办了一座敬老院，留那些晚年生活无依无靠的老人，这个敬老院完全是慈善性质的。

虽然，老人花了大笔的钱来办敬老院，但他自己的生活却坚持一切从简的原则。在宏村行走，他长年穿戴的都是旧而干净的布衣布帽布鞋，这些衣物的历史都在30年以上，宏村的人们很少见到他添置新的衣帽，平时家里人置办新的衣服给他，他也不穿，而是将这些崭新的衣服送给那些缺穿的人。在饮食上，他更是主张粗茶淡饭，以素食为主。生活如此之简单，但老人却生活得异常快乐，他闲来没事时就会去敬老院陪那些老头老太太唠家常、叙往事。在老人70岁的时候，他在敬老院的前后种植了大片的竹子，等到他101岁逝世时，竹子已经是郁郁葱葱，蔚然成林了。

后来，宏村的人为了纪念这位老人，专门在竹林前立碑，除了记述老人的生平事迹以外，还为这片竹林题下了"慈竹林"这三个大字。

简单的生活，首先应该有简单的心态。老中医舍得花大笔的钱来办敬老院，做慈善事业，但并不意味着他在自己的生活中也是大手大脚，甚为讲究，相反，他自己的生活却是一切从简，一点儿也不烦琐。恰恰是因为这样的简单的心态，因而他更容易获得快乐，从而也获得了长寿。

美籍华裔数学家陈省身教授曾这样说道："把奥妙变成常识，复杂变为简单，数学是一种奇妙有力、不可或缺的科学工具，人生也是一样，越是单纯的人，就越容易成功。简单既是思想，也是目的。人生是一种乐趣，一种创造。人生快乐，快乐人生，生活的动力就是不断寻找和发现乐趣。生命是否有意义，包括事业、家庭生活、健康长寿等等，都和快乐有关。一个人一生中的时间是常数，应该集中精力做一些好事。"

1.克制自己的欲望

追究简单极致的生活，需要适当克制自己的欲望，这些欲求当然是指物质生活和人际交往这方面。而对于精神的追求，反而应该更多。因为一个在物质和世俗关系方面追求很少的人，才可能有更多的时间去追求精神世界的丰富多彩。当然，欲望是难以克制，欲望本身也是有利有弊的。有"度"的欲望是人生命的内在动力，是人们奋斗和追求事业成功的推动剂；但是，一旦超过了限度，人的欲望就好像一匹脱缰的野兽，最终会将一个人拖入无底的深渊。

2.追求简单生活

一个追求简单生活的人，他会心无旁骛，将那些引起自己烦恼的事物丢掉，不让它干扰自己的身心和脚步。简单使人快乐，简单生活是快乐的绝世法宝。当交错复杂的生活变得简单，你会发现快乐也是比较容易获得的生活，因为我们心中已经无欲无求，在这样的心境下，自然就容易变得快乐。

心理调节小贴士

当然，简单生活并不是贫乏或贫穷，而是繁华之后的一种追求，是一种去繁就简的境界。越简单越快乐，这确实是简单的真理，因为简单，我们的心很容易知足，哪怕是生活中一个细小的惊喜，我们也会变得快乐不已，这时快乐已经不再那么奢侈，而是很容易就能获得。

知足乐观，呼吸幸福的氧气

幸福在哪里？哲人说："幸福不需要寻找，它就像一棵草，散布在葱绿的田野，到处都有。"或许，有人对此表示怀疑：真的是这样吗？我怎么没有感觉到呢？那些没能幸运地感受到幸福的人，在他们心中充满了怨气，怨气的浓雾模糊了他们对幸福的感觉。幸福其实就在每个人的身边，时时刻刻环绕着自己，时时刻刻惠顾着自己，怎么会感觉不到呢？每天，我们能从母亲手中接过饭碗，吃上香甜可口的饭菜，内心感激有一个疼爱自己的母亲；坐在桌边读着朋友的来信，内心感激有一个难得的知心朋友；坐在洒满阳光的办公室，内心感激拥有一份自己喜欢的工作。

刚认识他的时候，小娜是一个刚刚毕业的大学生，他却是一个落魄的穷书生，虽然，"大学老师"听起来很光鲜亮丽，但对于年轻的他来说，却是什么都没有，只有一间十几平方米的小屋。因为爱情，小娜还是选择了跟他在一起，朋友表示难以理解："他什么都没有，你跟他在一起会幸福吗？"小娜脸上洋溢着幸福和快乐，说道："但是，他陪在我身边，我很珍惜跟他在一起的日子。"

结婚后，他转行做生意，虽然满脸书生气，但在复杂的商海里，他却如鱼得水，应付自如，很快就成为了一个成功的商人。小娜还是那张幸福的笑脸，在家里照顾孩子和他，举手投足间都散发着爱的气息。无论他晚上回来有多晚，小娜总是将热腾腾的饭菜端上来，她明白在外应酬大多数时候都是喝酒，她担心他的胃。有时候，总有一些闲言碎语，说着公司那个美丽的女秘书，可小娜却笑着回应："应该感激有这样能干的秘书帮助他，我在家里也省心了。"这话被传到了公司，渐渐地，女秘书竟成为了小娜的闺中密友。一转眼，小娜结婚也有10年了，有人问她幸福的秘诀是什么，小娜只是微微一笑，说道："幸福就是怀着一颗感恩的心。"

在西方流传着这样一句谚语："所谓幸福，是有一颗感恩的心，一个健康的身体，一份称心的工作，一位深爱你的爱人，一帮可信赖的朋友。"在这里，感恩是幸福之首，获得幸福的首要条件是拥有一颗感恩的心，知感恩，你才会获得真正的幸福。

在办公室，经常听到阿兰这样的声音："办公室工作，清闲倒是清闲，可没有什么油水，不像你们做业务的，一笔单子就相当于我干一年……""什么？你的年终奖有1万啊？凭什么你们公司这么大方啊？我跟你的工作差不多，可我的年终奖才不到3000元，还是你们公司好，真大方……""你老公真有本事，都自己开公司了，唉，哪像我那位，只能是打工仔的命咯……"在同事们看来，阿兰太喜欢比较了，远到以前的同学，近到现在的同事，她都要比一比，常常是絮絮叨叨地抱怨："比我强？凭什么？"

在公司，同事们都避开她，中午大家在食堂吃饭，只要是阿兰在场，同事们都会主动谈起自己的倒霉事："哎呀，我昨天又丢了一张大单子，损失不小哇……"大家都觉得，若是谈论一些倒霉的事情，这样会相对降低阿兰的心理敏感度。时间长了，阿兰也知道了同事们的用心，有时候，她也这样问自己："我只不过才工作一年，而且这份工作又稳定，衣食无忧，还有什么不满意的呢？"同事也经常安慰："你看你，这么年轻就做办公室工作，多有福气……"逐渐地，阿兰懂得感恩，开始珍惜自己眼前的幸福与快乐，那些比较、抱怨的声音越来越少了。

许多人都有这样一个特点：过分地去比较，而忽视了自身的价值。在日常生活中，他们所关注的是，谁又升职了，谁又买房子，谁又换车了，再想想自己的生活，却是一成不变，心里失去了平衡，抱怨就开始了。事实上，没有升职，没有房子，没有车子，我们依然可以幸福，幸福并不是建立在比较之上，而是珍惜眼前。所以，请珍惜眼前的幸福，用感恩的心驱走心底的怨气。

1.学会欣赏生活

人们常常身处幸福之中，却感受不到幸福，因为缺少了那份感恩之情。学会欣赏生活中一切美好的事物，对身边每一个关爱自己的人心存感激，慢慢地，你会发现自己的需求变得越来越简单，心态也越来越平和，你能够从那看似平淡的生活中捕捉到幸福快乐的因子。所以，一个知感恩的人才是心态端正、心理健康、心智成熟的人。

2.珍惜眼前幸福

一位作家这样写道："家庭也好，单位也好，部门也好，都是由一个活生生的人组成的，要实现整体的和谐，需要每一个成员的共同努力，最主要的是大家都应保持健康的心态，应常怀一颗感恩之心。"这些都是我们眼前那稍纵即逝的幸福，如果不懂得感恩，心中必会充满抱怨：菜太咸了！朋友能出去旅行，而自己呢？每天辛苦工作，工资却少得可怜。怨气占据了一个人的心里，幸福就会擦肩而过，所以，请珍惜眼前的幸福，用感恩驱走内心抱怨的雾气。

心理调节小贴士

有的人不懂得珍惜眼前的幸福，总觉得别人都是欠自己的，总认为别人对自己不够好，总觉得自己的生活不够完美，在抱怨声声中，他们亲手抛弃了幸福。托尔斯泰说："我并不具有我所爱的一切，只是我所有的一切都是我所爱的。"当一个人内心充满了感恩，那么，他对生活就会充满了爱。而爱自己的生活，就一定会感受到幸福。

第10章　驱除猜疑：
豁达处事，建立自我安全感

猜疑是一种心理现象，是由于缺乏"自我安全感"引起的。猜疑是对某种表面，或是从某一假想出发，没有把握地进行判断和推理，神经过敏，每件事都捕风捉影，对身边的人失去信心，从而损害正常的人际关系，影响个人的身心健康。

天下本无事，庸人自扰之

每个人都需要保持合理的戒慎恐惧之心，因为这是一种本能意识，也是一种生存的需求。但是如果这种心理过度就会变成焦虑，就会开始疑神疑鬼。生活如果都能遵循中庸之道，拿捏得宜，事先充分做好准备，否则就会状况百出，甚至影响自己的生活和生命安全！

有个古老的故事，一个汉子和别人打赌，夜里到坟墓堆里一游，能平安归来。于是对方就在白天摆了个信物在一个坟上，要他夜里取回，证明他确实去过那里。

这汉子半夜前往坟墓堆，两腿发软，全身打着哆嗦，好不容易摸着了那个信物，拿起信物正想拔腿跑回去时，忽然觉得有个东西抓住了他的衬衫下摆。汉子大惊失色，用力挣脱不得。

第二天，有人发现他一晚没归，于是到坟堆里去找，竟然见他两眼圆睁，满脸恐惧地死在那里。那人仔细一看，汉子的衬衫下摆，牢牢地勾在一根枯木上。人们对死亡总是怀着一种畏惧的心理，尤其是在夜里的时候，因为视力受到了影响，其他感官就会变得敏感，心理作用就会起主导作用。于是这个汉子就想到了他看不到的鬼，最后被自己的恐惧心理吓死！

这是一种夸张的疑神疑鬼的表现，你也许不会相信它的真实性。但事实上，这就是典型的猜疑心理。猜疑好像一条无形的绳索，会捆绑我们的思路，使我们远离朋友。

在一家银行里，柜员们都十分忙碌地为客户服务。忽然，一声大喝："不要动！马上给我趴在地上！"柜员们都大吃一惊，有些人见到柜台前站着个彪形大汉，有些人连看都不敢看，全都马上趴在地上。过了一会儿，大家听到柜台外面有人说："咦？怎么才一会儿人全都不见啦！"这时，有几个男性柜员抬起头来。只见那彪形大汉和几位顾客，一脸莫名其妙地朝柜台里瞭望。大家站起来仔细一瞧，原来彪形大汉的脚旁，一条狗正乖乖地趴着。

我们是不是有时候也跟那些可笑的柜员们一样被自己的疑虑所吓倒呢？

还有一个小故事：一个人想挂一张画。他有钉子，但没有锤子。邻居有锤子。于是他决定到邻居那儿去借锤子。

就在这时候他起了疑心：要是邻居不愿意把锤子借我，那怎么办？昨天他对我只是漫不经心地打招呼，也许他匆匆忙忙，也许这种匆忙是他装出来的，其实他内心对我是非常不满的。什么事不满呢？我又没有做对不起他的事，是他自己在多心罢了。要是有人向我借工具，我立刻就借给他。而他为什么会不借呢？怎么能拒绝帮别人这么点儿忙呢？而他还自以为我依赖他，仅仅因为他有一个锤子！我受够了。

于是他迅速跑过去，按响门铃。邻居开门了，还没来得及说声"早安"，这个人就冲着他喊道："留着你的锤子给自己用吧，你这个恶棍！"

这个人显然陷入了自己设定的思维模式里，并且把假设句变成了肯定句，于是就闹出了笑话！大多数时候我们不会这么莫名其妙，因为我们有理智的控制，我们会分析问题，当然这种分析的方式必须是正确的。如果一旦发现，自己的思绪背离了正常的轨道，总是对任何事物都抱着怀疑的态度，那么你就要警惕了，好好地反省一下你是不是已经开始变得疑神疑鬼，甚至神经质了呢！

猜疑心理到底是如何引起的呢？

1.心理不健康

喜欢猜疑的人经常会曲解理解别人善意的、正常的言行，比如对方明明是在夸奖他，但在他听来却是挖苦、讽刺；当别人批评他，他又会怀疑这是故意在攻击自己；当别人不理他，他又怀疑别人是在孤立自己。因为怀着狭隘的心理，所以完全无法接受别人对他的客观评价。

2.思想方法主观色彩浓

有猜疑心理的人通常会戴着有色眼镜去观察别人，用别人的举动来验证而不是修正自己的看法，所以他们常常歪曲事实，对别人产生怀疑。事实上，他们所有的思想及方法都是主观的，并非客观得出的结论。

3.缺乏自信

因为自卑，所以总是以他人的评价来作为衡量自己言行的是非标准，他们几乎看不到自己的优点，所以一旦别人说长道短，他就会犯疑心病。而当对方的态度不是很明朗的时候，他们往往朝着不利于自己的方面去猜疑，无疑是自寻烦恼。

4.听信流言，不调查就产生疑虑

不管怎么样，猜疑是人际关系的大敌，它会破坏朋友间的友谊，疏远同学或同事间的关系，凭空无端地挑起同学、同事和朋友间的矛盾纠纷，也很影响自己的情绪。当他们听到一些流言蜚语，不调查不分析，他们就会产生疑虑，结果往往让自己陷入猜疑的泥潭。

心理调节小贴士

假如猜疑心过重，就会因一些可能完全没有或不会发生的事而忧愁烦恼、郁郁寡欢。而且，猜疑者经常有很重的嫉妒心，内心比较狭隘，所以无法好好与朋友进行交流，其结果就是没办法交到朋友，从而变得孤寂落寞。

疑心病不是你该有的

疑心病就是我们在交往过程中，总觉得其他什么事情都与自己有关，并对他人的言行妄加猜疑，以证实自己的想法。疑心病是一种不健康的心理，具有疑心病的人，总是虚构一些因果关系去解释别人为什么会有这样的言谈举止，比如，有的人在看到附近的两个同事小声交谈，就认为是在议论自己。疑心病根源于心理学上的暗示，暗示可以分为积极暗示和消极暗示：积极暗示可以增强自信心，使人精神更加振奋；相反，消极的暗示可以使人忧心多虑，严重者会疑神疑鬼。而疑心病则源于后者，似"无病疑病"，所以，这是一种不健康的心理，会影响到我们的工作、生活。

三国时期，曹操是出了名的疑心病者，并自称"梦中好杀人"。一日，曹操正在帐中睡觉，被子掉在了地上，一个侍卫过来帮曹操把被子盖好。曹操当即跳起来，拔剑杀了侍卫，又上床继续睡觉。醒来之后，曹操故意惊问："是谁杀了侍卫？"左右侍卫据实相报，曹操痛哭，命令厚葬侍卫。从此，大家都相信了曹操会在梦中杀人。杨修却明白其中的真意，他在埋葬侍卫时叹息道："丞相不在梦中，你才是在梦中呢！"其实，所谓"梦中好杀人"是曹操担心别人会趁着自己睡觉时来加害自己，这主要根源于其疑心病，在这之前，曹操还曾经因为胡乱猜疑而误杀了对他忠心的人。

曹操刺杀董卓败露之后，与陈宫一起逃至吕伯奢家，吕伯奢是曹操父亲的结义兄弟。吕伯奢看到曹操远道而来，想杀一头猪来款待他。可是，曹操听到庄后有磨刀声，便怀疑有人要加害自己，听到了一声"缚而杀之"，更令他对自己的猜想深信不疑。于是，他不问青红皂白，立即拔剑进屋，不管男女，全都拿剑刺去，一连杀死了八个人。一直杀到了厨房里，发现被捆着的是等待挨刀的大肥猪，他才意识到自己错杀了无辜的人。但是，由于疑心病而引发的行为并没有停止，曹操与陈宫急忙逃出去，正好路遇了买酒回来的吕伯奢，曹操当时并没有半点反悔之意，为了达到防止被人追杀的目的，竟对自己父亲的结义兄弟举起了利剑。因为曹操的疑心病，酿成了吕伯奢一家惨遭灭门的大祸。

疑心病者，整天疑心重重、无中生有，认为每个人都是不可信、不可交。比如，看见几个人背着自己讲话，就怀疑他们是讲自己的坏话；老板有时候对自己态度冷淡了一点，就觉得老板对自己有了不好的看法，或者怀疑有同事在老板面前说了自己的坏话；父母对自己稍有批评，就无端地怀疑父母是否不爱自己了，甚至延伸出"我难道不是爸妈亲生的"这样荒诞的想法。由猜疑心理导致的心理问题，会慢慢损害自己的身心健康。那么，如何消除内心的猜疑心理呢？

1.培养自信心

我们应该看到自己的优点与长处，逐渐培养起自信心，相信自己会处理好与他人的关系，会给他人留下良好的印象。相信自己的言行在同学面前是没有挑剔的，相信自己在老师面前是一位懂事乖巧的好学生，从而打破自己虚构的因果关系。当我们充满信心地投入到学习中去时，就不会担心自己的行为，也不会随便怀疑对方是否会挑剔、为难自己了。

2..以理智战胜疑心病

当发现自己开始怀疑别人的时候，应该及时找出自己产生疑心病的原因，在没有形成客观的思维之前，瓦解怀疑心理。比如，怀疑同桌偷了自己的钢笔，我们可以冷静地想一想，会不会是自己做完作业忘了带回家，或者在放学路上丢了。那么，这样一来，那些胡乱的猜疑就会被逐渐瓦解。其实，现实生活中的许多猜疑是可笑的，对此，冷静地思考一番是很有必要的。

3.学会自我安慰

有时候，我们在学校遭到了同学的非议与流言，或者与同学发生了误会，这都是很正常的，没有必要去斤斤计较，你计较越多，疑心病就越重，给自己带来的烦恼就越多。要学会安慰自己没有必要为别人的闲言碎语所纠缠，不要在意对方的议论，这样就会使自己从疑心病的烦恼中解脱出来，同时，有效地提高了自己的心商。

4.主动沟通，消除怀疑心理

事实上，怀疑是误会的升级版，当彼此之间的误会没有得到及时的解除，就会发展为猜疑；当猜疑不能及时消除，就会导致疑心病的加重。因此，我们应该主动、及时地与"怀疑"对象开诚布公地沟通，弄清事情的真相，消除误会，消除疑心病。如果是误会，通过沟通可以消除；如果是意见有了分歧，适当的沟通对双方也有好处；如果猜疑是真实的，双方经过心平气和的讨论，也可以有效地解决问题。

心理调节小贴士

对于想要身心健康的我们来说，疑心病不是该有的，它会威胁到我们的心理健康。因此，当自己有了疑心病的征兆之后，就要努力去克制住这一不健康心理的滋长，把它扼杀在萌芽中，并有效提升心商。

别让自己的猜疑扼杀了爱情

在爱情的世界里，我们都有过感动、有过信任，但在某些时候，这样的信任远远不及自己的猜疑。到底是什么扼杀了爱情？其实，真正的凶手就是因为自己抓得太紧了，没有足够的呼吸空间，爱情因窒息而死。当爱情逝去了，有人才开始追悔"自己为什么会傻到去猜疑一个如此爱自己的人，甚至做出那么多愚蠢的行为"，纵然幡然醒悟，但终究亲手扼杀了一段美丽的爱情。一直以为，只要有爱，没有什么不可以的，但是，现在想来，爱情和人一样，也需要空间，也需要氧气，这样才能获得最起码的生存。

他和她认识在浪漫的大学时代，然后在一大帮朋友的撮合下陷入了热恋。他很爱她，这是众人皆知的秘密；她也很爱他，这一点，没有人怀疑。朋友都说她就像是他的影子，总是跟在他身边，形影不离。有人说，距离产生美。但他们俩却异口同声地反驳：有了距离，美也就没有了。

她不喜欢他抽烟，特别是在公共场合，那他就不抽，只要她高兴；她还不喜欢他上网打游戏，说那样会玩物丧志，他也可以不打，因为他认为她说得很对。她不让他做的事情，他从来不坚持，因为他觉得她也是为了自己好，他应该尊重她。渐渐地，他已经习惯了她这样左右自己的生活，而她也觉得只有这样，才能充分说明自己在他心目中的位置。

大学毕业后，他们开始工作了，他的工作时间并不是法定的八个小时，而是变得更长。刚开始，她只是埋怨他没有时间陪她，但是后来，这种埋怨逐渐升级为猜疑。有一次，他加班回家已经深夜一点了，他一进门就看到她坐在床上，他问她为什么还没有睡，她阴阳怪气地说想等他回家闻闻身上有没有香水味，他只当她开玩笑，脱衣服去洗澡，可洗完之后却发现她正在床上翻自己的口袋。那天晚上，两个人都无法入睡。

后来，她每天都会打数十个电话查岗，他终于在有一天忍无可忍，生气了："我在单位，你可以放心了吧？"这样的行为愈演愈烈，每天都会有歇斯底里地争吵，他们的爱情一点点地被扼杀了。

在夫妻关系中，有的人会有猜疑心理，他们总觉得什么事情都与自己有关，并对他人的言行猜疑，以证实自己的想法。在婚姻关系中，他们总会虚构一些因果关系解释对方为什么会有这样的举止言谈，比如看到对方与公司异性同事走得近，他就觉得他们之间好像有点儿什么。其实，人们的猜疑心理是源于消极暗示，这样的暗示使人忧心多虑，严重者还会疑神疑鬼。有的人整天疑心重重、无中生有，认为对方是绝对不可以信任的。

如果说是猜疑心理的人在扼杀自己的婚姻，那这话一点儿也不夸张。即便是对方身上出现了一点点芝麻绿豆点的事情，他也逮住不放，于是，不断地争吵，直到吵累了，他还是执着地追问："这件事情到底是什么样的？"结果搞得对方不胜其烦，最终只能无奈地回应一句："你以为是怎么样就是怎么样。"如果两个人就此不解释，那估计真的有可能导致婚姻破裂。在事后，如果他发现原来扼杀婚姻的元凶是自己，那他不知道会是什么样的心情。

小丽美丽端庄，在一家公司工作，由于表现优异被老板器重和追求，可是，就在收到老板主动送过来摆放在自己办公桌上的玫瑰花，并写着："可以做我的女朋友吗？"后，小丽不假思索地将玫瑰花送还给老板，并说："我们做朋友可以，但很抱歉我不能做你的女朋友，因为我已经有了非常爱我的老公了。"当小丽把这样的事情告诉了老公之后，老公高兴之余还有一丝不悦。之后，他就像变了一个人，病态地苦苦缠着小丽，要求她准时下班，甚至要求开会时要现场手机拍照发回给他，身边是男的还是女的，并开始怀疑小丽的升职也是和老板有着暧昧的关系。

后来，老公不惜辞去了工作，专门在家盯着小丽。为此，小丽非常苦恼，没有一刻的自由，背负这巨大的精神压力，无奈三次提出和老公离婚。可是，老公一次次哀求，保证下次再也不这样猜忌了，可每次都一样，还不惜以自杀来挽回小丽的同情。小丽整天痛苦着，自己也不知道该怎么办？

老公对小丽的爱，当然是不容置疑的，他刻骨地爱着小丽，小丽也深爱着老公。但是，面对这样猜疑的爱，小丽只有选择离开。即便是小丽一再要求分开，深爱着小丽的老公居然以自杀来引起小丽的注意。如果老公懂得自爱，懂得爱人，就不会因为陷入病态的猜疑中不知反省了。

刚开始恋爱的时候，也许爱需要感性一点儿，即便是缠绵一点儿也很正常，但不可能整段爱情都是如此。爱情只是生活的一部分，除了谈恋爱，还需要生活、工作，不可能二十四小时都放在对方身上。在爱情里，每个人都需要保留一点儿自我的东西，不要过于依附对方。爱情就像吃饭一样，只要八分饱就可以了，爱一个人不要爱到十分，爱得太过会让人有窒息的感觉，也会成为一种爱的束缚。那么，剩下了的两分就留出来，成为两个人自由呼吸的空间。在爱情里，舍弃捆绑的爱情，学会为对方留出一点儿空间，让爱自由呼吸！

心理调节小贴士

有猜疑心理的人会尤其注意留心外界和别人对自己的态度，别人脱口而出的一句话很可能都要琢磨半天，努力发现其中的潜台词。实际上，猜疑心理，就是人为地为爱的沟通制造了障碍。

别捕风捉影，做出错误判断

对任何事情做出客观的判断的前提一定是事实清楚，有理有据，而不是捕风捉影。有时候，我们在现实生活中，常常见到有些疑心病较重的人，事先不调查，不了解，只是凭一些道听途说，或者只凭自己的主观猜测，就做出判断或发表自己的意见，结果造成你说话没有可信度，还有可能给话题中涉及的某人带来一些意外的伤害。

人生在世，免不了遭受他人的议论，只要时刻注意自己的行为，相信别人不会跟自己过不去。对那些似是而非的流言，不要偏听偏信，要理智分析，静观事情的变化，请勿感情用事。不无端地猜疑别人，理智、冷静地对待别人的猜疑，这应该是我们保持的正常心态。

林黛玉刚刚进荣国府的时候，作者描述她就有一句评语："心较比干多一窍。"后来，林黛玉看到史湘云挂了金麒麟，宝玉最近也得到了一个金麒麟，林黛玉便开始生气："便恐就此生隙，同史湘云也做出那些风流佳事来。"于是，林黛玉便去偷听，结果却听到了宝玉厌烦史湘云劝他留心仕途经济的话，宝玉说："林妹妹不说这样的混账话，若说这话，我也和他生分了。"黛玉听到这样的话，心中想："不觉又惊又喜，又悲又叹。所喜者，果然眼力不错，素日认他是个知己。所惊者，他在人前一片私心称扬于我，其亲热厚密，竟不避嫌疑。所叹者，你既为我之知己，自然我亦可为你之知己，既你我为知己，则何必有金玉之论哉；既有金玉之说，亦该你我有之，则又何必来一宝钗哉！所悲者，父母早逝，虽有刻骨铭心之言，无人为我主张。况近日每觉神思恍惚，病已渐成，医者更云气弱血亏，恐致劳怯之症，你我虽为知己，但恐自不能久持；你纵为我知己，奈我薄命何！"

有一次看戏，大家都看出那个演小旦的有点儿像林黛玉，只是都不肯说，史湘云却是快人快语，一下子就说了出来，林黛玉感觉到自己受辱了，马上就生气了。怕黛玉生气，宝玉使眼色给史湘云，本来宝玉是一片好意，黛玉却是更加生气。

后来，黛玉说起宝琴来，想到自己没有姊妹，不免心中怨气，又哭了，宝玉忙劝道："你又自寻烦恼了，你瞧瞧，今年比去年越发瘦了，你还不保养，每天好好的，你必是自寻烦恼，哭一会儿，才算完了这一天的事。"黛玉拭泪道："近来我只觉得心酸，眼泪却好像比旧年少了些的，心里只管酸痛，眼泪却不多。"宝玉说道："这是你平时哭惯了心里疑的，岂有眼泪会少的！"

避免捕风捉影，不仅仅是行为，说话也一定要有理有据，不能光靠自己的耳朵听到了，就以为是真的，心里承认还不要紧，还要摆出来说，那就显得很没有分寸。很多时候，你只凭自己的主管臆断就开始捕风捉影地说开了，这样只会使别人深信不疑。当事情的真相出来了，结果跟你说的差之毫厘，谬以千里，到时候你就会为自己的错误判断付出代价，你的可信度严重降低，还会间接地损害你的形象。所以在说话之前，特别是关于自己还不是很清楚的事情，千万不要捕风捉影，妄加揣测，一定要讲究事实依据才能说话。在没有任何科学根据就开始大发言论，只会让自己陷入窘境。

那么，在人际交往中，我们应该如何消除猜疑心理呢？

1.突破错误思维的束缚

有猜疑心理的人总是从某一假想目标开始，最后又回到假想目标。只有突破错误思维的束缚，走出先入为主的死胡同，才能促使猜疑心理在得不到自我证实和不能自圆其说的情况下凭空消失。

2.敞开心扉

我们要学会敞开心扉，增加心灵的透明度。猜疑往往是心灵封闭人为设置的心理屏障，只有敞开心扉，将心灵深处的猜测和疑虑告诉别人，增加心灵的透明度，才能求得彼此之间的了解沟通，增加互相信任，消除隔膜，以得到最大限度的谅解。

3.无视别人的流言蜚语

猜疑的心理往往是在那些喜欢道听途所的人煽动下，才会越烧越旺，致使人失去理智、酿成恶果。所以，当听到流言时，千万要保持冷静，谨防自己因听到流言蜚语而受骗上当。

4.理智分析

当我们开始猜疑某个人的时候，最好的办法是先综合分析一下对方平时的为人、经历以及与自己多年的言行表现，这样有助于把错误的猜疑心理扼杀在萌芽状态，从而收获平静的心灵。

心理调节小贴士

疑心病者特别留心他人对自己的态度，有可能是对方简单的一句话，而他都要琢磨半天，努力去发掘其中的"潜台词"。这样时间长了，我们便不能轻松与他人交往，背上了沉重的心理包袱，影响到自己的人际关系。而且，还有可能由怀疑别人发展到怀疑自己，最终变得自卑、消极、怯弱。

诚信来源于信任他人

诚信，有时候源于信任他人。有人或许会说，诚信是彰显在个人身上的，怎么会和他人有关系呢？事实上，真正的诚信不仅仅会将"诚信"这两个字付诸实践，更重要的是，他懂得如何将诚信给予他人。一个真正讲诚信的人，他不会随便怀疑别人，因为怀疑了别人，其实就是不相信自己。在日常生活中，许多人自诩是一个有诚信的人，但是，他却对身边的家人、朋友胡乱猜疑，最后，失去了他人对自己的信任，而且，也成为一个不讲诚信的人。

胡雪岩在杭州曾开办了一家胡庆馀堂药店，在店中负责进货的助理叫阿二，这位阿二是一位机灵聪明的小伙子，深得胡雪岩的喜爱。

有一天，阿二到东北采购药材，回来后，药号的经理，也就是阿大，看见他带回来的人参质量很差，但价格却很高，忍不住埋怨："你真是不会办事。"没想到，阿二却以边境有战事之故据理力争，两人争吵了起来，后来，胡雪岩知道了这件事，他询问详情后，留两位在家里吃饭，特别向阿二敬酒，感谢他万里奔波，在困难时期仍采购到大量的紧缺药品，饭后，胡雪岩留住了阿大，对他说："古人云，将在外，军令有所不受，商事如同战事，应当用人不疑，以后凡采购的价格、数量和质量，都由阿二负责，我们就叫阿二为'进货阿大'。"这话被阿二听到了，心中十分高兴，另外，还有对胡雪岩的感激，感激他对自己莫大的信任。

后来，阿二和阿大各司其职，将胡庆馀堂的生意打理得红红火火。

胡雪岩的诚信不仅仅体现在做生意上，还体现在用人上，他对阿二给予了莫大的信任，其言语中流露出诚信的影子。因为他明白，如果自己随便怀疑他人，那么只能得出个这样的"自己不值得信任"的结果。要想他人知诚信，不妨将信任大方给予对方，这样一来，在双方相互信任的基础之上，对方就真的变成了一个重诚信的人。

从前，有个人丢了一把斧子。他怀疑是邻居家的孩子偷的，就暗暗地注意那个孩子。他看那个孩子走路的姿势，像是偷了斧子的样子；他观察那个孩子的神色，也像是偷了斧子的样子；他听那个孩子说话的语气，更像是偷了斧子的样子。总之，在他的眼睛里，那个孩子的一举一动都像是偷斧子的。

过了几天，他在刨土坑的时候，找到了那把斧子。原来是他自己遗忘在土坑里了。从此以后，他再看邻居家那个孩子，一举一动丝毫也不像偷过斧子的样子了。

诚信的表现之一就是信任他人，哪怕是一个素昧平生的陌生人。人生本是一场旅行，在途中，我们可以抛弃金钱、荣誉、美貌，但是，诚信却是需要用生命去捍卫的。哲人说："我把所有世俗的东西都抛开，只求一颗不受纷扰的心灵。"诚信是令人欣赏的，被人信任是幸福的，做一个诚信的人，我们就要学会信任别人，让别人感受那份心灵的幸福。

1.将信任给予他人

在这一点上，许多领导却做得相当好，在很多时候，他都将信任给予他人，同时，他在身边的人身上也看到了诚信的影子。对于身边的人，明智的领导一直秉承"放手使用、用而不疑"的重要准则。在平日里，除了那些关系生意前途的重大决策外，在一些具体的生意事情上，他总是无比信任地让手下人干，从不胡乱猜疑，随意干预。

2.信任是相互的

在日常生活中，对任何人都要尊重，以诚信相待，你给予了对方信任，对方也会还你一份难得的诚信。即使是面对一个初次相见的陌生人，信任也可以在彼此之间建立诚信。不过，人与人之间的关系都是相互的，你心中若起了猜疑之心，对方对你也就没有"诚信"二字了。

心理调节小贴士

很多时候，一个人的诚信来源于对他人的信任，这份信任并不是凭空而来，它是源于内心的那份坦诚，那份与诚信与生俱来的信任。如此的诚信，令身边的人感动，心中更愿意为其效力，帮自己将工作做得有声有色。

信任是打开心扉的钥匙

信任是什么？简单地说，就是相信对方而敢于托付，它是打开心扉的金钥匙，是沟通心灵的桥梁。信任，能消除人与人之间的隔阂，缩短彼此的距离，信任本身是一种坚强有力的表现，也是对自己内心世界的肯定。在生活中，获得别人的信任，是一种幸福；信任别人，同样也是一种幸福。假如生活在互相信任的世界中，彼此真诚相待，那么，一定能打动他人。在日常生活中，对任何人都要尊重，真诚相待，你给予对方以信任，对方也会还你一份难得的信任，而且，你所表现出来的人格魅力将成功地打动对方。有时候，即使我们所遇见的是一个初次见面的陌生人，信任也会在彼此之间建立起来，当然，人与人之间的关系是相互的，如果你心中起了猜疑之心，失去了对他人的信任，那么，对方也会对你失去之前的信任。

早上，小店的老板打开了小卖部的窗口，刚把公用电话摆在柜台上，就有一位女士过来了。她打了一个长途电话，不一会儿，女士放下了话筒，老板看了看计时器，说道："三元钱。"那位女士从精美的皮包里抽出了一张百元大钞递过去，老板翻了翻抽屉，无奈地说道："没零钱找您，您什么时候有零钱了再送来吧。"女士满脸惊讶，问道："你认识我吗？"老板看了看那位女士，微笑着说："我不认识您，可我信任您。"

女士没说什么，转身离去了，十几分钟之后，这位女士又出现在小卖部里。她递过来三元钱，说道："为了换开这一百元钱，我特意去了一趟百米之外的农贸市场，又特意走回来送这三元钱电话费。"老板接过了电话费，说："不送也没关系。"女士说："我是出差到这座小城的，早上顺便打个长途，我要是没给电话费就走了，你也没法找到我。可我一定要回来，一个人被人信任不容易，我要珍惜。"说完，女士离开了。

对一个素昧平生的陌生人，店老板心中没有猜疑，而是百分之百的信任。一句"我信任你"打动了那位女士，为了对得起店老板对自己的信任，这位女士"特意去了一趟百米之外的农贸市场，又特意回来送那三元钱的电话费"，足以可见，信任早已经成为了他们心灵之间的桥梁。哲人说："我把所有世俗的东西都抛开，只求一颗不受纷扰的心灵。"信任是令人欣赏的，被人信任是幸福的，我们就要学会信任别人，让别人感受那份心灵的幸福。

在一艘货轮上，一个黑人小孩不慎掉进了波涛滚滚的大西洋，孩子大呼"救命"，可是，风大浪急，船上的人谁也没听见，小孩眼睁睁地看着货轮越来越远。求生的本能使孩子在冰冷的水里挣扎，他用尽全身力气挥舞着双臂，希望船上的人能来救他。可是，船越来越远，船身越来越小，到最后，什么都看不见了。孩子力气也快用完了，他实在游不动了，想放弃了。这时，他想到了老船长那张慈祥的脸，他相信船长一定会来救自己的，于是，孩子又鼓起了勇气朝前游去。

船长发现那黑人孩子失踪了，当他断定孩子掉进海里之后，下令返航，这时，有人劝道："这么长时间了，就是没有被淹死，也让鲨鱼给吃了……"船长犹豫了，但还是决定回去找，这时，又有人说："为了一个黑奴孩子，值得吗？"船长大喝一声："住嘴！"终于，就在那个孩子快要沉下去的最后一刻，船长赶到了，救起了孩子。

孩子苏醒之后，跪在地上感谢船长的救命之恩，船长扶起孩子问："孩子，你怎么能坚持这么长的时间？"孩子回答说："我相信您会来救我的，一定会的！"船长不解："你怎么相信我一定会来救你的？"孩子肯定地回答："因为我相信您就是那样的人！"

我们生活在这样一个圈子里：有我们的家人，有我们的朋友，还有许多的陌生人。不知道从什么时候开始，我们变了，不再信任陌生人，不再信任我们的朋友，甚至，对于自己的家人，也会产生不信任感。于是，我们去怀疑，去猜忌身边的人。在怀疑、猜忌的过程中，所有的人对我们关闭了心灵的大门，我们逐渐变得孤立起来。

心理调节小贴士

怎么才能打动他人，让他人重新敞开心扉呢？当然是信任，信任他人是一件美好的事情，它会让人们的关系变得和谐起来，当你在付出信任的同时，也会收获一份信任与支持。少了一份猜忌，多一份真诚，便会慢慢地拉近人们心灵的距离。

第11章　告别嫉妒：
不过度比较，你会变得更好

法国科学家拉罗会弗科曾说："嫉妒是万恶之源，怀有嫉妒心的人不会有丝毫同情。"嫉妒是心灵的地狱，喜欢嫉妒的人总是拿别人的优点来折磨自己，有可能是嫉妒他人的年轻，有可能是嫉妒他人的长相，有可能是嫉妒他人的才学……正如一句谚语所说"好嫉妒的人会因为邻居的身体发福而越发憔悴"。

自信即自尊，无须嫉妒

古人曰："人有才能，未必损我之才能；人有声名，未必压我之声名；人有富贵，未必防我之富贵；人不胜我，固可以相安；人或胜我，并非夺我所有，操心毁誉，必得自己所欲而后已，于汝安乎？"嫉妒，它是毒害纯洁感情的毒药，是吞噬善良心灵的猛兽，是丑化面容的黑斑，其气来源于你心中的狭隘与不自信。其实，嫉妒是无能的表现，因为自己不能达到对方的高度，不能获得与对方齐名的荣誉，只好用嫉妒心理来维护自己的自尊。培根曾说："在人类的一切情感中，嫉妒之情恐怕是最顽强，最持久的了。"

在《三国演义里》，有众人皆知的"诸葛亮三气周瑜的故事"：

赤壁之战结束后，孙刘两家均欲取荆襄之地，如此一来，才能全据长江之险，与曹操抗衡。刘备屯兵在油江口，周瑜知道刘备有夺取荆州的意思，便亲自赶赴油江与刘备谈判。谈判之前，刘备心中忧虑，孔明宽慰说："尽着周瑜去厮杀，早晚教主公在南郡城中高坐。"后来，周瑜在攻打南郡时付出了惨重的代价，不仅吃了败仗，而且，自己还身中毒箭，不过，周瑜还是将曹仁击败。可是，当周瑜来到南郡城下，却发现城池已经被孔明夺取，周瑜心中十分生气："不杀诸葛村夫，怎息我心中怨气！"

周瑜一直想夺回荆州，先后与刘备谈判均无结果，这时，刘备夫人去世。周瑜便鼓动孙权用美人计将刘备诱往东吴而谋杀之，继而夺取荆州。没想到此计又被诸葛亮识破，将计就计让刘备与吴侯之妹成了亲。到了年终，刘备以孔明之计偕夫人几经周折离开东吴，周瑜亲自带兵追赶，却被关云长、黄忠、魏延等将追得无路可走。顿时，蜀军齐声大喊："周郎妙计安天下，赔了夫人又折兵！"这次，周瑜气得人差点儿昏厥过去。

过了一段时间，周瑜被任命为南郡太守，为了夺取荆州，周瑜设下了"假途灭虢"之计，名为替刘备收川，其实是夺荆州，不想再次被孔明识破。周瑜上岸后不久，就有大路人马杀过来，言道"活捉周瑜"，周瑜气得箭疮再次迸裂，昏沉将死，临死前还长叹："既生瑜，何生亮！"

莎士比亚说："您要留心嫉妒啊，那是一个绿眼的妖魔！"周瑜本聪明过人，才智超群，但却心胸狭隘，对于比自己技高一筹的诸葛亮耿耿于怀，心生嫉妒，最终落得个气绝身亡，含恨而死。嫉妒是一种心理病态，宛如毒药，周瑜被嫉妒的心态所缠绕，最后，无疑自饮毒酒。他因嫉妒而死，我们不难发现，嫉妒之源来自两方面，一是心胸狭窄、狭隘，二是对自己不够自信。试想，如果周瑜能够心胸宽广，对自己充满自信，他也不会英年早逝。

另外，我们可以清晰地发现，嫉妒心理是具有等级性的，也就是说，只有处于同一竞争领域的两个竞争者才会有嫉妒心理和嫉妒行为。通常情况下，人们只会嫉妒与自己处于同一竞争领域的比自己表现优秀的人，而不会嫉妒与自己不在一个领域中的人。周瑜嫉妒诸葛亮，也是因为诸葛亮与自己是处在同一个领域，而且，诸葛亮的能力比自己强，而他不会去嫉妒与自己不处于同一领域的，比如曹操、孙权。

1.不自私，不嫉妒

巴尔扎克说："嫉妒潜藏在心底，如毒蛇潜伏在穴中。"嫉妒的人一定是自私的，而自私的人肯定是有着嫉妒心理的，原来嫉妒和自私就犹如孪生兄弟，彼此不可分割。如果一个人的内心不自私，不存在狭隘的心理，那么，他是不会对他人充满嫉妒之心的。因为嫉妒，他不希望别人比自己优秀；因为自私，他总是想取代别人的优秀。喜欢嫉妒的人从来不说一句好话，因为他们狭隘的心理容不下别人的长处，他以说别人的坏话来寻求一种心理上的满足。在生活中，喜欢嫉妒的人是没有朋友的，因为他把所有比自己强的人都视为敌人，另一方面，他又瞧不起那些比自己弱的人。

2.正确认识自己

对此，我们应该正确认识自己，看到自己的优点，尽早从病态的自尊心和自卑感中解脱出来，正视自己与他人之间存在的差距，与其嫉妒别人，不如学习对方的长处，这样，思想解脱了，心灵才会从嫉妒的罗网中解脱出来。所以，学会正视自己，扬长避短，努力冲破嫉妒的罗网，重新走向豁达广阔的天地。

心理调节小贴士

在众多心理状态中，嫉妒是一种心理病态，基于内心的狭隘和不自信，人们很容易产生嫉妒的心理，总觉得自己处处不如别人，埋怨上天的不公平。虽然，"嫉妒之心，人皆有之"，但是，如果这种心理的疾病不及时根除，那嫉妒就会越来越紧地束缚我们的内心，使我们的心灵透不过气来。

失败之后，请正视自己的嫉妒

周国平在《论嫉妒》一文中这样写道："嫉妒是对别人的快乐所感觉到的一种强烈而阴郁的不快。在人类心理中，也许没有比嫉妒更奇怪的感情了。一方面，它极其普遍，几乎是人所共有的一种本能。另一方面，它又似乎极不光彩，人人都要把它当作一桩不可告人的罪行掩藏起来。结果，它便转入潜意识之中，犹如一团暗火灼烫着嫉妒者的心，这种酷烈的折磨真可以使他发疯、犯罪乃至杀人。"这似乎道出了嫉妒心的特点，实际上，在我们每个人身上，或多或少都会存在一些嫉妒心理，要想避免嫉妒心理，我们应该学会正视它，只有正视自己的嫉妒心，我们才能挖掘出自己的"失败点"。

有一个人，他十分嫉妒自己的邻居。邻居越是生活得快乐，他就越是感觉不到快乐；邻居生活得越好，他就越痛苦。每天，他都盼望着邻居倒霉，希望邻居家着火，或者是希望邻居得了什么不治之症，或者希望雨天打雷能劈死邻居家一两个人，或者希望邻居的儿子夭折……不过，令自己痛苦的是，每天看到邻居的时候，发现邻居总是活得好好的，而且还面带微笑与自己打招呼，对此，这个人的心里更加痛苦不堪，恨不得给邻居的院子里扔一颗炸弹，把邻居炸死，但是，心中又害怕自己会偿命。就这样，他每天折磨自己，心中无比痛苦，身体也日渐消瘦，在他心中就像堵了一块大石头，吃不下，睡不着。

有一天，他决定给邻居制造点晦气，这天晚上，他在花圈店买了一个花圈，然后偷偷地给邻居家送去。当他走到邻居家门口的时候，却意外地听到里面有人在哭，这时，邻居正好从屋里走了出来，看到他送过来一个花圈，忙说道："这么快就过来了，谢谢！谢谢！"原来，邻居的父亲刚刚过世，这人感到十分无趣，"嗯"了一声就走了出来。

由于内心的嫉妒，他将自己置于一种心灵的地狱之中，折磨自己，但是，最后，他却一无所得，只有让自己的内心痛苦不堪。嫉妒既害人又害己，对他人来说，嫉妒者本身的流言、恶语、陷害、造谣等，往往会给他人造成巨大的伤害；对自己来说，嫉妒伤身又伤心，嫉妒者把时光用在阻碍和憎恨别人身上，而不是潜心于自己的心灵修炼。所以，嫉妒不仅折磨嫉妒者本人，也危害那些被嫉妒的人，如果你心中常怀嫉妒之心，需要正视它，不断地反省自己，改善自己的品行。

1.好嫉妒的人无法容忍别人

好嫉妒的人，他们不能容忍别人的快乐与优秀，在嫉妒心理的刺激下，他们会用各种方式去破坏别人的快乐与幸福，有的人用会流言蜚语来恶意中伤他人，有的人采用打小报告来排挤对方。好嫉妒的人，他们的心理既自卑又阴暗，几乎享受不到阳光的美好，也体会不到生活的乐趣。

2.嫉妒是人性的弱点之一

嫉妒是人性的弱点之一，它是一种比较复杂的心理，包括了焦虑、恐惧、悲哀、猜疑、羞耻、怨恨、报复等负面情绪。他们嫉妒的对象可以是天生迷人的身材、美丽的容貌以及他人身上显露出来的聪明才智，另外，一些社会评价的各种因素，诸如金钱、地位、荣誉等等也会成为他们嫉妒的对象。

心理调节小贴士

嫉妒心理是人的一种普遍心理，每个人都会无可避免地产生嫉妒心理，当然，嫉妒心理的出现也并不是不可避免的，我们可以将嫉妒心理所带来的危险系数降到最低，而在之前我们所需要做的第一件事就是"正视自己的嫉妒心"。

与其花时间嫉妒，不如努力拼搏

不知道从什么时候开始，人们嘴里开始念叨着"羡慕、嫉妒、恨"，这样一种情绪竟然成为了一句流行语。人们因为不满情绪的与日俱增而强烈到难以自拔：羡慕是一种向往、崇拜，同时，它是嫉妒的萌芽，一个人对他人充满了嫉妒，其中肯定夹杂着羡慕的情绪；羡慕是嫉妒华丽的转身，当羡慕不能改变自己的现状，他人依然有着自己不能超越的能力，那样羡慕就会转变为嫉妒；恨，则是嫉妒的极限，它是由嫉妒心而延伸的，总见不得别人的好，心底就会对某人产生憎恨的情绪。

小王和小李是大学同学，大学毕业后，他们进入了同一家公司。或许，在别人看来，这是多么奇妙的缘分，可对于小王来说，却是有苦说不出。原来，两人虽然是大学同学，却也是大学时代的竞争对手。在班里，小王是班长，小李是副班长，学习成绩彼此不相上下，如果小王在歌唱大赛中得奖了，那么，小李肯定会在诗歌朗诵中取得优异的成绩。在各方面，小李似乎都略胜一筹，这让小王感到大学生涯是多么的痛苦。另外，一方面，小王克制不了自己对小李的嫉妒心，每次只要听到小李有了什么成绩，小王心中就有一种深深的恨意。

上班第一天，小李友好地向小王打招呼，没想到，小王只是冷冷地看了他一眼。小王在心里暗暗下决心：这一次，我一定要超过你！可是，在第二天，小王就遭受了打击，小李被任命为经理助理，职位一下子就高了很多，小王忍不住说了句风凉话："没想到，你还是跟大学一样，手段了得。"小李忍住心中的不快，笑着说："你说话总是这样犀利，其实，你也可以的，不妨把对我的恨意化作动力吧！"小王呆住了，自己以前那么嫉妒、那么仇恨，可是怎么都没有改变，小李还是那么优秀。如果早将那种羡慕、嫉妒、恨化作努力、奋斗、拼搏，自己或许早就脱离苦海了。

培根说："人可以容忍一个陌生人的发迹，但绝不能忍受一个身边人的上升。"虽然，距离产生美，但是，近距离的接触却只会产生嫉妒。一个人一旦心生嫉妒，他就变得"卑劣"了，他会静静地待着，等着你出现错误，甚至，开始处心积虑地为你制造出一些麻烦。事实上，有着强烈嫉妒心的人与"小人"没有实质的差异。一般的嫉妒，只会停留在心理层面上的"恨"，对他人并不会造成多大的伤害；强烈的嫉妒心，会促使他采用一切卑劣的手段来增加自己的高度。

嫉妒源自于羡慕，不过，彼此也有细微的差异：羡慕，是指看到别人有某种长处、好处或有利条件，希望自己也能获得同样的东西；嫉妒，是指看到别人拥有这些东西，产生情绪抵触，顿时心生恨意。"羡慕、嫉妒、恨"刻画了嫉妒的成长轨迹，羡慕只是嫉妒的表层，恨才是嫉妒的核心。

1.嫉妒的憎恨是一种病态

歌德更是一句话道出了"嫉妒"与"恨"的关系，他这样说："憎恨是积极的不快，嫉妒是消极的不快，所以，嫉妒很容易转化为憎恨，就不足为奇了。"其实，嫉妒心是人的一种本能，谁没有嫉妒过别人呢？只是，每个人嫉妒心的程度不同，微弱的嫉妒可以激发人的进取心和竞争意识，这根本不算什么坏事；但是，如果一个人的嫉妒心过于强烈，整日里为别人的幸福痛苦着，为别人的痛苦幸福着，时间长了，人就会陷入一种病态心理。

2.将嫉妒转化为拼搏

嫉妒源于不如人，对一个人来说，若是被人嫉妒，这是一种精神上的优越和快感；嫉妒别人，只会透露自己的懊恼、羞愧，打击自信心。所谓"学到知羞处，才知艺不精"，当你嫉妒一个人的时候，是否意识到自己的短处呢？古人说："临渊羡鱼，不如退而结网。"不要对他人产生"羡慕、嫉妒、恨"这样的情绪，而是化嫉妒为力量，自觉地将"恨"转化为"拼"，自强不息，让自己真正地进步！

心理调节小贴士

嫉妒又能怎么样呢？那些我们不能改变的东西依然改变不了，无论是羡慕、嫉妒，还是恨，都只是我们自己的情绪表达，所伤害的其实就是自己，对他人增添不了多少烦恼。与其"嫉妒"，不如"努力奋斗"，化嫉妒为动力，如此这样，我们才能将嫉妒之心消灭。

不要比较，学会满足和努力

吕坤说："气忌盛，新忌满，才忌露。"嫉妒是一条毒蛇，它专门啃噬人的心，我们常常会说"羡慕"，却很少提及嫉妒，似乎总想掩藏内心的秘密。其实，嫉妒和羡慕本是同根生，在某方面别人有你所没有，别人能你所不能，羡慕和嫉妒就产生了。有人说，羡慕是嫉妒的华丽转身，羡慕中多了一丝向往，嫉妒中多了一丝怨恨。在日常生活中，我们常常会听到嫉妒的心声："你看，隔壁的王先生多潇洒，楼下的阿松自己买了小车，对面的小张刚刚炫耀说又订了一套别墅，看看我们自己，还住在筒子楼，要钱没钱，要车没车，工作也不好……"俗话说："人比人，气死人。"虽然，人与人之间的比较是一种常见的心理活动，但是，如果我们时刻用消极的心态去攀比，贪恋虚荣，不仅会在比较中迷失自己，心中也燃起了嫉妒的熊熊大火，早晚有一天，会因嫉妒而把自己气死。

在东南亚一带，流传着这样一个故事：

有一个人遇到了上帝，上帝对他说："从现在起，我可以满足你任何一天愿望，但前提是你的邻居会同时得到双份的回报。"那人高兴不已，但是，他仔细一想：如果我要得到一份田产，邻居就会得到两份田产，如果我要得到一箱金子，邻居就会得到两箱金子，更要命的如果我得到一个绝色美女，那个看来一辈子打光棍的家伙就会同时得到两个绝色美女了。他想来想去，不知道提出什么要求才好，他实在不甘心让邻居占了便宜。最后，他一咬牙：唉！你挖掉我一只眼睛吧！

泰戈尔说："孤独的花儿，不要嫉妒繁密的刺儿。"这个故事所反映的是东方式的嫉妒，如果人们在嫉妒的心理中循环，那么，生活中所有美好的东西都将变成嫉妒的殉葬品。由于狭隘、自私而产生的嫉妒是消极的，在比较心理下，嫉妒心会成为我们前进的绊脚石，使自己陷入痛苦的深渊，而难以自拔。其实，人生就是一道加减法，有得必有失，幸福和快乐是不可比较的，因为它没有止境，也没有具体的标准。如果你总是纠结于比较，那么，你永远都是吃亏的那一个，因为他们在比较时常常忽略了自己的幸福，我们应该懂得这样一个道理：比上不足，比下有余。

早上，王雯穿着新买的裙子上班，心里别提多美了，心想：这身打扮应该会把办公室那群人给比下去，不知道多少人会称赞自己有品位呢。她一边想着，一边乐，忍不住对着公司大门的镜子整理头发。来到办公室，王雯还没有来得及炫耀自己的新裙子，就看到一大群女人围着李倩，大家嘴里发出阵阵赞叹声。王雯心中顿感不快，挤着围过去一看，原来，李倩今天也穿了新裙子，不过，无论是款式还是质量，都在自己所穿的裙子之上。王雯看了一眼，满脸不屑，气冲冲地走了，身后传来同事的议论："她总是这副样子，爱比较，比了又生气，真是，搞不懂这个人……""可不是嘛，要我说啊，就是嫉妒心在作怪，每次都这样子，都已经习惯了"。

听了同事的议论声，王雯怒火腾地上升了，她回过头，大声责问道："你们说谁呢？"同事纷纷走开了，只留下脸红脖子粗的王雯。生气的王雯进了卫生间，对着镜子重新审视自己的裙子，越看越生气，一气之下，王雯拉着裙子的下摆猛地一扯，本来只是发泄心中的怨恨，没想到，新买的裙子居然被扯出了一条长长的口子。看着镜子中的自己，王雯气得哭了起来。

对于一些私心较重、心理欲望较高的人来说，他们时常会因为攀比把自己气得够呛，到最后，他们也不知道事情到底错在哪里。心胸狭窄的人，总喜欢以己之长比人之短，喜欢计较个人名利得失，越比较越是痛苦，感觉自己真的"吃了亏"或"运气不好"，甚至，开始抱怨自己是"生不逢时"。看到自己的朋友当了官、发了财，自己的心理就很不平衡，总想着之前他还不如自己呢，但是，他们却不去思考对方取得成功的原因。

1.弱者的思路是嫉妒，强者的出路是竞争

智者说："弱者的思路是嫉妒，强者的出路是竞争。"当自己在与别人作比较的时候，为什么不试着改变自己的心态呢？以乐观积极的心态，化嫉妒为动力，鼓励自己不断进取，这样，我们的实力才会越来越接近对方，嫉妒之心也会消失不见。而那些热衷于比较贪慕虚荣的人，早晚会把自己气死。在这个世界，没有绝对优秀的人，在我们身上总是有着这样或那样的缺点，在与他人进行比较的过程中，生出诸多嫉妒，在这时候，只有控制自己的情绪，如果任意妄为，越想越生气，心情就会自然郁结起来。

2.不比较，自然没有嫉妒

在生活中，人们常常为钱而奔波，没有一个人会觉得自己赚的钱多，他们内心那种攀比心理、虚荣心理逐渐将自己逼近一个无底的深渊。许多人有一份稳定的工作，拿着固定收入，但却与那些做生意发财的人相比，这样一比较，除了一丝羡慕全是嫉妒，心想：凭什么他们能赚那么多钱。他们因此而常常抱怨生活，总是看这里不顺眼，看那里不顺眼，甚至，将这样一种嫉妒、怨恨的心态推己及人，给身边的人带来极大的危害性。

心理调节小贴士

对此，有人却一语道破玄机："人活着就不能把金钱、荣誉、地位看得太重，其实，拥有10万元和拥有100万元的人没什么两样，都是一日三餐，无非他们是吃海鲜，我们吃虾皮；他们开奥迪，我们开奥拓。前面有坐轿、骑马的，后面有推车的，我们就是那中间骑驴的，比上不足，比下有余，所以，知足常乐吧，哪来这么多嫉妒。"

别人的风景并不一定适合自己

周国平说："伟大的成功者不易嫉妒，因为他远远超出一般人，找不到足以同他竞争、值得他嫉妒的对手。一个看破了一切成功之限度的人是不会夸耀自己的成功，也不会嫉妒他人的成功的。"嫉妒，是我们为了竞争一定的利益，对相应的幸运者或潜在的幸运者怀有的一种冷漠、贬低、排斥，甚至是敌视的心理状态。换句话说，嫉妒是由于他人胜过了自己而引起的消极情绪体验，当看到同事比自己有能力时，心里就会酸溜溜的，很不是滋味，不自觉就会对其产生憎恶、羡慕、愤怒、怨恨、猜疑，等等，一系列复杂情感。然而，别人拥有的不一定适合自己，不如随他去吧。

从前，有一位贫穷的农夫，他有一位非常富有的邻居，邻居有很大一个院子，有一栋非常漂亮的房子，还有一辆漂亮的马车。对此，农夫对邻居十分嫉妒，心想：他一个人住那么大的房子，可我呢？一家五口人拥挤在一个小草房里，上天真是太不公平了。每次遇到这位邻居，贫穷的农夫都会冷漠地走开，似乎以这样一种姿态来满足自己的自尊心。到了晚上，农夫就开始痛苦了，他翻来覆去就是睡不着，总想着自己能住上邻居那样的大房子，或者，他向上天祈祷，让那位富有的邻居变得像自己一样贫穷吧，不然，自己会出于嫉妒被气死的。

后来，村子里来了一位智者，据说，他能给那些痛苦的人指引道路，从而让他们过上快乐的日子。农夫觉得自己也应该去看看，来到那里，发现人们已经排了很长的队伍，而排在自己前面的不是别人，就是那位邻居。农夫感到很奇怪："这样一位富有的人也会感到痛苦吗？"过了半天，邻居进去了，农夫还在外面等着，可是，直到太阳下山，邻居还没有出来，农夫的嫉妒又开始了："上天真是不公平，怎么智者就跟他说了这么多。"终于，邻居出来了，那位富人的脸上显露了从未有过的笑容。

农夫心中一动，急忙走了进去，智者说："你为何而痛苦啊？"农夫回答说："我总是看我那位邻居不顺眼。"智者微笑着说："这是嫉妒在作怪，你需要做的就是克制自己，想想自己所拥有的东西。"农夫十分生气："智者啊，你怎么也那么偏袒呢？给我的邻居那么多忠告，却只给我简单的两句话。"智者说："你一进来，我就猜到你是为什么而痛苦，贫穷所带来的嫉妒，可是，那位富人进来，我只看到他殷实的外在，看不到他精神的匮乏，详细询问了才知道他的症结所在。"农夫不解："他也会感到不快乐吗？"智者说："当然，虽然，他比你富有，房子比你大，但是，他只有一个人，而你呢？还有贤惠的妻子和可爱的孩子，现在，你想想，你所拥有的是不是他所缺乏的，这样一想，你就不会痛苦了。"听了智者的话，农夫心中释然了，他感到快乐的日子离自己不远了。

农夫的嫉妒只会让自己远离快乐，陷入了痛苦的深渊，他所看见的都是自己没有的，而忽略了自己所拥有的。在这样的心理状态下，他会认为凡事都是邻居比自己好，自己似乎什么都不好，而经过智者的点拨，他发现原来在自己身上，还隐藏着一些宝藏，而这些都是那位富裕邻居所缺乏的，邻居还有什么值得嫉妒的呢？

1.清楚自己想要的

似乎，风景都在别处，在生活中，我们总是不由自主地去羡慕、嫉妒别人所拥有的东西，嫉妒别人的工作，嫉妒同事买的新房，嫉妒别人的车子，可是，我们却忽略了一点，我们自己也有别人嫉妒的对象。所以，真的不要去羡慕、嫉妒别人，守住自己所拥有的，清楚自己真正想要的，我们才会真正地快乐！

2.别忽略自己的幸福

日常生活中，我们常常为那些自己没有的东西而怨恨。有的人嫉妒邻居买了新房子，却忽略了自己有一个温馨的家；有的人嫉妒同事买了豪车，却忽略了有一个骑着摩托车的男友接自己上下班；有的人嫉妒朋友有美丽的外表，却忽略了自己温和的好脾气。很多时候，我们对他人产生嫉妒之心的时候，其实，已经踏进了痛苦的陷阱了，因为你已经忽略眼前的幸福。

3.别人的风景并不一定适合自己

别人所拥有的并不一定是适合自己的，而我们所拥有的才是最好的，至少它能够长久地陪伴在我们身边。如果你总是舍弃了自己，嫉妒他人所获得的东西，你会发现，自己什么也没有得到，反而徒增了许多烦恼。所以，做最独特的自己，没有必要心生嫉妒，因为你拥有的他却未必能得到。

心理调节小贴士

一般而言，好嫉妒的人，不能容忍别人超过自己，害怕别人得到了自己无法得到的名誉、地位等等，因为在他们看来，自己办不到的事情别人也办不成，自己得不到的东西别人也不要得到。然而，在这个世界上，每个人都是独特的，或许，从某一方面来看，对方是比自己优越，但是，在另外一些方面，自己所拥有的却是对方未必能得到的。

努力拼搏，会成为别人嫉妒的理由

托尔斯泰说："嫉妒是一种可耻的感情。"在现代社会，竞争日益激烈，嫉妒这种可耻的感情非但没有绝迹，反而有滋长蔓延之势。那些卑劣的落伍者，总是花费大量的精力和时间来嫉妒、怨恨，看着别人领先于自己就眼红，心生嫉恨，甚至为了为此而不惜任何代价，不择手段。可是，嫉妒换来的是什么呢？只是一种比痛苦更深沉的情绪，如果你觉得别人有优秀的地方，或者感觉自己某些方面有所欠缺，那么，放下心中的嫉妒吧，消除内在的不满情绪，增长自己的士气，努力拼搏后，你会发现自己也成了那片让人羡慕的风景。

古人说："木秀于林，风必摧之；堆出于岸，流必湍之；行高于人，众必非之。"因此，面对那些令我们羡慕、嫉妒的人，抱怨、憎恨并不是明智之举，只有放下心中的怨恨，化嫉妒为动力，努力拼搏，当自己达到了一定的高度，你会发现当初自己嫉妒的不过是自己而已。

有一个人，他总是嫉妒别人的工作稳定，嫉妒别人有家庭有孩子，而自己却漂泊无依，而那个被自己嫉妒的人与他是好朋友，俩人因此而断交。这个人使尽了浑身解数力图超过这位昔日的朋友，想找一个比他更好、更稳定的工作，但每次均以失败告终。

于是，这个人幻想那位朋友所有的缺点，幻想着那位朋友日后凭借着这些缺点而造成的重大损失。这个人自认为十分了解这位朋友，才做出了这样的判断，并且确信自己预言的悲惨情况一定会发生。不过，令他失望的是，自己所预言的情况并没有发生，相反，那位朋友生活得越来越好。

渐渐地，他不再嫉妒那位朋友了，一方面他觉得自己心中的那位朋友并不是现实中真正的那位朋友，而是自己幻想出来的。那位朋友的生活、爱情，自己并不太了解，他所嫉妒的不过是自己和自己较劲。明白了这些，这个人心中的嫉妒就消失大半了。虽然，这个人创业最后还是失败了，但是，在真正失败的时候，他终于释然了，经过了人生的千辛万苦，他终于不再嫉妒任何人，内心变得无比的平和与安宁。

当我们在嫉妒某位同事工作能力的时候，我们总是注意到了对方的优点，却没有注意自己比对方强的地方。其实，生活中的每一个人都会有不如别人的地方，当对方在某方面超过我们的时候，我们可以有意识地想一想自己的长处，这样就会使自己失衡的心理重新恢复到平衡的状态。

小宋从一名小职员荣升成为了部门经理，大家都感到十分诧异，是怎样一种力量让一个平庸得不能再平庸的人也登上了成功的山顶呢。在公司表彰大会上，小宋道出了自己的秘密："许多人都问我，你是怎么做到的？刚开始，我总是沉默不语，其实，在我内心有一点点羞愧，本来，我打算永远不说这个秘密的。可是，现在我发现，我需要将这个秘密告诉你们，这样，避免你们像我一样，被无谓的烦恼所困扰。"公司同事都屏住了呼吸，希望自己能从小宋那里借鉴到什么。

小宋微笑着说道："我想你们一定不了解，我是一个什么样的人吧，其实，我以前是一个嫉妒心很强的人，从小家庭的贫穷让我对那些富裕的同学心生嫉妒，为此，我甚至仇恨父母，为什么我会出生在这样一个贫穷的家庭。这样一种嫉妒的心理一直伴随到我大学毕业，因为嫉妒别人，总想超过别人，这样的一种信念让我在遇到困难时萌发出一股强大力量。大学毕业后，我进入了这家公司，这时，我似乎已经忘记了心中的嫉妒，因为在过去的那么多年里，我勤奋学习，浑然忘记了去嫉妒别人。初到公司，我就暗暗发誓：以前是我嫉妒别人，现在我要放下那些所谓的嫉妒，要努力变成一个令人嫉妒的人。我不知道现在的我是不是真的成为了这样一个人，但是，我需要告诉你们的是，我已经不去在意是不是了，因为嫉妒已经完全远离了我。"话音刚落，台下响起了雷鸣般的掌声。

有的人看见办公室同事凭着漂亮的脸蛋和一张会说话的小嘴，把上司哄得眉开眼笑，她就会心生嫉妒，常常在背后说一些风凉话："有什么了不起，看她都快成了经理的'小蜜'了。"或许，不少人都有这样的经历，其实，这就是"职场嫉妒病"。

1.成为别人羡慕嫉妒的对象

一个人赢得上司的重视有很多方法，一定要凭借着自己那强烈的嫉妒心吗？你越是嫉妒，其实是长他人志气，灭自己威风，不如收敛自己的脾气，控制自己的情绪，为自己打气，当你通过了一番拼搏站在了成功的位置，再让别人来对你羡慕、嫉妒吧！

2.嫉妒并非让自己超越别人

嫉妒并不能使自己超越别人，不如承认自己，改变自己，奋起直追，这样，未来才有希望。对别人产生了嫉妒心并不可怕，关键是我们能不能正确看待嫉妒心。不妨借着嫉妒心理促使自己奋发努力，化嫉妒心为动力，超过对方。

心理调节小贴士

黑格尔说："有嫉妒心的人自己不能完成伟大的事业，仍尽量去低估他人的伟大，贬低他人的伟大，使之与他本人相齐。"如果这样的目的不能达到，嫉妒者就会采用种种卑劣的手段，惹出更多的是非来，不过，最后他们却是偷鸡不成反蚀把米。

第12章 战胜拖延：
拖延是成功最大的敌人

你有拖延的习惯吗？是否总是无法完成任务？总是记不住时间？你以为自己很懒惰，事实上这是源于内心的拖延心理。习惯拖延的人总是说："明天再做吧。"然明日复明日，明日何其多。当然，患有拖延症的人并非是少数人，有75％的人认为自己有拖延问题，有50％的人被称之为拖延症患者。那么，如何战胜拖延症呢？

做事不拖延，马上行动

有人说自己是一座宝藏，挖掘得越深，获得的越多。也有人说，自己是一匹奔腾的野马，重要的不是学会怎样提速，而是控制自己。

人有各种各样的优缺点，也有一种惰性，这种惰性经常导致制订的计划落空。人在计划落空时又很容易形成新的计划，新计划其实是旧计划的翻版。结果就是，一项计划翻来覆去总没有结果。这是十分悲哀的事情。成就一番事业必须雷厉风行，要有一种魄力，说干就干，一点儿也不拖延。这是成就事业的一种品格。

朗费罗说："我们命定的目标和道路，不是享乐，也不是受苦，而是行动。"胸有壮志宏图，但若不能付诸实施，结果只能是纸上谈兵，毫无实际意义。

拖延是一种坏习惯，他会让人在不知不觉中丧失进取心，阻碍计划的实施。一个人如果进入拖延状态就会像一台受到病毒攻击的电脑，效率极低。拖延最常见的表现就是寻找借口。虽然目标已经确立了，却磨磨蹭蹭，像个生病的羔羊，打不起一点儿精神。不论什么时候，他总能找到拖延的理由，计划当然就会一拖再拖，成功却遥遥无期。

安尼瓦尔是一名销售员，他为自己制订了一个完整的销售方案。他第一天到公司上班的时候，他没有去做销售工作，而是在办公室里听歌，他觉得他的销售方案太完美了，不用那么急着去做工作。第二天他仍然没有去做销售，他对自己说，我是学营销专业的，销售对我来说太简单了，不用急。结果一个月过去了，他没有一点儿销售业绩，老板只好把他开除了。但是老板很惋惜，因为他的销售方案确实非常完美，只是安尼没有立刻去执行。

对于一个人来说，拖延会带来什么灾难性的后果呢？对一个渴望成功的人来说，拖延将成为制约他取得成功的桎梏。在公司没有一个老板喜欢有拖延习惯的员工，在家里没有一个妻子喜欢有拖延习惯的丈夫。

对于一个公司来说，很有可能会因为拖延而损失惨重。1989年3月24日，埃克森公司的一艘巨型油轮触礁，大量原油泄漏，给生态环境造成了巨大破坏。但埃克森公司却迟迟没有做出外界期待的反应，以致引发了一场"反埃克森运动"，甚至惊动了当时的布什总统。最后，埃克森公司总损失达几亿美元，形象严重受损。

社会学家卢因曾经提出一个概念，叫"力量分析"。他描述了两种力量：阻力和动力。他说，有些人一生都踩着刹车前进，比如被拖延、害怕和消极的想法捆住手脚；有的人则是一直踩着油门呼啸前进，比如始终保持积极、合理和自信的心态。

哈里起初只是美国海岸警卫队的一名厨师。他从代同事写情书开始，爱上了写作。于是他给自己制订了用两三年的时间写一本长篇小说的目标。他立刻行动起来，每天不停地写作，从不停息。八年以后，他终于在杂志上发表了自己的第一篇作品，字数仅有600字。他没有灰心，退休后，他仍然不停地写，稿费没有多少，欠款却越来越多。尽管如此，他仍然锲而不舍地写着。朋友们帮他介绍了一份工作，可他说："我要做一个作家，我必须不停地写作。"又过了四年，小说《根》终于面世了，引起了巨大轰动，仅在美国就发行了530万册。小说还被改编成电视剧，观众超过了一亿三千万，创下了电视收视率的历史最高纪录。他因此获得了普利策奖，收入超过500万美元。

所以，有了目标后，最重要的就是放弃任何借口，立刻将它付诸实施，并且坚持到底。我们常说，千里之行始于足下，就是要求我们行动起来，把心中的梦想通过立刻行动变成美好的现实。如果只是因为自己有一个美好的梦想就沾沾自喜，而忘记了行动的力量，那么无论天上的星星有多么漂亮，你也不能够把它捧在手中，无论对岸的风景有多么诱人，你也不能够亲眼目睹，无论海中的贝壳有多么美丽，你也不能够把它挂在你的胸前。

那么，拖延心理是怎么产生的呢?

1.潜在的恐惧心理

许多恐惧是我们意想不到的，许多人明明对一些事情充满着恐惧却不清楚自己到底在害怕什么，有的人声明自己并不害怕但他却一直在逃避某些事情，这些就是潜在的恐惧心理。有的人越是逃避，越是害怕，为了逃避这些，只能慢慢拖延，比如害怕繁重的工作，就早上不想起来，总觉得有一种畏难情绪。

2.时间作息混乱

通常拖延症患者的时间作息表都是混乱不堪的，比如盲目乐观地估计自己的能力，他会想在睡前加班将工作完成，事实上他根本不清楚知道自己能否顺利完成;恐惧确切的时间，有的人十分恐惧时间，比如总是等到主管催了一次又一次，才会交上自己的工作任务;没有具体的规划，拖延症患者根本不知道自己完成一件事情需要多久，也没办法制订出自己的具体计划，他们总是想捍卫自己的自由，甚至想逃避时间的控制。

3.对最后期限的恐惧

拖延症患者行为与心理的矛盾表现为:一方面他们害怕时间不够用，担心没有时间;另一方面他们不到最后一刻绝不采取行动，几乎不能提前开始行动。哪怕是之前开始行动，也没办法坚持下去。对于大部分喜欢拖延的人而言，他们的心路历程就是这样。

4.追求完美犹豫不决

有的人喜欢追求完美，当他们在做一件事情的时候，总是犹豫不决，思前想后，临到紧急关头也拿不定主意，无法做出决断。这些问题导致他们对自己应当做的行为一拖再拖。

心理调节小贴士

你是否有这样的表现呢？今天的事拖到明天做，六点钟起床拖到七点再起，上午该打的电话等到下午再打，每天要写的文章攒到最后时刻写，今天要洗的衣服拖到明天再洗，这个月该拜访的朋友拖到下个月。如果你有这些表现，那么你是一个十分拖延的人，应该立刻改掉这个坏习惯。

吃掉那只青蛙，向目标靠近

曾有人问一个做事拖拉的人："你一天的活是怎么干完的？"这个人回答说："那很简单，我就把它当作昨天的活。"这就是拖沓的习惯，其实，拖沓岂止是把昨天的活拖到今天来干。有人给拖沓下的定义为：把不愉快或成为负担的事情推迟到将来做，特别是习惯性这样做。如果自己是一个做事习惯于拖沓的人，那么，我们生活中的大部分都在浪费时间，做一件事也需要花很多时间来思考，担心这个或担心那个，或者找借口推迟行动，但最后又为没有完成目标任务而后悔，这就是"拖沓者"典型的特点。拖沓的习惯对于成功来说，是一个讨厌的绊脚石，拖沓的习惯阻碍目标任务的完成。所以，要想获得成功，就需要向目标立即进发，拒绝拖沓。

说到拖沓的习惯，相信许多人都不陌生，因为在平时生活中，随处可见它的身影。在该工作的时候上网冲浪，总是对自己说："明天再去做吧。"但是，正所谓"明日复明日，明日何其多"，在拖沓蔓延的过程中，我们错过了许多达成目标的机会。

马克·吐温曾经说过："如果你每天早上醒来之后所做的第一件事情是吃掉一只活青蛙的话，那么你就会欣喜地发现，在接下来的这一天里，再没有什么比这个更糟糕的事情了。"由此引发出了"青蛙"规则，对每一个人而言，"青蛙"就是最重要的任务，如果我们现在对它不采取行动的话，我们就很可能就会因为它而耽搁时间，我们的"青蛙"也可能是对自己的生活产生最大积极作用的事情。

有人引申出了"吃青蛙"的两个规则：一就是如果你必须"吃掉"两只"青蛙"，那么要先"吃"那只长得更丑陋的。简单地说，假如在一天里我们面临了两项重要的任务，那么我们应该先处理更重要的一项，即使重要的任务总是棘手的，但我们也要去吃掉那只丑陋的青蛙。养成这样的习惯，而且一开始就要坚持到底，达成一个目标再接着开始实施另一个目标。

二是如果你必须"吃掉"一只活的"青蛙"，那么即使一直坐在那里并盯着它看，也无济于事。摆在面前的即使是一件非常棘手的任务，我们也需要立即行动，你漫无目的地思索只会浪费更多的时间，这可以使我们养成不拖延、立即行动的习惯。

为了达成既定目标，提高自己的工作效率在于立即行动，即"吃掉那只青蛙"所阐发出来的理论：每天早上要做的第一件事情，就是对你来说最重要的那件事情，并使之成为一种习惯。这样时间久了，自然就能克服拖沓的毛病。通过大量的研究表明，那些成功人士身上最显著的共性是"说做就做"。一旦他们有了明确的目标，就会立即展开行动，一心一意、持之以恒地完成这项工作，直到达成目标为止。

阿尔伯特·哈伯德出生于美国伊利诺州的布鲁明顿，父亲既是农场主又是乡村医生。年轻时的哈伯德曾在巴夫洛公司上班，是一名很成功的肥皂销售商，然而他对此并不感到满足。1892年，哈伯德放弃了自己的事业进入了哈佛大学，然后，他又辍学开始到英国徒步旅行，不久之后，哈伯德在伦敦遇到了威廉·莫瑞斯，并喜欢上了莫瑞斯的艺术与手工业出版社。

哈伯德回到美国后，他试图找到一家出版社来出版自己的那套《短暂的旅行》的自传体丛书，但是，他没有找到任何一家出版社愿意出版。于是，他决定自己来出版这套书，他创建了罗依科罗斯特出版社，哈伯德的书出版之后，成为了既高产又畅销的作家。随着出版社规模的不断扩大，人们纷纷慕名而来拜访哈伯德，最初游客会在周围的四周住宿，但随着人越来越多，周围的住宿设施已经无法容纳更多的人了，哈伯德特地盖了一座旅馆，在装修旅馆时，哈伯德让工人做了一种简单的直线型家具，而这种家具受到了游客们的喜欢，哈伯德开始了家具创造业。哈伯德公司的事业蒸蒸日上，同时，出版社出版了《菲士利人》和《兄弟》两份月刊，而随后《致加西亚的信》的出版使哈伯德的创作达到了顶峰。

有人说，阿尔伯特·哈伯德是无比传奇的一生，他之所以能在多方面都能获得成功，在于他从来不拖沓，不断地朝着自己的一个又一个目标而努力奋斗。阿尔伯特·哈伯德是一位坚强的个人主义者，一生坚持不懈、勤奋努力地工作着，成功对于他来说是理所当然的。在《致加西亚的信》中，阿尔伯特·哈伯德讲述了罗文送信这样的情节："美国总统将一封写给加西亚的信交给了罗文，罗文接过信以后，并没有问：'他在哪里？'而是立即出发。"拖沓、懒散的生活态度，对许多人来说已经是一种常态，要想成为罗文这样的人，我们就应该拒绝拖沓。

1.做完事情再玩

假如你觉得自己蛮有工作能力，可以在很短的时间内将比较困难的事情做完。那就应该在接到工作任务时马上动手做，这样你完成事情之后就可以玩得更开心，而不是在玩时总想着工作的事情。

2.给自己定期限

假如你认为时间的紧迫感可以令自己发挥水平，那也需要给自己制定一个期限。假如你曾经有过几次临时抱佛脚的经历，导致屡遭失败，那最好还是不要尝试这种方法。

3.学会对时间进行有效的管理

平时你是否经常被琐事烦恼，那就应该学会对时间进行有效的管理，最简单的方法就是要明确自己的目标，经常想想这件事不做对自己以后有什么影响。当你有了对时间管理的经验之后，往往能够及时地完成任务。

心理调节小贴士

通常来说，一个人成就的大小取决于他做事情的习惯，克服拖沓的习惯是做事情的一个重要技巧。我们要想达成既定目标，取得成功，就应该培养做事不拖沓的习惯，通过逐渐学习"吃掉那只青蛙"，不断地重复。一旦养成了这个习惯，"达成目标，马上行动"就会成为一件自然而然的事情。

忙不是理由，而是借口

日本女作家吉本芭娜娜出版了四十本小说和近三十本随笔集，《鲤》杂志曾采访过她："许多女人生了小孩之后就没有闲暇时间了，您现在有了孩子，是如何抽出时间来写作呢？"吉本芭娜娜说："确实没什么时间，但是我一直在拼命。为了争取多一点儿的写作时间，每天我都在与时间赛跑，最夸张的时候，你能想象吗？我几乎是站着吃饭。"估计许多人看到这里会感到羞愧吧，比起吉本芭娜娜，许多人总是感慨自己时间不够、事情做不完，却从来不去利用那些闲暇的时间。

犹太人亨·洛克菲勒就是一位对工作异常勤奋的人。一天二十四个小时中，他的工作时间一般都在十五六个小时，超过了一天的大半时间。而有的时候，他甚至可以一天工作十八九个小时。而有人给他计算下来，他的一生中平均每周工作76个小时，只休息很短的时间。经常是别人已经下班了，他还在勤奋地工作。他常常对别人说："如果你什么都不想干，那一天工作8个小时就可以了，可是如果你想干点什么，那么当别人下班的时候，正是你工作的时候。"别人问他："你怎么能一天工作20个小时？"他却说："一天工作20个小时怎么可以，我需要一天工作48个小时。"当人们看到他的时候，他总是在不停地忙于工作。于是凡是认识他的人都说洛克菲勒只有睡觉和吃饭的时候不谈工作，其余时间他都是泡在工作里。这位世界级的大富翁就是这样紧张而勤奋地工作着的，所以他才取得了举世瞩目的成就。

洛克菲勒之所以能够获得成功，就在于他始终如一地保持勤勉的态度，从来不以忙和没时间作为借口。他的勤勉已经化为了顽强的奋斗，在他的眼里，一天24小时都已经不够用了，他希望能在一天内工作更长的时间。犹太人认为，只有勤勉的人才能够尝到胜利的果实，只有勤勉的人才能够得到命运的眷顾。所以，洛克菲勒用自己的实际行动证明了这样一个道理，如果你是一个做事勤勉的人，那么成功就已经离你不远了。

美国职业篮球协会1994年至1995年赛季的最佳新秀杰森·基德，谈到自己取得成功的经验时说："我小时候，父亲常常带我去打保龄球。我打得不好，总是找借口解释为什么打不好，而不是去找原因。父亲就对我说'别再找借口了，这些不是理由，你保龄球打得不好是因为你总说没时间练习'。他说的对，现在我一发现自己的缺点便努力改正，绝不找借口搪塞。"达拉斯小牛队每次训练结束后人们总是看到有个球员仍在球场内奔跑一小时后再练习投篮，那就是杰森·基德，因为他是一个为取得成功马上付诸行动的人。

成功与失败看起来似乎有天壤之别，但究其形成的原因，或许就是一些小小的细节，小小的习惯，比如常常为自己没有完成的事情而寻找借口，而大部分的借口则是"我很忙""我没时间"。失败是没有任何借口的，失败了就是失败了，我们在接受失败这个事实的同时，需要反省自己，而不是为失败寻找借口。当然，成功并不是那么随随便便轻易就取得的，我们必须付出艰辛的努力，在成功的道路上，我们要不断为之付诸行动，那些坚持、付出的汗水与艰辛就可以铸就最后的成功。

人们关于自己的未来总会有很多规划，但当他们未能完成时总向别人借故托词："我最近很忙，根本没有时间。"迟迟不见行动，但是如果你想有所获得，有所成就，做哪一件事不会耗费时间呢？我们经常看到优秀的朋友，举手投足优雅，且写得一手好字，当你在羡慕对方的时候，是否想起对方为了培养仪态、练就一手好字一个人默默地练习了多少时日呢。忙和没时间是最糟糕的借口，因为每个人的时间都是公平的，之所以会抱怨没时间，不过是因为你在其他事情上浪费了时间。

财经作家吴晓波说："每一件与众不同的绝世好东西，其实都是以无比寂寞的勤奋为前提的，要么是血，要么是汗，要么是大把大把的曼妙青春好时光。"如果倾力付出自己的努力，那迟早会从量变到质变，你现在每走的一个脚印，都会成为将来实现人生飞跃的跳板。很多人总会制订下许多计划，如看书、运动、旅行等，不过常常因没有时间而不得不放弃。

即便真的很忙，也可以利用闲暇时间的。

1.上下班路上

其实即便是上班族，闲暇时间也很多，其中最多的可能就是在路途上，比如上下班的公交车上，或开车过程中，这是最多的闲暇时间。假如我们坐公交车上下班，就可以拿一本书，或手机下载的电子书来阅读，内容方面可根据自己需要而选择。

2.路途中听听音乐或其他

假如是骑车或开车，那可以利用这段时间来听听音乐或其他，诸如英语、评书或其他休闲节目。如果选择学习类的，可以提升自己更多能力；如果是娱乐类的，可以让我们的生活变得更加轻松、愉快。

3.煮东西时可以适当运动

当我们在厨房煮东西时，如炖汤之类的，不能一直看着，也不能总不去看。这时我们可以在旁边伸伸腰、做简单的伸展运动，以此锻炼身体。不管是对上班族还是家庭主妇，都可以有益身心健康，节省时间。

4.等待时看看书

排队等待的时间是我们闲暇的时间最多的，这时我们同样可以选择看电子书、听音乐，或是拿出小本和笔记录下自己的心情，对于想当作家的人来说，最好的习惯就是随手都拿着笔和本了。

心理调节小贴士

难道你的生活真的有那么忙吗？事实到底如何心知肚明，别总以忙和没时间当借口，那不过是在为自己的懒惰找借口而已。你若坚持努力，你的人生一定会发光，因为时间是所向披靡的武器，聚沙成塔，将人生一切的不可能都变成可能。

思前想后会让你错失良机

从前有一头毛驴，它拥有两堆草料。它饿了，可是站在两堆草料中间，是去左边还是去右边呢？往左边走走……嗯，还是去吃右边的比较好；往右边走了几步……算了，还是去左边那堆好了。走走又回头，回头又走走，于是，这头幸运的、富有的毛驴，就这样在两堆草料间活活地饿死了。这个故事当然是有点儿夸张，可是，不要说人就不会做这样的傻事。因为人比毛驴聪明，思考能力强，在思前想后中，更容易犹豫不决，失去机会。在生活中，有不少人做事思前想后，顾虑太多，结果在犹豫不决中丧失了绝佳的机会，也失去了改变人生的机会。

安妮是哈佛大学里艺术团的歌剧演员，她有一个梦想：大学毕业后，先去欧洲旅游一年，然后争取要在纽约百老汇占有一席之地。心理老师找到安妮说："你今天去百老汇跟毕业后去有什么差别？"安妮仔细一想，说："是呀，大学生活并不能帮我争取到去百老汇工作的机会。"于是，安定决定一年后去百老汇闯荡，老师感到不解："你现在去跟一年以后去有什么不同？"安妮想了一会，对老师说："我决定下学期就出发。"老师紧紧追问："你下学期去跟今天去，有什么不一样呢？"安妮有点儿眩晕了，她决定下个月就去百老汇。老师继续追问："一个月以后去跟今天去有什么不同？"安妮激动不已，说："给我一个星期的时间准备一下，我就出发。"老师步步紧逼："所有的生活用品在百老汇都能买到，你一个星期以后去和今天去有什么差别？"安妮激动地说："好，我明天就去。"老师点点头："我已经帮你预订了明天的机票。"

第二天，安妮飞赴了百老汇，当时，百老汇的制片人正在酝酿一部经典剧目，许多艺术家都前去应聘。当时的应聘步骤是先挑出10个左右的候选人，然后，再要求每人按剧本演绎一段主角的对白。安妮到了纽约后，没有着急打扮自己，而是费尽心思从一个化妆师手里要到了剧本，在以后的两天时间里，她闭门苦练，悄悄演练。到了正式面试那天，安妮表演了一段剧目，她感情真挚，表演得很逼真，使制片人大为赞赏，当即决定主角非安妮莫属。

安妮到纽约的第一天就顺利进入了百老汇，穿上了她人生中的第一双红舞鞋，她的梦想实现了，她成为了百老汇的一名演员。当然，她很快就实现了自己的梦想，尽管之前的她是犹豫的，不过她依然抓住了时间——马上出发。在生活中有许多追逐梦想的人，总是磨磨蹭蹭，前怕狼后怕虎，结果硬生生地耽搁了时间，错失良机。

有一天，老鼠大王召集了许多鼠族成员召开一次会议，大家围在一起商量如何对付猫吃老鼠的问题。当老鼠大王抛出了问题，老鼠们都踊跃发言，出主意，提建议，不过会议持续了很久，最终也没有找到一个可行的方法。

这时，一个平时被大家称为最聪明的老鼠对大家说："通过我们与猫多次作战的经验表明，猫的武功实在太高了，若是单打独斗，我们根本不是它的对手。我觉得对付它的唯一办法就是——预防。"大伙听了面面相觑，问道："怎么防呢？"这个老鼠狡黠地说："给猫的脖子上系上铃铛，这样，猫一走铃铛就会响，听到铃声我们就躲藏到洞里，它就没有办法捉到我们了。"老鼠们听了都雀跃起来："好办法，好办法，真是个聪明的主意！"

老鼠大王听了这个办法以后，高兴得什么都忘记了，当即宣布举行大宴。可是，第二天酒醒了以后，觉得不对。于是，又召开紧急会议，并宣布说："给猫系铃铛这个方案我批准，现在开始就落实到具体行动中。"一群老鼠激动不已："说做就做，真好真好！"受到老鼠们的支持，鼠王问道："那好，有谁愿意去完成这个艰巨而又伟大的任务呢？"会场里一片寂静，等了好久都没有老鼠回应。

于是，老鼠大王命令道："如果没有报名的，我就点名啦。小老鼠，你机灵，你去给猫系铃铛吧。"老鼠大王指着一个小老鼠说。小老鼠一听，马上浑身颤抖一团，战战兢兢地说："回大王，我年轻，没有经验，最好找个经验丰富的吧。"接着，老鼠大王又对年纪稍大的鼠宰相发出命令："那么，最有经验的要数鼠宰相了，您去吧。"鼠宰相一听，吓破了胆，马上哀求说："哎呀呀，我这老眼昏花、腿脚不灵的怎能担当得了如此重任呢，还是找个身强体壮的吧。"于是，老鼠大王派出了那个出主意的老鼠。这只老鼠哧溜一声离开了会场，从此，再也没有见到它。最终，老鼠大王一直到死，也没有实现给猫系铃铛的夙愿。

目标是否可以实现，关键在于及时行动。在任何一个领域里，不努力付诸行动的人，就不会获得成功。正所谓"说一尺不如行一寸"，任何希望、任何计划最终必然要落实到具体的行动中。只有及时行动才可以缩短自己与目标之间的距离，也只有行动才能将梦想变为现实。如果你只是心里想想，而总是考虑其他的因素，错过了及时行动的机会，那将会后悔莫及。

人生有三大憾事：遇良师不学，遇良友不交，遇良机不握。很多人把握不住机遇，不是因为他们没有条件，没有胆识，而是他们考虑得太多，在患得患失间，机遇的列车在你这一站停靠了几分钟，又向下一站行驶了。我们生活在一个激烈竞争的时代，很多机会本来就是稍纵即逝的。每每在优柔寡断的人思前想后的时候，机会已经溜到了别人手里，把他远远抛在了后面。

心理调节小贴士

小说《根》的作者哈里说："取得成功的唯一途径就是'立刻行动'，努力工作，并且对自己的目标深信不疑。世上并没有什么神奇的魔法可以将你一举推上成功之巅，你必须有理想和信心，遇到艰难险阻必须设法克服它。"

与其找借口，不如找方法

人生不应该停留在等和靠上，成功不会像买彩票那样充满侥幸，唯一需要的应该是制订计划并立即执行。不等不靠，现在就去做，表现出来的是一个成功人士应有的精神风貌。如果你是因为没有信心才迟迟不敢行动的话，那么最好的消除障碍的办法就是立刻去做，用行动来证明你的能力，增强你的自信。与其找借口，不如找方法。

李大钊曾经说过："凡事都要脚踏实地地去做，不驰于空想，不骛于虚声，而唯以求真的态度做踏实的功夫。以此态度求学，则真理可明。以此态度做事，则功业可就。"

面对很多事情，庸者只会说"那个客户太挑剔了，我无法满足他""我可以早到的，如果不是下雨""我没有在规定的时间里把事情做完，是因为……""我没学过""我没有足够的时间""现在是休息时间，半小时后你再来电话""我没有那么多精力""我没办法这么做"，等等。

乔在公司工作已经三年了，直到现在还在原地踏步，仍然只是一个小职员。虽然他本人对此也感到十分苦恼，但是却毫无办法。乔的主管看见他这个样子，真有种"朽木不可雕也"的感叹。

这次，公司业务部新拉了两个客户过来，主管想给乔一个升职的机会，就把乔喊到办公室："这次你去吧，客户都是比较好说话的，只要你能随机应变，就一定能完成工作任务。"乔显得有点儿犹豫："我……我……我怕我不行。"主管有点儿生气了，但还是规劝道："你看你跟你一起进公司，发展最好的已经晋升到总经理的位置了，你还依旧这样，你也得为自己的工作尽份力量，为公司尽点责任。"看着恨铁不成钢的主管，乔硬着头皮接了下来。

等到第二天，已经准备出发，乔来到主管办公室，支支吾吾地说："主管，看来我真的不行，我把到时候把这个客户得罪了，把业务丢了就不好办了，你还是另派一个人去吧。"主管气得说不出话来，只是一个劲地叹气。

乔是真的没有能力吗？不，他只是在不断为自己逃避责任而寻找借口，诸如"我不行""如果把客户得罪了怎么办，把业务丢了怎么办"，等等，这样的说辞其实就是借口。寻找借口的唯一好处，就是把属于自己的过失掩饰了，把应该自己承担的责任转嫁给社会或他人。这样的人，在公司里不会被老板信任，在社会也不会成为大家信赖和尊重的人。

然而，遗憾的是，在现实生活中，我们经常听到这样或那样的借口。上班迟到了，会说"路上塞车""早上起晚了"；业务成绩不好，就会说"最近市场不景气，国家政策不好，公司制度不行"。对这样一些整天寻找借口的人，只要他们用心去找，借口无处不在。结果，他们把许多宝贵的时间和精力放在了怎样寻找一个合适的借口上，而浑然忘记了自己的职责所在。

吉姆在公司待了两年了，与他一起进公司的人早就升职加薪了，但吉姆还在原地踏步。每当老板对吉姆说："吉姆，为什么不去争取做一些有挑战性的业务呢？你在底层锻炼的时间已经够长了。"这时吉姆总是说："我觉得自己条件还不具备。"这时老板总会摇摇头，欲言又止。

最近，吉姆的一个同事又升职了，这样仅剩吉姆一个人在最底层了。吉姆觉得不服气，他去找老板说："为什么升职加薪都轮不到我呢？"老板说："吉姆，你还在为自己找借口，当你觉得条件尚不具备的时候，为什么不自己去创造一些条件呢？如果你将寻找借口的时间和精力去寻找一些恰当的方法，我想不用你来找我，我会主动给你升职加薪的。"

假如所有的行动就好像发射火箭一样，在发射之前所有的设备、程序等条件都必须全部到位，行动只有在发射瞬间，那这个理由确实合适的。然而，在我们现实生活中，如果真的等到条件具足之后才开始行动，那就会丧失机会。"条件不具备"其实也是自己逃避责任的借口，以条件不具备作为借口不行动，那只会延误计划，丧失机遇。如果我们觉得自己能力不足，为什么不去寻找自己到底哪里不足，而不是找借口说"我不行"。

1.找准自己的责任

不管做什么事情，都要记住自己的责任，不管在什么样的工作岗位上，都要对自己的工作负责。千万不要用任何借口来为自己开脱或搪塞，因为完美的执行力是不需要任何借口的。

借口是一面挡箭牌，这本身就是一种不负责任的态度。时间长了，对自己绝对是有害无益。这是因为你花了太多的时间去寻找各种各样的借口，那就会不再努力去工作，不再想方设法地争取成功。对老板吩咐下来的任务，如果你不想做，就会去找一个借口；如果你想去做，那就会找一个方法。因此，找借口不如找方法。

2.不需要找借口

每天，我们需要对自己说："我是一个不需要借口的人，我对自己的言行负责，我知道活着意味着什么，我的方向很明确，我知道自己怀着一种使命感做事情。我行为正直，自己做决定并且总是尽自己最大的努力。我不抱怨自己的环境，努力克服困难，不去想过去而是继续去实现自己的梦想。我有完整的自尊，我无条件地接受每一个人，我们都是平等的，我不比别人差，别人也不比我好。作为一个没有任何借口的人，我对自己的才能充满信心。"

心理调节小贴士

其实，在每一个借口的背后，都隐藏着丰富的潜台词，那就是逃避困难和责任。不过，如果是智者，他就会说："我会尽力想办法的。"当许多事情已经形成了定局，我们只能寻找方法，而不是寻找借口。

心理自助：最好的心理医生是自己

心理医生说："当环境不能改变时，我们只能改变自己，转变看问题的思路，改变工作的方法，去适应这个高压力的社会。"选择什么样的心理调适方式，因人而异。但事实上，最好的心理医生是自己，每个人都有适合自己的心理减压方法。

第13章 进行自我心理分析：
提升自我心理认知

无论是个人还是组织都在激烈的竞争中求生存发展，决定成败的关键是人，人的潜能是无限的，而其根源在于人的心理资本，包含自我效能感、希望、乐观、坚韧、情绪智力等。心理资本，对于自己而言，可以有意识地去获得、保持和提升。

保持自我心理平衡，从心出发

相互攀比的心理在每个人的心中都存在，即使你拥有豁达的心胸，只要你是一个积极进取的人，这种好胜之心就会让你在跟别人的比较中，或多或少地失去平稳的心态，失去本来的自我。

在这个浮躁的社会中，自己生活在这个坐标系的原点。能够把握好自己心态的人，就不必在乎他人的财富多我多少、才气高我几许。因为人与人不仅仅有差别，而且是有着天壤之别的。能够明白"人比人，气死人"，就会洒脱许多，开心许多，轻松许多。这的确不失为生活中的一大平衡术。

各人的成长环境不同，天资不同，在若干年后，术业有专攻的局面必然呈现，用自己的长项和别人的比，顿感优越感十足；而看到别人的哪方面都比自己强，自己无法企及，就失魂落魄、垂头丧气，这样人未免活得太累了。一个人心里的平衡就这样轻易地被打破，哪还有安宁和快乐可言？

一天，一位自以为才高八斗的穷酸诗人乘船过江。当船划到江的三分之一处时，这位诗人突然诗兴大发，面对滔滔江水吟起诗来，几首过后甚觉无趣，因为没有人能够欣赏他的诗。于是他问船夫："船夫，你懂不懂得诗词之美啊？"

船夫摇摇头说："我哪懂得诗呀！我只会划船！"穷酸诗人叹了一口气："唉！连诗歌都不懂，你真是是个大老粗。"船夫对这夹有歧视意味的话，丝毫没有理睬。

船走到江中间的时候，穷酸诗人拿出一支笛子吹了起来，陶醉在自己的旋律之中。一曲完毕，穷酸诗人又问船夫："船夫先生呀！你不懂得欣赏诗句，那你总该懂得欣赏丝竹之美吧！"船夫摇摇头说："我哪懂得音乐啊？我一生只会划船！"穷酸诗人更加不屑地说："不懂得欣赏音乐，你的生活真是枯燥乏味，活着还有什么意思啊。"

突然间，天空中乌云密布，下起大雨，江水暴涨，眼看就要把船给打翻了。船夫跑到船头准备跳下水，这时，他回头问穷酸诗人："秀才先生，那你会不会游泳呢？"穷酸诗人说："我这一生饱读诗书，欣赏音乐，哪有时间学习游泳呢？"船夫说："那很抱歉，不懂诗书和音乐，我没觉得我的人生缺少快乐，但你此时不懂游泳，恐怕你的人生即将全部失去了。"说完，船夫就跳进了江里。

可想而知，可怜的诗人会落得一个什么样的下场。船夫面对诗人诸多带有羞辱性的话语，依然面不改色，情绪毫无异样，这说明他阅历丰富。光顾炫耀才华的诗人，没有给别人留有口德，最后在危机时刻，空有一身才学，不懂得求生之法，也只能遗憾地了此一生。

不随意贬低别人，也不因为别人的才学而感受自卑。这是诗人没有做到的，而却是那个船夫心领神会的。一味想着表现自己的人，在你夸耀自己的同时，你的心就已经失去了平衡，就已开始伤害别人，最终很可能也会伤害自己。

我们常说职业不分贵贱，就像船夫会划船，诗人会作诗一样，各自有各自的本领，不必过分炫耀或羡慕。生活中，我们会听说很多抱怨，什么别人穿得比自己漂亮，吃得比自己讲究，住得比自己舒适之类的。还有乡村的羡慕城市的，钱少的羡慕钱多的，位低的羡慕位高的，权轻的羡慕权重的……

仔细想想吧，当你在羡慕或嫉妒别人时，你身边又有多少人在羡慕你有一份酬劳可观的工作或者有一个幸福美满的家庭呢？人生不如意事十之八九。每个人的人生道路都不可能平平坦坦，毫无波澜。如果自己都不知足，用些无聊的谈资跟周围的人攀比，伤心失望恐怕也是在所难免。

1.保持反思的习惯

在生活中，当自我评价无法得到肯定，自己需求无法得到满足的时候，那就需要反思，调整自我与客观现实之间的距离，假如不及时反思自己，总是一味地怪别人，心境就容易变得烦躁，处于沮丧的状态，甚至会产生悲观的想法。

2.不要常常向人诉苦

如果遇到困难或焦虑的事情，不要抱屈，向人发牢骚，或是到处向人诉苦和辩解。因为这样并不能摆脱痛苦，这样只会白白浪费时间。自己所遇到的烦心事情，想必也是别人经常遇到的，并非是上天故意为难自己。只要这些事情过去了，就没什么大不了。这样想，就会减轻自己的心理压力，让自己的心理保持平衡。

3.善于分析并总结经验教训

事实上，没有一个人的人生是顺利和平坦的，每个人都会遇到烦恼或遭遇厄运，主要是看自己用什么态度去面对，用什么方法来解决。对自己所遇到的事情，要善于分析，总结经验教训，毕竟经历就是一笔财富。同时，多关注自己所拥有的，就会慢慢意识到自己是很幸福的。

4.无法选择就必须接受现实

我们必须知道一个道理，在这个世界上并没有真正意义上的公平。每个人一生下来，许多东西就注定了不平等，比如出身、相貌等，这就是残酷的现实。当然，有些东西是可以通过奋斗去改变的，不过对于我们无法选择的东西，则必须接受现实。

5.正确对待来自外界的评价

保持自知之明的前提是，正确地对外来自外界的评价。平时要多与朋友们进行沟通，获得别人的帮助。同时正确地估量自己，对事情的期望值不能太高，尤其当自己的某些期望无法满足时，需要说服自己，自我安慰。

心理调节小贴士

心理平衡通常是自己给的，并不是别人能给的，需要靠自己的智慧去维持。不管发生什么事情，都是有原因的，平时多反思自己的行为与言语。凡事从实际出发，脚踏实地，一步一个脚印，不要太心急，自然会保持自我心理平衡。

认识自己，了解真实的自我

你了解你自己吗？人们对于了解自己，好像并不如想象中那么成功，似乎人们也不那么热衷于了解自己，他们更多的是想办法了解别人。事实上，知人始于知己，如果想了解别人，首先必须了解自己。大部分的时间，我们所认为的足够了解自己，通常来自旁人的一知半解或评价，我们无法时刻地反省自己，看清自己，也无法把自己放在局外人的位置来观察自己。

认识自己，一直是哲学界久攻不下的难题。早在两千多年前，古希腊人就将这几个字刻在了阿波罗神庙的门柱上。如今几千年过去了，人们也无不遗憾地表示：我还不够了解自己。认识自己似乎还有很长的一段路要走。了解真实的自己，除了通过外界采取足够多的信息，还可以时时审视自己，只有这样，我们所了解的自己才足够全面和真实。

威廉与杰克一起去清扫街上的一个大烟囱，为了进去，他们不得不踩着里面的钢筋踏梯。当时，威廉走在前面，杰克走在后面，他们俩一人抓着扶手一步一步地爬了上去，等到打扫完烟囱之后，两个人按照顺序走了下来。威廉依旧走在前面，杰克走在后面。

后来，当他们从长长的烟囱钻出来，杰克发现了一件非常奇怪的事情：威廉的后背、脸上到处都是烟囱里的黑灰，而自己的前面好像一点黑灰都没有，非常干净。杰克看见威廉的样子，心想自己一定和他差不多，脸上很脏，于是他跑到附近的小河里洗了又洗。而威廉看见杰克的样子，以为自己也是全身干干净净，他只是简单地洗洗手就上街了。结果，威廉的形象一出现，街上所有人都笑了，而威廉却猜不透是怎么回事。

其实别人谁也不能做你的镜子，只有自己才是自己的镜子，拿别人做镜子，白痴或许会把自己照成天才的。现实生活中，人们通常无法了解到真实的自我，大部分原因在于他们容易受外界因素的影响，就好像杰克一样，他所看见的自己是通过威廉的样子反射出来的。此外，人们的自我认知往往受到别人言行、外界信息暗示的影响，这样的结果是人们会出现自我知觉的偏差，好像看见别人很脏，似乎自己也很脏。如果一个人想要真正了解自己，需要让自己成为自己的镜子，而不是陷入别人的眼光中。

你是否询问过身边人对自己的评价呢？用相对间接的方式。

有一位职业保姆用公共电话打给主人："您是否还需要保姆呢？"主人回答说："不需要了，我已经聘请了一个保姆。"职业保姆又说："我会帮您打扫清洁。"主人回答说："我聘请的保姆每天都在打扫清洁，一周一次大扫除，家里已经够干净了。"这位保姆又说："我会帮您做好饭，在你下班之前。"主人回答说："我家的保姆已经做了，谢谢你，我真的不需要新的保姆了。"于是，职业保姆挂了电话。

身边的孩子不解地问："妈妈，你不是就在这家里做保姆吗？"职业保姆回答说："我只是想知道他们是如何评价我从事的这份工作的。"

职业保姆通过打电话向主人询问收集了一些关于自己工作的信息，这样她就知道自己哪些做得好，哪些需要改进，从而更好地反省自己。对于大部分人而言，尽管人们拥有较为明智和谨慎的判断力，但是这些特质往往是用来评价其他的人和事物，他们很少会拿自己当做参照物。当人们没办法收集到一些关于自己的信息，就不容易做出明智的判断，最终无法客观地看清自己。

为什么算命先生总能说中一些东西？为什么星座、血型的解说总能让人对号入座？当人们对自己无法真正了解的时候，他们常常借助于算命、血型、星座，希望能够更好地了解自己，这时他们的心情往往是迫切的，内心的安全感也受到影响。这时其心理的依赖性将大大增强，很容易受他人言语的暗示。所以，当算命先生煞有介事地说出一番话，人们很容易对号入座，这就是一种心理倾向。人们了解自己，需要通过正常的途径，收集身边人对自己的评价信息，这样才能更全面地了解自己，从而做出准确的判断。

1.通过自我观察认识自己

一个人对自己各种身心状态和人际关系等的认识，即生理自我、心理自我和社会自我，如自己的身高、外貌、体态、性格、自己与他人的关系等方面的认识。在自我认识的过程中，要善于剖析自我，深刻认识自我，更好地认识外在形象和内在自我。

2.通过他人评价认识自己

所谓"旁观者清"，在认识自己的过程中，我们需要主动向他人了解自己。同时虚心听取他人对我们的评价，同时客观、冷静地分析他人的评价，便于我们从多角度来认识自己。

3.通过比较认识自己

不管是自我观察还是通过他人的评价，都带着主观的投射。所以我们可以通过合理的比较来更好地认识自己，可以与自己过去、未来进行纵向比较，与同龄人或条件类似的人进行横向比较，通过全面的比较来认识自己。

4.通过实践认识自我

在生活中，我们可以通过参加各种活动，根据活动过程与结果来认识自我。比如，通过与他人的合作来检验自己的人际沟通能力，通过组织活动来判断自己的管理能力，通过读书来了解自己的知识掌握程度。通过这样，可以更加客观地认识自己。

5.通过反思来认识自我

如果说以上四点都是发现自我和认识自我，但很多时候我们依然无法了解自己是一个什么样的人。这时我们需要多反思和总结自己，比如写写日记，及时归纳和善于总结自己的长处与不足，把握生理自我、心理自我和社会自我。

心理调节小贴士

我们应该学会面对自己，不要因为自己有"缺陷"或者自己认为那是缺陷，就通过自己的方法将缺陷掩盖起来，而这样的掩盖方式极其愚蠢。试想，当你把自己的眼睛蒙上时，你就真的掩盖了自己的缺陷了吗？因此，无论是自身的缺陷还是优点，我们都应该正确看待，因为正确面对自己是客观的认识自己的必由之路。

有效转换，做杯可口的柠檬汁

卡耐基说："如果只有柠檬，就做杯柠檬汁。"当你第一次尝到柠檬，那一口酸入心脾的柠檬一沾舌尖，你立即就会龇牙咧嘴忙不迭地吐出来。如果上天给你的恰好是个柠檬，的确是一件让你比较郁闷的事情。如果命运交给你一个酸柠檬，你就得想办法把它做成甜的柠檬，并告诉自己："这是甜的，我喜欢"。柠檬是又苦又酸的，难以下咽，可是如果你把它榨成汁，加上糖，倒进蜂蜜，就变成味道甘甜的柠檬汁。虽然生命给我们酸苦，但是我们可以让它变得甘甜。而有的人不幸拿到柠檬，他就会自暴自弃地说："我垮了。这就是命运，我连一点儿机会都没有。"然后他就开始诅咒这个世界，让自己沉溺在自怜之中。而聪明的人拿到一个柠檬的时候，就会说："从这不幸的事件中，我可以学到什么呢？我怎样才能改善我的状况，怎样才能把这个柠檬做成一杯甘甜的柠檬汁？"所以，学会把自己手中的柠檬做成一杯可口的柠檬汁，那样就会让你的人生充满了甘甜和愉悦。

有一位美国的农夫，他经过了多年工作的努力之后，终于用自己存起来的钱买了一块价格便宜的田地。可是他到买这块地之后，心情就十分低落。因为他买的那块土地非常贫瘠，根本不适合种植任何农作物，甚至连干粮作物都长不出来。除了一些矮灌木和响尾蛇以外，其他什么东西都无法生存在这片土地上。

他整日为这件事忧虑着，后来他想了一个好主意，能把这个累赘变为财富，使挫折变为机会。于是，他不顾身边人们诧异的眼光，开始捕捉地上的响尾蛇，又去买了些机器来生产响尾蛇的罐头。就这样下去，几年之后，他的农庄变成了当地十分有名的观光景点，每一年平均就有两万名观光客前来参观。

后来，这位美国农夫的生意越做越大了。他把响尾蛇的毒液送往美国实验室作血清，而响尾蛇的蛇皮则以高价售出，用来生产女士的鞋与皮包，然后再把蛇肉装罐卖到世界各地。于是，这个村的邮戳都改为"佛罗里达州响尾蛇村"，来向这位把"酸柠檬榨成甘甜柠檬汁"的农夫致敬。

当那位美国的农夫看见自己用所有积蓄购买的土地呈现一片荒芜的时候，他并没有马上放弃它。而是思考怎么能把这一片贫瘠之地利用起来，于是他针对土地上盛产响尾蛇这样的特点，开始制造罐头，并且把响尾蛇的毒液、蛇皮都利用起来，最终使自己取得了巨大的成功。上天开始只是给了他一个酸柠檬，但是他却没有因柠檬的酸苦就扔了它，他是思考怎么把一个酸柠檬榨成甘甜的柠檬汁。最后，他不但把柠檬榨出了甘甜的柠檬汁，还榨出了比原来更多的柠檬汁。他的成功主要就是在于他自己乐观、积极向上的心态面对困难并付诸行动。

1.改变自己的态度

北欧有一句话："冰冷的北极风造就了强盛的维京人。"上天把冰冷的北极风给了维京人，但是聪明的维京人没有因为北极风就丧失了生活的方向，而是更好地把北极风利用起来，使他们变得十分的强壮。当面对一些生活中的困难的时候，悲观的人只会怨天尤人、自暴自弃，甚至一蹶不振，所以挫败感总是紧紧地伴随着他们；而乐观的人就会思考，怎么把一些不利的条件转化为有利条件并自己所用，所以他们往往能够登上成功的宝座。

2.学会享受过程

生活中，我们要时刻保持乐观的心态，这样才会使自己的每一天都充满了快乐。一个拥有乐观、积极向上心态的人，通常能够取得工作中的成功，获得生活中的幸福。因为，在面对工作和生活中的一些困难或者是挫折，能够以一颗平和的心去对待，而不是选择放弃，他们会把命运给的酸柠檬榨成一杯甘甜的柠檬汁。

3.学会利用现有资源把事情做成，而不是消极等待

我们要学会给自己的生活增添一些快乐，将酸柠檬变为柠檬汁，时刻以乐观的态度来面对挫折，你才能找到通往快乐王国的钥匙。如果你只是顾影自怜，即使你住在美丽的城堡里，你恐怕也难找到追寻的快乐。

心理调节小贴士

卡耐基说过："真正的快乐不见得是从享乐中得到，它多半是在征服困难过程中获得的。"生活中我们的快乐并不是来自享乐，还有一部分是来自一种战胜挫折的成就感，一种战胜挫折的胜利，一次将命运的酸柠檬榨成甘甜柠檬汁的过程。当然，这也是一种自我安慰，一种契合心灵的救赎。

换个角度，顿时豁然开朗

曾经听过这样一个故事：

一个老太太有两个儿子，一个卖伞，一个刷墙。于是，老太太天天提心吊

胆，闷闷不乐，因为晴天的时候，她担心儿子的伞卖不出去，下雨的时候，她又开始发愁另外一个儿子没法刷墙。后来，一位智者告诉他："要多个角度看问题，你想想，下雨的时候伞卖得最多，天晴的时候刷墙正好，什么时候都不会错的。"老太太听了，笑逐颜开，整天再也不用担心了。

人生就像一朵鲜花，有时开，有时败，有时候微笑，有时候低头不语。其实，人生就是这样，无论你处于什么样的境地，多角度看问题，你就会发现我们打开了心灵的另一扇窗户，你会发现人生是美好的，而我们所遭遇的那些根本算不了什么。人生之路本就是一条曲折之路，当我们被绊倒的时候，应多角度看问题，打开心灵的另一扇窗，以一种积极、乐观的态度去面对人生中的一切。杯子中有半杯酒，来了个酒鬼，看了看摇摇头，说道："嗨，只有半杯酒。"过了一会儿，又来了一个酒鬼，看到以后兴奋地说："太好了，还有半杯酒。"足见，不同的角度看问题，会让我们获得一种全然不同的心境。所以，学会多角度看问题吧，这样你会发现事情远没有想象的那么糟糕。

有四个小孩在山顶上玩耍，正玩得起劲的时候，突然，从山顶远处蹿出来一个大狗熊。第一个小孩儿反应很快，拔腿就跑，一口气跑了好几百米，跑着跑着，他感到身后没有人，他回头一看，其他三个孩子都没有动，他大声喊道："你们三个怎么还不跑呀，狗熊来了会吃人的？"

第二个小孩儿正在系鞋带，他回答说："废话，谁不知道狗熊会吃人呀，别忘了狗熊最擅长的就是长跑，你短跑有什么用？我不用跑过狗熊，只需要跑过你就行了。"这会儿，他惊奇地问旁边的小孩儿："你愣着做什么？"第三个小孩儿说："你们跑吧，跑得越远越好，一会儿狗熊跑近我的时候，我和它保持安全距离，我带着狗熊，到我爸爸的森林公园，白白给我爸爸带回一份固定资产。"说完，他忍不住问第四个小孩儿："你怎么不跑啊，等死呀？"第四个小孩儿说："你们瞎跑什么呀，老师说了在没有搞清楚问题的时候，不要乱作决策，不要乱判断，需要做市场调查，狗熊是不会轻易吃人的，你们看山那边有一群野猪，狗熊是奔着野猪去的，你们跑什么呀？"

面对"狗熊来了"同一件事，不同的小孩儿有不同的思维方式，而每一种思维方式都比前一种考虑得更周到。事实上，当我们试着多角度看问题的时候，你会发现狗熊并不是冲你来的，内心那些恐惧和忧虑是多余的，完全没有必要，生活依然是美好的，我们完全可以放下心中沉重的包袱。每一个人眼中都有一个与众不同的"小宇宙"，不同的人在各自的"小宇宙"中发现着不同的色彩，演绎着各自的人生。

当我们遭遇困难，产生消极情绪的时候，换个角度看问题往往使我们豁然开朗。换个角度看问题，我们可以从认知上解决问题，也就是从根本上解决了问题。这时我们需要做的不是强行压抑消极情绪，而是积极引导和调节自己的情绪，这样就可以起到调适心理的目的。

1.知足常乐

人生是否快乐，关键看你是否知足。其实人的欲望是无止境的，一种欲望满足了，还会滋长更多的欲望，如果欲望太多，则永远得不到满足和快乐。所以，我们需要换一种角度去理解，比如物质条件比不上朋友的，但有个知冷知热的老公也是很幸福的。

2.心理换位

在生活中，各执己见往往是人与人产生矛盾的关键原因。生活中，难免与家人、朋友、同事产生大大小小的矛盾，如果此时各执己见，互不相让，可能会导致过激的言行，甚至人际关系恶化。这时就需要换位思考，比如父母唠叨令人厌烦，但从在他们的角度上看其实也是为了自己好，这样一想，怒气和怨气就会消了很多。

3.转移认知对象

当我们因为某件事情而困扰的时候，或者因某个偶然的事件而紧张、焦虑的时候，不妨暂时将自己的注意力转移到其他的事情上去。毕竟有些问题越想越烦，甚至会让思想僵化，不妨转换一件环境，换一种心境，就会豁然开朗。

4.合理宣泄情绪

当负面情绪袭来，需要合理宣泄。比如，找人倾诉，当心里遇到烦心事情，找个信赖的朋友聊聊，只要倾诉完了，自己的心理压力就会减轻很多；或者写写日记，当身边没有倾诉的对象，可以写成日记，也是一种倾诉。

5.自我安慰

尽管阿Q愚昧可笑，但他自欺欺人式的自我安慰却让他即便活在最底层也感觉不到痛苦。当我们遭遇严重的打击时，不妨学学阿Q，自我安慰。这样换个角度，可以让自己心情豁然开朗，使自己的生活变得多姿多彩。

心理调节小贴士

在炎热的沙漠，两个焦渴疲惫的旅人，拿出唯一的水壶，摇了摇，一个旅人说："哎呀，太糟糕了，我们只剩下半壶水了。"而另一个旅人却高兴地说："真幸运，我们还有半壶水！"在现实生活中，许多事情都像那半壶水一样，多个角度看问题或者换个角度看问题，你就有了不同的心情，不同的答案。多个角度看问题，我们要有打破成见的勇气和别出心裁的智慧，即使在黑暗的峡谷，我们也会沿着光走出来，顿时之间，你会有一种豁然开朗的感觉。

积极的心理认知，把挫折变成财富

爱默生曾说："每一种挫折或不利的突变，是带着同样或较大的有利的种子。"失败只是一个糟糕的结果吗？当然不是，大部分人看到的失败只是最后的结果，却没有看到在失败过程中所积累的经验与教训，换言之，失败的背后往往藏匿着一些宝贵的经验。当然，对于能够及时从失败中吸取教训的人而言，失败确实是不可或缺的财富。大部分人在遭遇失败后，一蹶不振，主要原因在于他们的负面情绪已经掩盖了失败的价值，所以像无头苍蝇一样乱窜，最后只能继续失败。面对失败，我们需要做的并不是自甘堕落、自暴自弃，而是不断积累失败的经验，让失败成为一笔财富。

杰出的音乐家贝多芬在双耳失聪后，坚持音乐创作并获得了巨大的成功；只受过三年正规教育，被老师认定是一个智力迟钝的学生——爱迪生，在经过不懈的努力之后，他成为了最伟大的发明家之一。哈佛告诉我们：失败并不可怕，只要你在失败中不断地积累经验，终究能将失败变成财富。其实，遭受失败并不可怕，关键是用积极的心态来面对。只要我们能改变心态，把每一次的失败都当作考验自己的机会，把它当作超越自己的一次机遇，那么，我们就不会沉浸在痛苦里，甚至感谢失败让我们看清了真相，获得了经验。失败会让人变得成熟，它是人生的宝贵财富。

1.逆境使人奋进，苦尽才能甘来

逆境总使人奋进，只有经历了逆境，才能迎来彩虹。人生路漫漫，成功并没有固定的样式，追求也没有尽头。路途中短暂的鲜花和掌声会帮助我们赢得更多的信心，但也会让我们满意于此，内心的斗志会消退。失败后，哪怕感到苦痛也会重新站立起来，这样的经历会让人更加坚持不懈，鼓足勇气，重新追回属于自己的东西。

2.失败是成功的前奏

失败是成功的前奏，失败是人生的财富，失败能够使人不断地反省自己，在逆境中奋进，在低谷中抓住机遇，不断冒险与尝试，最后采摘成功的果实。日本著名实业家原安三朗曾说："年轻时赚一百万元的经验，并不能成为将来赚十亿元的经验，但损失一百万元的经验，倒可以培养赚十亿元的经验，逆境是锻炼人才最好的机会。"

心理调节小贴士

一个不能认识和接受失败的人，也无法看清楚成功的本质，从失败的教训中学到的东西，往往比成功中学到的还要深刻。成功，总是在经历多次失败之后才姗姗来迟，正确面对失败，才是走向成功的重要素质和能力。

根据自身实际调整目标

一些人缺乏发掘能力，这些人不知道自己的兴趣究竟是什么，自惭形秽、妄自菲薄，认为自己天生就是庸才，注定一生都要碌碌无为。其实，归根结蒂这些人真正的原因是没有找到自己的兴趣所在，没有很好的挖掘自身潜力，过于盲从、过于武断地判断自己的价值。其实，每个人都是一块金子，每个人都是一块尚待挖掘的宝藏，就看你是否具有一双慧眼，就看你是否勤奋，能够发现、挖掘出自己的价值，让自己的人生焕发出耀眼夺目、与众不同的光芒。

翻开莎士比亚的人生阅历，我们会发现，在他的人生中也出现过抉择，也是在不断地挖掘自己的兴趣与价值中成长的。莎士比亚出生在英格兰中部美丽的埃文河畔，7岁时开始自己的读书生涯，可在校期间，他并不喜欢古板的祈祷文，而偏爱一些古罗马作家用拉丁文写的历史故事，尤其到了每年的五旬节，更是他一生中最快乐的日子，因为每每这时都会有戏班子的演出，他每场演出必到，戏剧班子走到哪里，他就跟到哪里，如痴如醉地观看着每一场精彩的演出，直到戏班离开斯特拉福城为止。

14岁时，莎士比亚离开了学校，开始了他的谋生之路，他到父亲的铺子里做过帮工，在码头做过搬运工，替人家当过导购……但他发现这些都不是自己的兴趣所在，唯独有一次他意外的在一家剧院找到一份工作，虽然工作很琐碎、普通，主要是替客人看管衣帽，照料有钱的观众上下马车，还有在后台打杂，但这个环境却是他梦寐以求的。从此，莎士比亚可以真正地接近戏剧了。一有空闲，他就躲在后台静静地观看演员们排练。这里，成了他的戏剧学校。这里也孕育了一位名垂青史的戏剧大师。

1592年的新年，对于莎士比亚来说是个难忘的日子，他的处女作《亨利六世》在伦敦最大的三家剧场之一——玫瑰剧场上演并一炮打响。很快《理查三世》《威尼斯商人》《温莎的风流娘儿们》《哈姆雷特》《奥赛罗》《李尔王》相继上演。他创作的悲剧《哈姆雷特》不仅使他获得巨大成功，更使莎士比亚的创作登上了艺术的顶峰。

可以说，莎士比亚是在寻找兴趣、延续兴趣，并且发展自己的兴趣中成长的，他一生都在为自己的兴趣而努力，一生都在为他的兴趣而拼搏，最终也成就了自己的梦想，成就了自己人生的辉煌。

从心理学的角度来说，当一个人在做与自己兴趣有关的事情，从事自己所喜爱的职业时，他的心情是愉悦的，态度是积极的，而且他也很有可能在自己感兴趣的领域里发挥最大的才能，创造出最佳的成绩。莎士比亚难道不是一个成功的例子吗？

1.明确自己的兴趣和爱好

其实，大部分人都可以确定自己的兴趣爱好，不过真正地坚持且在某个领域里脱颖而出，却并非易事。我希望有几点建议送给大家：首先，那些社会、家人和朋友们都认可或看重的事情，或许并非你的爱好，毕竟兴趣是你自己喜欢的事情；其次，不要简单地认为有趣的事情就是自己的爱好，而需要作出认真的分析，比如大多数人喜欢玩游戏，但并不意味着每个人都会从事游戏开发工作；最后，不要在一些误以为自己感兴趣的事情上发掘自己的天赋，而是寻找自身天赋与兴趣的最佳结合点。如果你渴望成为模特和歌手，但因着自己身材高挑、却五音不全的客观条件，我建议你更适合成为一名模特。

2.兴趣是可以随意改变的

乔治·华盛顿起初不过是个验货员，威廉·萨默塞特·毛姆写作前就读的是医学院……最终他们都找到了自己感兴趣且发挥自己极致潜能的事业并一举成功。这些成功者以亲身经历告诉我们，一个人也可以同时拥有很多兴趣。兴趣是可以适当改变的，没有必要把某个兴趣当作自己最终的目标，也不要随意放弃自己的兴趣。

3.开阔自己的视野

学会开阔自己的视野，接触一些新鲜的领域，说不定你的兴趣就在于此。所以，亲爱的女士们，请不要因为自己外在的条件而被动选择设定的人生，也不要为暂时的迷茫而感到毫无兴趣。努力去尝试，只要你自己喜欢，哪怕你已经到了80岁的年纪，哪怕你才开始，一旦你选择了从事自己喜欢的事情并奋斗到底，就会将内在的潜能发挥到极致。

心理调节小贴士

一个人在事业上取得的成就大小与兴趣是有很大关系的。如果你从事自己一直喜欢做的事，你的内心便会充满愉悦与快乐，你会发自内心地去努力，自动自发地完成每一目标。要想铸就成功的大厦，就必须有先天的或经后天培养而成的兴趣作为基础。

第14章 培养健全人格：
增强心理免疫系统

如同人们具备生理免疫系统来抵御疾病的入侵一般，潜在的心理免疫系统也可以抵御身处逆境产生的痛苦。诸如自我防御、合理化、积极错觉、自我欺骗、自我提升等，帮助人们将逆境变成顺境，让人们记住自己的成功，忘记失败的痛苦。

主动改变，完善自己的性格

爱因斯坦说："优秀的性格和钢铁般的意志比智慧和博学更重要，智力上的成就在很大程度上依赖于性格的伟大，这一点往往走出人们通常的认识。"事实上，性格不但能影响人的成就，也决定着人们的方方面面，比如影响人的人际交往、个人的发展方向、身心健康，总之，性格决定着一个人的命运。生活中，许多人终日生活在失意、困苦、平庸之中，有部分原因就在于他们总认为自己是最正确的，不愿意听取别人的建议，不愿意改变自己的思路和性格。

老张是公司的老员工，辛辛苦苦工作几年了，职位却一直没有变化。在平时的工作中，他认真负责，与身边的同事相处得也比较融洽，对上司更是敬重有加，不过，进入公司快十年了，许多比他晚进公司的同事的职位都得到了晋升，只有他还在原地踏步。同事戏谑地问他："对你的工作挺满意吧？"他总是乐呵呵地回答："是的。"在与同事相处中，遇到不同的意见，老张对这位说："是，你说得对。"转过头，他对那位也说："对，你说得没错。"这样没有立场经常让同事感到很扫兴。

实际上，老张并没有发现自己没有得到领导重用的原因就在于自己唯唯诺诺的性格，不管是与上司打交道，还是和办公室的同事相处，他从来都是一副唯唯诺诺的样子。这点可以从他的言谈看得出来，比如，他总是说"是是是""好好好"，从来不会说反对的意见。刚开始同事接触到他，以为他这样的性格是由于陌生的关系，不想得罪人。时间长了，与同事都熟悉后，他还是这样的性格特点，同事就觉得很讨厌了，而且，总觉得他这个人比较"虚伪"，不愿意与之交往。上司觉得老张没有自己的想法，只会一味地顺从，这样的人对公司也不会有很大的帮助，于是就一直没有重用他。

在公司，没有谁与老张能够谈得来，因为大家觉得他这种模糊的表达方式，唯唯诺诺的个性让他们很不舒服。所以，最后老张既没有得到领导的赏识，也没有获得同事的好感，而且还非常令人感到厌烦。

即使，恭顺的性格比较讨上司的喜欢，但是，一味地服从只会让上司感到厌烦。在更多的时候，上司希望下属能够有自己独当一面的见解，这样才能看清楚一个人的价值。如果在任何时候都显得唯唯诺诺，不敢表露自己的真实想法，诸如老张这样的下属将不会得到重用。对于那些只会唯唯诺诺的人，他们身上还会显露一个共同的特点：做事犹豫不决，缺乏勇气。通常去做一件事情的时候，他们无法相信自己的判断，以致最后他们没有勇气去做这件事情。

一个人的成长过程就是不断了解自我、提升自我、完善自我的过程。而其性格的形成在10岁之前基本上是父母基因遗传起作用，然后则需要靠个人努力与环境因素共同作用的结果。尽管我们常说"江山易改，禀性难移"，认为人的性格是与生俱来，是不容易改变的。事实上，人的性格是可以改变的。

1.自我挑战

在生活中，别人怎么看你，如何评价你，都映射着你人格的缺点。对此，你只有不断努力，才能不断完善自己。通常小孩子的人格完善是通过在父母的教育督促下不断地改正缺点来完成的，但对于成年人的人格完善，就是自我挑战。

2.看事情要全面

我们要全面客观地看待一些事情与人，不要片面地全盘否定，不要因为偶然一次的经历就认为这个世界是糟糕的，不值得相信的。不管是事物还是人，我们都需要全面客观地看待。

3.学会助人为乐

通常性格存在缺陷的人看起来比较固执，以自我为中心，人情冷漠，活在自己的世界里，这时候需要使其敞开心扉，重新去认识这个世界，善于帮助别人，让别人重新认识你，从而体现自我价值，在这个过程中，自己原有的一些心态习惯就会慢慢改变。

4.坚持既定原则

人的性格的完善与调节是为了更好地适应社会，在人的认知过程中会慢慢形成一些既定的，正确的原则，学会累积，在自我的意识中形成条件发射，这对性格的形成是十分有帮助的。

5.保持积极乐观的心态

人的悲观抑郁情绪对性格的影响是很大的，因为性格本身就是一种气质习惯，这个是长时间形成的，所以说需要培养乐观积极向上的心态，这样可以完善和调节性格本身的特质。

6.学会接受自己

尽管追求完美是好的，但是过度的完美主义很可能给自己带来更大的压力和心理问题。我们不应该盲目追求"完美人格"，而是努力使自己拥有一个"完整人格"。这需要我们客观认识自己，包容和接纳自己。

心理调节小贴士

人格完善需要个人对自我的成长有明确的目标，找准自己的最佳性格组合。有的人太自卑，太敏感，希望变得自信、平和起来。那么，他理想的自我就是自信，现实自我就是自卑，就需要不断地挑战自己，努力使自己成为一个不自卑、不敏感，从容自信的人。

建立良好的人际关系，储备社会支持力量

卡耐基曾说过这样一句话：专业知识在一个人成功中的作用只占15%，而其余的85%则取决于人际关系。只有你处理好了人际关系，才会拥有丰厚的人脉资源。曾任美国总统的西奥多·罗斯福曾说："成功的第一要素是懂得如何搞好人际关系。"确实如此，在美国曾有人向2000多位雇主做过这样一个问卷调查："请查阅贵公司最近解雇的3名员工的资料，然后回答，解雇的理由是什么。"结果是不管什么地区、无论什么行业的雇主，超过三分之二的答复就是："他们是因为不会与别人相处而被解雇。"许多成功的商界人士都深深意识到人脉资源对自己事业成功的重要性，曾任美国某大铁路公司总裁的A.H.史密斯说："铁路的95%是人，5%是铁。"所以不管你从事什么职业，学会处理人际关系，无疑就在成功路上走了85%的路程。

卡洛琳小姐拥有非常动听的歌喉，备受导演青睐，她已经参演过上百部好莱坞影片的拍摄。但是，当有人询问卡洛琳是如何取得成功的，她却说："你知道吗？在我年轻时我跟大多数漂泊的人一样，过着穷困潦倒的日子。"

卡洛琳出生在得克萨斯州的一个农场主家庭，尽管农场的收入并不高，但能够维持一家人的生活，所以她的童年生活还是很快乐的。但是在卡洛琳18岁那年，由于父亲经营管理不善，农场连年亏损，欠下庞大的债务使得父亲支撑不下去了，他被迫变卖了房屋和农场，带着一家人到乡下生活。但是卡洛琳并没有跟随父亲，而是孤身一人来到纽约打拼。

刚到纽约的时候，她身上只有300美元。幸运的是，不久卡洛琳就在一家餐馆找到一份服务员的工作。餐馆的工作十分辛苦，而且工资低得可怜。为了省出生活费，她只好节衣缩食，艰难度日。虽然生活上比较艰苦，她却一直保持乐观向上的心态。平日里，卡洛琳非常喜欢交朋友，在餐馆做服务员的时候经常与客人攀谈聊天，由于她天性比较热情，很快与那些客人熟悉起来，并成了朋友。这些可爱的朋友总会再次光临她所在的餐馆，所以餐馆的老板也非常喜欢卡洛琳，觉得她是一个幸运的女孩。

后来，在朋友们的帮助下，她开始更换工作，而且每次更换的工作都比之前的要好得多。渐渐地，卡洛琳的生活状况也逐步改善起来，不再为一日三餐发愁了。不管到什么地方工作，总会在短时间里与同事们打成一片，成为朋友。所以，她认识的人越来越多，什么行业，什么部门的都有。

一次偶然的机会，卡洛琳为了给朋友到剧组帮忙，就在这里，她遇到了一个改变她一生命运的女人——好莱坞著名制片人夏洛特女士。当时她并不知道眼前这位中年女人的身份，卡洛琳只是喜欢交朋友，她只是喜欢用自己阳光、积极、乐观的心去感染身边的每一个人。

或许是通过一次畅谈之后，夏洛特女士觉得卡洛琳的气质符合自己正在筹备的电影中的一个角色，于是便邀请她参与演出。就这样，卡洛琳在夏洛特女士的帮助下打开了好莱坞的大门，从此改变了自己的人生。

我们丝毫不用怀疑卡洛琳是一颗璀璨的宝石，但如果没有这位慧眼识珠的夏洛特女士，也许她这样璀璨的宝石只会被埋没在碎石堆中。通过卡洛琳的故事，我们不难看出，她的一生如果没有许许多多朋友的帮助，就很难取得今日的成绩，也许一辈子只能在一家餐馆当一个默默无闻的服务员。

1.己所不欲，勿施于人

如果你想建立良好的人际关系，黄金法则就是你希望别人如何对待你，你就怎样去对待别人。即如果你想获得友善的待遇，那你就应该友善地对待别人。这就是己所不欲，勿施于人。

2.保持密切的联系

对身边的朋友而言，需要平时有事没事经常联系，电话、信息、留言等都是联系的最佳途径，特别是逢年过节除了发个信息表示祝福，也可以准备一份小礼物，不要总是在需要别人帮助时才想起别人，这样显得非常功利。

3.保持礼尚往来的习惯

假如对方给予你帮助，或者赠送小礼物，那你也需要把对方的好铭记在心里，并且在别人需要你帮助的时候及时给予帮助，这才能巩固你们之间的关系，如果单单是接受别人的帮助而不付出，那帮助你的人就会越来越少。

4.人脉需要长期投资

实际上，人脉的定义并不是跟某人吃过一顿饭或是交换名片就表示跟对方很熟悉，而是当你处于困难之际的时候，他愿意出手相助；当你需要被肯定的时候，他愿意为你美言几句。所以，良好的人脉关系是需要精心呵护的，是需要进行长期投资的，这样你才会获得丰厚的回报。

心理调节小贴士

从现在开始就把你的人脉投资纳入自己的长期职业、事业规划之中，为自己编织出稳固、长期的人脉资源关系网，不断地积累自己的人脉存折，使之变成你人生中一笔可观的财富。

激发自我潜能，提高心理抗压力

生物学家曾做过这样一个有趣的实验：他将跳蚤随意地向上一抛，跳蚤能从地面上跳起一米多高，但是，如果在一米高的地方再放个盖子，把跳蚤放到盒子里盖上盖子，这时，跳蚤跳起来，撞到了盖子，而且一再地撞到了盖子。这样过了一段时间，生物学家拿掉了盖子，发现跳蚤虽然还在继续跳，但它们已经不能跳到一米以上了，直至跳蚤结束了生命，它们也跳不到一米以上了。这是为什么呢？其实，理由很简单，因为跳蚤调节了自己跳的高度，而且，逐渐适应了这种情况，不再改变。这个现象就是心理学上著名的跳蚤效应，不仅跳蚤如此，人也一样，有什么样的目标就有什么样的人生。许多人不敢去追求梦想，不是梦想太远，而是因为他们心里已经默认了一个"高度"，而这个高度常常使他们受限，所以，他们看不到未来确切的努力方向。

有这样一个故事。

有人问三个泥水匠："你们在干什么？"甲说："砌墙。"乙说："挣钱。"丙说："造世界上最有特色的建筑。"后来，前两位泥水匠一生碌碌无为，只有第三位泥水匠成为了著名的建筑师，因为只有他清楚自己砌每块砖这样的小目标与未来一座宏伟建筑之间的关系。在我们身边，有许多人都明白自己在人生中应该做些什么，但就是迟迟不肯拿出行动来，根本原因就在于他们欠缺了未来清晰的目标，而有什么样的目标，就有什么样的人生。

1952年7月4日清晨，加利福尼亚海岸还笼罩在浓雾之中，在海岸以西21英里的卡塔林纳岛上，34岁的费罗伦斯·柯德威克游进太平洋里，她开始向加州海岸游去，如果这次能够成功，她就会成为第一个游过这个海峡的妇女。在这之前，费罗伦斯·柯德威克是从英法两边海峡游过英吉利海峡的第一个妇女。然而，在这天清晨似乎没有想象中的顺利，海水冻得费罗伦斯·柯德威克身体发麻，由于浓雾越来越大，她几乎看不到护送自己的船，一个小时过去了，又一个小时过去了，无数的观众在电视上注视着她。对费罗伦斯·柯德威克来说，诸如此类的渡海游泳中最大的问题不是疲劳而是刺骨的水温，15个小时过去了，费罗伦斯·柯德威克被冰冷的海水冻得浑身发麻，她感觉自己支撑不下去了，就叫人拉她上船。而柯德威克的母亲和教练就在另一条船上，他们告诉她："海岸很近了，不要放弃。"但是，费罗伦斯·柯德威克朝加州海岸望去，前面是一片浓雾，什么都看不见。几十分钟以后，人们将柯德威克拉上了船，而拉她上船的地点，离加州海岸只有半英里。

当有人告诉柯德威克这个事实后，从寒冷中恢复知觉的她看起来很沮丧，她对记者说："真正令我半途而废的不是疲劳，也不是寒冷，而是因为在浓雾中看不到目标。"在费罗伦斯·柯德威克的一生中，只有这一次没有能坚持到最后。两个月后，柯德威克再一次尝试，这次，她成功地游过了这个海峡，她不但是第一位游过卡塔琳纳海峡的女性，而且比男子游泳创下的纪录还快了大约2个小时。

横跨卡塔琳纳海峡对于柯德威克这样的游泳能手来说，还需要目标鼓足干劲才能完成她的任务，而对于我们普通人来说，更需要为自己确认一个清晰的目标，以此来激发自己的潜能。克莱斯勒在年轻时曾做了一件疯狂的事情，他从银行里取出了所有的存款，到纽约参观汽车展，回来时还买了一辆新车，更糟糕的是，他回到家中便把车停到车库中，并将每个零件都拆卸了下来，研究完之后，又把车子组装起来。大家都认为他疯了，但是，最后他成为了闻名世界的"汽车大亨"，这就是潜能的魔力。

1796年的一天，在德国哥廷根大学，19岁的高斯吃完了晚饭，就开始做导师单独布置给自己的每天例行三道数学题。高斯很快就把前面两道题做完了，这时，他看到了第三道题：要求只用圆规和一把没有刻度的直尺，画出一个正17边形。高斯感到非常吃力，时间很快就过去了，但是，这道题还是没有取得丝毫进展，高斯绞尽脑汁，但是，他很快发现自己学过的所有数学知识似乎都不能解答这道题。不过，这反而激起了高斯的斗志，他下决心：我一定要把它解出来！他拿起了圆规和直尺，一边思考一边在纸上画着，尝试着用一些常规的思路去找出答案。

天快亮了，高斯长舒了一口气，自己终于解答了这道难题。见到导师，高斯有点儿内疚："您给我布置的第三道题，我竟然做了整整一个通宵，我辜负了您对我的栽培……"导师检查了作业，当即惊呆了，他用颤抖的声音对高斯说："这是你自己做出来的吗？"高斯有点儿疑惑："是我做的，但是，我花了整整一个通宵。"导师激动地说："你知不知道，你解开了一道两千多年历史的数学题，阿基米德没有解决，牛顿没有解决，你竟然一个晚上就做出来了，你才是真正的天才！"原来，导师误把这道难题交给了高斯，每次高斯回忆起这一幕时，总是说："如果有人告诉我，这是一道两千多年历史的数学难题，我可能永远也没有信心将它解出来。"

我们应该永远记住一句话：你比自己想象的更优秀。因为我们每个人所拥有的潜能都是无穷的，我们所展现出来的只是九牛一毛，还有更多的等待我们去挖掘。相信自己，多给自己一份肯定，自己永远比想象的优秀一点，这样，你才会成功地挖掘出自己的潜能，从而使自己变得更优秀。

1.有志者事竟成

古人曰："非志无以成学"。立志就是激励自己走向一条进取的、迎难而上、智慧的人生之路。人一旦树立了志向，就会对自己严格要求，就会克服前进道路上的任何困难，那蕴藏在其身上的潜能才能被激发出来。

2.保持身心健康

其实，身心健康是开发潜能的基础。健康的身体、充沛的精力、愉快的心情可使人的智力更好地发挥作用，反之，人的智力就会受到压抑。当然，我们可以通过从饮食、睡眠、锻炼三方面来提高身体健康水平；还通过改善自己的性格，建立和谐的人际关系来提高心理健康水平。

3.培养良好的心理素质

心理素质包括道德品质、意志品质、自信心、责任心等。综观那些卓有成就的科学家，他们不但智力水平高，而且在青少年时期就表现出非常坚强的意志，极具独立性，这些人充满信心，有百折不挠的精神。

4.坚持学习

有人曾说："未来的文盲不是不识字的人，而是没有学习能力的人。"坚持学习可以使人更加有效地发挥出自己的潜能，学习不仅仅是大脑学习，身心学习，还包括科学学习、创新学习等。

心理调节小贴士

在现实生活中，也许我们会遭遇许多困难，导致一些问题没有能够得到解决。其实，问题本身没有太大的难度，而是我们把问题想得太复杂了，以致我们不敢去面对它。如果仅仅是因为低估了自己的能力而失败了，那自然是得不偿失的。所以，相信自己，努力挖掘自己的潜能，让它装点我们多彩的人生！你比你想象的更优秀！

行为免疫，用理性战胜负面的感性

无论何时何事，都不要轻易否定，存在即有其合理性。当我们学会理智地看待事物，不被情绪所左右的时候，那我们所激发的就是情绪正能量。在生活中，许多人习惯于感情用事，遇到生气或愤怒的时候，常常是面红耳赤，恨不得把心里所有的消极情绪都发泄出来；若是遇到消沉的时候，就一蹶不振，自暴自弃，随意贬低自己。其实，若凡事都感情用事，很有可能会看不清事实的真相，甚至做出一些令人感到后悔的举动。所以，面对事物需理智对待，任何事任何人都要给予一个申辩的空间，而面对情感，则需要感性释放，因为，情感压抑得太久，有可能会导致心理疾病。

我的朋友芬妮是一位脾气暴躁，情绪容易激动的女孩子。由于她的坏脾气，交往多年的男朋友也离开了她，我们都为她感到惋惜，而芬妮自己似乎也感到了自己坏脾气的危害，有一天，芬妮特地找到我，说："如何才能改掉我的坏脾气呢？"我以前曾在哈佛大学学习过，熟悉一些心理学方面的东西。

我想了想，拿出了两个透明的刻度瓶，然后分别装上了一半刻度的清水，随后又拿出了两个塑料袋。芬妮帮我打开了，发现里面是白色和蓝色的玻璃球，我对芬妮说："当你生气的时候，就把一颗蓝色的玻璃球放到左边的刻度瓶里；当你克制住自己的时候，就把一颗白色的玻璃球放在右边的刻度瓶里。最为关键的是，现在，你应该学会理性控制自己的情绪。"

芬妮一直照着我的建议去做，过一段时间，我和芬妮一起把两个瓶中的玻璃球都捞了出来，我们发现，那个放蓝色玻璃球的水变成了蓝色，这时，芬妮才知道那些蓝色玻璃球是我把水性蓝色涂料染到白色玻璃球上做成的，这些玻璃球放到水中以后，蓝色染料溶解到水中，水就变成了蓝色。我趁机对芬妮说："你看，原来的清水投入到'坏脾气'中，也被污染了，同样的道理，你的言行举止也会感染人，就像这个玻璃球一样，所以，一定要理智控制好自己的言行。"

当我再一次拜访芬妮的时候，我惊喜地发现，那个放白色玻璃球的刻度瓶竟然溢出了水。其实，我教会芬妮的方法就是"把自己当成一个思想的旁观者"，这样有助于我们理智地面对事物。渐渐地，芬妮学会了把自己当成一个思想的旁观者，生活开始步入正轨，听说，最近她刚交了一个新男朋友，生活对于她来说，似乎变得越来越美好了。

在生活中，总是有一些不如意的事情，当你要发脾气的时候，应该做的第一件事是尽量让自己安静和放松下来，先以理智的眼光来审视问题，想一想目前出现了什么情况，而不是顺其自然地乱发脾气，被情绪牵着走。如何理性地对待事物？那就是学会换位思考，或者直接置身事外。

理性面对事物，我们应该学会反思，我们在面对许多事情的时候，往往是感性反应先于理性反应，所导致的结果是常常看不到事情的本质。所以，每次感性冲动的时候，我们都应该认真反思自己的行为与观点，时间长了，就会逐渐改变自己的思维习惯，把自己置身于事情之外，使自己更加理性地看待事物。

心理调节小贴士

不管发生了什么事情，不管自己处于怎样的位置，我们都需要好好把握积极情绪带给我们正能量，而不是自寻烦恼，任由自己被负面情绪所困扰。这是因为只有积极情绪才会激发出正能量，消极情绪只会带领我们走进痛苦的深渊。

丰富生活经历，锻炼应对能力

读万卷书，不如行万里路。一个有着丰富生活经验的人，应具备应对任何困境的能力。爱默生说："每一种挫折或不利的突变，是带着同样或较大的有利的种子。"信仰具有无穷的力量，它是一种看不见爱的力量。只要你追随自己的天赋和内心，你就会发现，生命的轨迹原已存在，正期待你的光临，你所经历的，正是你应拥有的生活。当你能够感觉到自己正行走在命运的轨道上，你会发现，周围的人，开始源源不断地带给你新的机会。当追寻自己的信仰时，我们不再是消磨光阴，而是在让时间，闪闪发光。

大约在50年前，一位小女孩儿诞生在田纳西州那士维市郊。她的健康有严重的缺陷，使她不能像一般人一样走路。虽然她有一个温馨的基督教大家庭，可是，当兄弟姊妹在外面享受奔跑和玩耍的乐趣时，她却必须被支架所限制。父母定期带她到那士维接受物理治疗，但那小女孩痊愈的希望仍甚渺茫。"我可以像其他小孩儿一样，跑步和玩耍吗？"她问父母。

"亲爱的，你只要相信，"他们回答，"你若相信，神就能叫这事发生。"

她把父母的话放在心中，相信神能使她不必靠支架走路。她常瞒着父母和医生，依靠兄弟姊妹的帮助，解开支架练习走路。在12岁生日那天，她当着父母的面解下支架，不靠别人搀扶，自己在医生的办公室周围绕行。父母看到她这样惊人的变化，感到非常惊喜和意外，医生简直不能相信这个奇迹，但她从此不必带着支架走路了。

她的下一个目标是打篮球。她继续运用信心和勇气——用她未曾发育的双腿——去参加学校篮球队。教练挑了她的妹妹入队，却拒绝了那勇敢的女孩儿。她的父亲，一位智慧和慈爱的先生，告诉教练："我的女儿们是一对。你若要其中一个，另一个也要接受。"教练只好勉强让她加入。于是她得到一件过期的制服，被允许跟其他队员一起练习。

有一天她去找教练。"你若每天多给我十分钟训练，我就给你一个世界级的选手。"教练笑了，但他知道这小女孩儿是认真的。他勉强同意多给她一点儿时间，跟她的一名好朋友与两个男生进行二对二的比赛。不久，她的努力便获得了成果。她表现出非凡的运动技巧和勇气。很快地，她成为队上最优秀的球员。

学校的球队打进了洲际锦标赛。比赛中的一位裁判留意到她超群的技巧，问她有没有尝试赛跑。她说没有。那位裁判正是国际知名的拜耳老虎田径俱乐部的教练。他极力鼓励她试试赛跑。于是当篮球季节过去，小女孩儿开始练习跑步。她赢得一些比赛，在洲际大赛中也得到了名次。16岁那年，她成为全国最佳的年轻选手，被选派参加在澳洲举行的奥林匹克运动会，跑400公尺接力赛的最后一棒，赢得了铜牌。她对这样的成就并不满意，于是再接再厉，四年后再次参加1960年的罗马奥运会。那一次，维玛·鲁道夫(WilmnaRudolph)赢得100公尺短跑，200公尺短跑，又在400公尺接力赛中的最后一棒中夺标，为全队赢得胜利。当年她更锦上添花，被选为全美最佳业余运动员，获得极高荣誉的苏利文奖。风雨之后，维玛的信心和努力得到了回报。

1.不要只读书

一个人一生中，都要读两种书：一是"有字的书"，这就是书本；二是"无字的书"，那就是实地观察和体验。书不能不读，但不能"闭门读书"。只是"闭门读书"，很难摆脱"读死书，死读书，读书死"的境地，所学知识死板，解决不了任何的实际问题，只能成为"书呆子"，终究是无用的。

2."行万里路"

尽管没有太多时间"行万里路"，但也不能把自己关在家里。经常到大街上、商店、集贸市场看看，到动物园、植物园、郊野公园、名胜古迹、农村、山区、河边、海边参观旅游，这些活动当成是给自己"上课"。这样，我们会看到许多见所未见、闻所未闻的新鲜事物和陌生人，不仅可以使自己开阔眼界，增长见识，丰富知识，充实头脑。

3.发展思维的能力

何谓"思维"？就是运用"已经掌握的知识"进行分析、综合、判断、推理。已经掌握的知识便是进行思维的必要材料。老话说"巧妇难为无米之炊"。没有丰富的知识，思维将是无法进行的；知识贫乏，是难以进行周密的思维的。经常到外面走走，看看，会使自己见多识广，储备思维所需的"丰富材料"。

心理调节小贴士

　　行走的目的是为了寻找安全的栖息地，同时开阔了自己的眼界，学到很多有用的知识。任何经历都是一种积累，积累得越多，人越发变得成熟。经历得多，生命有长度；经历得广，生命有厚度。拥有丰富的阅历，才有丰满的人生，才能锻炼出应有的应对能力。

发掘韧性人格，积极应对压力事件

　　爱迪生说："无论何时，不管怎样，我也绝不允许自己有一点点灰心丧气。"信念是心灵的护航者，是胜利的基石。信念是一缕永不暗淡的阳光，给心灵以丰富的给养，有了信念，我们就可以穿越阴霾，驱散迷茫，挣脱命运的束缚，自由地飞翔。人生需要信念，坚定的信念，即使道路布满荆棘，历尽了无尽的坎坷，我们也不要放弃信念，这样才会看到希望，看到生命的曙光。

　　塞尔玛是一个单亲母亲，她在一个乡村工厂里工作，靠着微薄的收入来维持着自己与儿子的生活。然而，在塞尔玛心中隐藏着一个秘密：由于遗传因素，她的视力正在慢慢减退，只有靠着高度近视眼镜才能维持微弱的视力，而且，令她心痛的是，她发现了儿子居然也患有同样的疾病，她决定挣钱为儿子治好眼睛。于是，塞尔玛开始日夜不停地加班，将辛苦赚来的钱装在一个小铁皮盒里。尽管生活对于塞尔玛是残酷的，但她依然释放着全部的热情，塞尔玛特别钟爱音乐与舞蹈，她经常在工厂里歌唱，想象自己是音乐剧里的主角，以此给自己疲惫的心灵以抚慰。

　　塞尔玛的房东比尔是一位警察，他有个整日无所事事却又喜欢享乐的妻子，在妻子的过度挥霍之下，比尔破产了。但是，比尔却没有勇气将真相告诉妻子，比尔知道塞尔玛有一些积蓄，于是，比尔找到了塞尔玛，向她诉说自己的压力与内心的绝望。无意之中，比尔发现了塞尔玛装钱的铁皮盒子，由于视力的下降，塞尔玛失去了工作，这时，她发现自己辛苦攒下的钱被偷走了。想到曾向自己借过钱的比尔，塞尔玛决定去找比尔，比尔当即承认了自己偷走了钱，两人在争执中，比尔绝望地掏出了手枪，恳求塞尔玛帮助自己结束生命，塞尔玛扣动了扳机。

塞尔玛安排了儿子的手术，而她自己则来到了歌舞团，在那里，她精彩演绎了《音乐之声》。为了维护比尔的尊严，塞尔玛决定不说出实情，自己一个人承担所有的罪责。直到被警察逮捕的那一刻，塞尔玛依然歌唱着、舞蹈着。

即使塞尔玛生活有那么的不幸，但是，她那份对生命执着的信念，促使她完成了自己的梦想，那就是攒钱为儿子做手术。在黑暗的世界里，塞尔玛成为了舞蹈的精灵，她是真正的黑暗中的舞者，而这一切源于她那坚定的信念，因为信念为塞尔玛的心灵指引了生命的方向。

1.学会自我激励

自我激励是形成良好的品德和习惯的方法，首先我们要对自己有一个正确的认识，对自己的优缺点有所了解；其次学会自我控制和自我约束，"将一件事情做到底"会经历很多意想不到的困难与挫折，应该学会控制自己的情绪和意志；最后，应该有意识地培养自尊心和上进心，这样我们的潜能才可以不断地被发掘，从而向最好的方向发展。

2.找一个学习的榜样

榜样的力量是巨大的，特别是那些有着坚定毅力、坚持不懈追求梦想的人，更是我们心目中的楷模和英雄。如果能够找到这样一个榜样，无疑为自己前进树立了一个前进的标杆。最好的榜样往往是身边人，父母可以是学习的榜样，身边同龄人也可以是学习的榜样，大家一起你追我赶，让竞争变成相互学习。

3.参加体育锻炼

现在大多数人都是在物质优越的环境中长大的，缺乏毅力，如果有一个机会锻炼自己是最好的。而积极参加体育锻炼是一种好方法，不但可以增强我们的体质，而且还可以增强自己的心理承受能力。

4.参加竞赛

假如让我们独自完成某件事，总是一拖再拖，或许干脆中途放弃。假如知道还有许多人与自己竞争，却能够激发内心不服输的心理。毕竟我们也不愿意承认自己是弱者，不会轻易服输。所以，我们可以与要好的同学竞争，也可以与对方来一场比赛，将工作变成竞赛。

心理调节小贴士

蘑菇生长在阴暗角落，由于得不到阳光又没有肥料，常常面临着自生自灭的状况，只有当它们长到足够高、足够壮的时候，才被人们所关注，事实上，这时它们已经能够独自接受阳光雨露了。任何一个人在成长的过程中，都将注定经历不同的苦难、荆棘，那些被困难、挫折击倒的人，他们必须忍受生活的平庸；而那些战胜苦难、挫折的人，他们能够突出重围，取得成功。

第15章 个性化心理调适方法：
有益身心的放松方式

适当的自我调整是每个人必备的心理素质，当然，这样的调整并不仅仅是心理方面，还来自有益身心的各种休闲方式。当心情烦闷的时候，不妨听听音乐、开怀大笑、看看电影，这样一来，郁积在内心的阴霾自然会烟消云散。

适时购物可以排解内心的不快

大部分人在心情不好时会选择购物来进行心理调适，事实上，购物是很有效果的。在购物时，购物者几乎完成了一次角色转换，平时在工作中服务于他人的角色转换为销售员口中的"上帝"，尊严感在购物过程中得到了极大的满足。而且，在购物的时候，特别是女性朋友购物，大多保持高度专注的注意力，在这时候她们完全忘记了前一分钟还在担忧的事情。最后，当她们买到自己心仪的商品时，尤其是女性买到自己喜欢的衣服时，会特别高兴，有一种强烈的成就感，通过美丽的衣服可以提升自己的形象。当然，这个购物的过程就是一种非理性的行为，是对自身的一种释放。通过购物调适自我的大部分都是女性朋友。

小李是个急性子，但是偏偏女朋友喜欢逛街，而且一逛就是好几个小时，最让小李吃不消的是，女朋友好像对商品毫无抵抗力，只要看到喜欢的，她不管价格如何都会毫不犹豫地买下。

小李细心观察后发现，女朋友最喜欢在情绪波动的时候逛街，心情不好的时候，她会用逛街来发泄，心情好的时候，她也会用逛街来庆祝。不过小李庆幸的是，女朋友很少找自己开口要钱买东西。

的确，在购物心理上，男人和女人是不同的，男人通常买东西都是直奔主题，看中合适的，直接掏钱买东西。而女士逛街则看心情，当他们心情不好时，购物是他们经常选择的发泄方式，而陪女人逛街，对于男性来说却是一种巨大的心理折磨。

对大部分的女人而言，购物确实算得上一种比较理想的解压方式，不仅能购买到自己喜欢的东西，而且还能够排解内心的不快。当然，对于类似购物狂的女性而言，她们却只对购买的过程感兴趣，也就是说，尽管她们收获颇丰，但是那些购买的东西却不见得她有多喜欢。这样一种行为，就是典型的购物狂，属于冲动控制疾病范畴，她们的满足感来自对购物的病态占有欲。尽管购物是减压的一个途径，但适时的购物是可以的，过度的购物只会成为一种病态行为。

小凤是典型的购物狂，最多的一次去商场买了30多件衣服，逛到最后一家商场打烊。她每个月花在购物就几乎要上万元，基本上一看到喜欢的东西就不停手，信用卡曾经被刷爆3次，她已经无法算出几年下来因购物花掉的钱到底有多少。

对小凤来说，购物是一个很享受的过程。她管理公司的工作常常会给她带来很大的压力，每当心里不舒服或感到烦恼的时候就会选择疯狂购物。当她站在试衣镜面前，深切地感受到"人靠衣服马靠鞍"这句俗语是多么的贴切，内心的欣喜是无以言表的。享受的过程并没有因为购物结束而结束，相反，回家之后各种战利品的试穿和搭配又让她内心高兴一把，而接下来的几天，朋友、同事因为小凤穿着漂亮衣服而赞不绝口，让她内心的这种满足感和虚荣心再次得到发酵。

在这种小凤看来"减压、愉悦"的方式成为疯狂购物背后的强大精神动力，她在购物的瞬间感到莫名的快乐，当然，购物也成为她减压、寻找快乐的最好途径。

购物狂的最大特点在于，喜欢就买，买完又各种后悔自责，但是这样的感觉只是暂时的，马上她们又会投入到下一轮的疯狂购物中。过度购物，其内在根源在于社会压力。当然，大部分购物狂都是女性，其中耳熟能详的一个例子就是香港明星张柏芝所演的《购物狂》，电影形象生动地再现了购物狂的各种疯狂。

现代社会，女性再也不是柔弱的代表词，而是与男性一样撑起半边天。尽管大部分男性自认为压力很大，但事实上女性朋友们也不轻松。首先，她们要走出家庭，步入社会，成为职场上干练的女白领，与男同事一起工作，某些不服输的个性使得她们更多地看重领导的赏识；同时，她们也是妻子、母亲，在家庭里一样保持着贤妻良母的本分，毕竟大部分男人在料理家务方面确实不尽人意。所以，对这样的女性而言，压力非常大，她们没办法很好地化解这些各方面的压力，唯有通过购物来发泄。

如果你是一个购物狂，那么，你需要进行以下心理调整：

1.找寻正确渠道缓解压力

如果你尚未到购物狂的地步，那购物减压还是勉强适用；如果你的程度已经达到了购物狂的地步，那就应该换一种减压方式了，比如瑜伽、跳舞、运动等等，这些减压方式不需要那么多的资金，而且还能起到锻炼身体的作用，使身心都有一个很好地调整。

2.从经济上截源

为什么享受购物过程？刷卡很痛快、钱确实多得无处花了？如果想控制自己购物的频率，不妨不带钱出门，这从源头上就开始控制了。当你在外面看到漂亮的衣服，但一摸钱包，没办法，还是强忍住走开吧。时间长了，慢慢就习惯了。

3.合理理财

对女性朋友而言，适当的消费，诸如衣服、化妆品、包包之类的是可以的。但是这部分的开支必须控制在自己最大承受能力的百分之二十以内，如果不想天天喝稀饭，那就学会理财。与其买回一堆根本用不着的东西，还不如把钱用来投资，以钱生钱，增强自己的购买力。

心理调节小贴士

女性在遭受压力时，感到是无助和沮丧的，她们甚至觉得自己好像什么事情都做不好，失去了对整个事件的掌控欲。而购物恰好是一个彰显主人公的行为，比如当她坐在试衣间，身边的销售员总会亲切地过来招呼，而且力所能及地展现自己热情的服务，女性在购物过程中所享受的是贵宾级的待遇。购物，可以说很好地缓解了女性在职场、家庭所遭受的多重压力的不适感。

亲近大自然，找寻心灵的归宿

古语说："春有百花秋有月，夏有凉风冬有雪。若无闲事挂心头，便是人间好时节。"浅显简单的道理，只有回归到大自然，我们的情绪会变得平和起来，而那些一直存在的消极情绪则会如灰尘般渺小。在生活中，物质和财富并不能让内向者的心情变得好起来，它恰恰是起到了相反的作用。人生在没有事业、没有财富的时候，往往会将事业和财富当作是好心情的保障，他们总是因缺乏这些东西而产生坏心情。其实，这只是一厢情愿的想法。大多数的人终日郁郁不安，这时不妨投入大自然的怀抱，找寻一处心灵的庇护之所。

这是一篇游记：

最近，我一直为自己的身世而烦恼，坏心情就好像从我的每个毛孔钻出来，好像看什么都不顺眼，我从小就没有妈妈，她抛弃了我，我恨她，但在我内心深处，我又特别想念她，这样的矛盾心情一直折磨着我。我感觉心好累，在不知不觉间，我来到了老家，这是一个自然朴素的地方。

走进大自然，这里的一切都令人欣慰，平和，没有喧闹的汽车鸣叫声，没有人们的吵闹声，一切都是那么的清晰、新鲜。阳光潇洒地照耀着大地，火辣辣的太阳变得很温暖，给我心灵无尽的安慰。

漫步在辽阔的草原里，风飘过我的身旁，很清爽，很温暖，就好像一双慈母的手，抚摸着我的脸颊。风的味道，简直令我难以割舍，它的味道，让我想起儿时所见过的妈妈模糊的香味，以及妈妈曾带给我的温暖。原来，世界真是变幻莫测，虽然妈妈不在我身边，但风让我变得什么都满足，而这种满足是前所未有的。

走进小小的森林，我闻到了香甜的果香，抬起头来，竟然发现那些早已经成熟的果实不知道什么时候跑到了我的眼前，它们好可爱，红红的，衬托出美满的生活与幸福。我就好像一个调皮的孩子，轻轻地摘下一枚果实，也不顾卫生就塞进了嘴里，果实的甘甜袭来，让我瞬间忘却了一切烦恼，我好像又回到了孩童时代，那种可以无所顾忌地奔跑在大自然的感觉又回来了。毫无瑕疵的大自然，清晰、美丽，漫步在这里，我早已经忘却了我为什么会来这里，我的烦恼是什么？大自然，不仅仅是美的艺术家，更是最好的心灵治愈师。

社会的复杂让我们失去了生命的自由空间，生活在这种复杂的环境，忧虑和烦恼空前地膨胀着，我们只是不停地工作，从来没有闲暇时光，最终使得心灵干枯了。虽然我们看似得到了许多享乐，但那却不是幸福；拥有许多方便，但那却不是自由。我们差不多已经忘记了该如何享受生活，但若是回到大自然，我们的心灵将变得宁静而充盈，那种清晰的感觉唤起了我们对过去所有美好的回忆，幸福的感觉涌上来，那些糟糕的感觉早已经被覆盖而不知所终。

1.大自然使心灵恢复平静

大自然里有什么呢？新鲜的空气、纯净的蓝天、迷蒙的烟雨、柔和的月光、连绵的青山、潺潺的流水……这一切都是美好而祥和的，它所带给我们心灵上的是平静，就好像是涓涓细流，带走了一直积压在心底深处的坏心情。大自然的美对每个人而言都是平等的，越是自然的东西，就越是接近生命的本质。

2.投入大自然的怀抱

只要我们能敞开怀抱，拥抱大自然的祥和与宁静，我们就可以真正地放下心中的牵挂和忧虑，在大自然的怀抱中获得自在。在大自然的熏陶中，我们早已经放下欲望，干枯而缺乏营养的心灵在自然的馈赠中获得了滋养。在大自然的怀抱中，只要我们拥有平常心，不必付出任何代价，就可以享受美好的心情。

心理调节小贴士

千百年来，人们一直遵循着天人合一的精神，人类应该感恩大自然，珍惜大自然，爱护大自然，享受大自然，这样才能在自然中找到丢失已久的快乐和宁静。如果我们的心情变得很糟糕，那不妨投入大自然的怀抱吧，在这里会忘记所有的烦恼，重新享受生活的快乐与幸福，同时，也可以治愈我们心灵所有的伤痛，让坏心情变得如尘埃般渺小。

开怀大笑，消除心理阴霾

心理学家说："健康的开怀大笑是消除精神压力的最佳方法之一，同时，也是一种愉快的发泄方式。"当压力来临、或者遇到了烦心的事情，我们应该忘记心中的忧虑，开怀大笑，消一消自己的火气。笑完了，压力也就消失了，愤怒的情绪也回归到正常状态了。我们常说"笑一笑，十年少"，在西方也流传着这样一句谚语"开怀大笑是剂良药"。笑对一个人身心的益处，得到了中西方医学专家的普遍认可。美国心理学家史蒂夫·威尔逊是"世界欢笑旅行"组织的创始人，他这样阐述了"笑"："笑很简单，它是人类与生俱来的本领，笑也很复杂，蕴含着许多人们可能从来没听说过的学问。"对此，威尔逊对笑进行了多年的研究，他号召人们用笑赶走烦恼、焦虑。所以，当压力来袭，尽情地大笑吧，这样会助你调节情绪，平复情绪。

芬兰科学家通过多项实验和调查发现，人一生下来就会笑。简单地说，人可以不需要学习就能发出笑声，刚出生的孩子会在睡梦中微笑。但是，诸如悲伤、烦恼等负面情绪，以及表达负面情绪的愤怒、哭泣，则需要通过亲身体验，慢慢学习而来。另外，相对于心中忧虑而引起的皱眉来说，笑调动的肌肉数量更少、用力也要小一些。既然如此，绽放笑容变得如此简单，为什么不少一点儿烦恼、愤怒，而多一些开心的笑呢？

卢刚大学毕业后，进入了一家大公司，不过，拿着名牌大学的毕业证，他却在办公室里当了一名普通的文员，这令卢刚十分苦恼，心中常常为此愤愤不平。另外，由于卢刚不太善于表现自己，内心有着强烈的自卑感，使得自己的才能无法施展开来。过了一段时间后，卢刚觉得生活压力越来越大，浑身都没有精神，莫名其妙地失眠。卢刚觉得自己心理有了问题，在一个星期天，他走进了一家心理咨询中心。面对医生，卢刚倾诉了心中的苦闷，不过，医生并没有给卢刚任何的劝导，而是提出一个小小的要求："每天早晨起床后，什么不要干，先对着镜子里的自己笑一下，在一天的工作中，如果感到苦闷了，就找到安静的地方，开怀大笑一番。"卢刚半信半疑，但是，还是照心理医生的话去做了。

一个星期过去了，卢刚又去了医院，医生问他："感觉怎么样？情况是否有所改观？"卢刚感慨地说："真没想到，这个办法真的很灵验。"原来，刚开始照镜子的时候，卢刚被自己的样子吓了一跳：眉头紧皱，满脸沮丧，活脱脱一张苦瓜脸。虽然，以前卢刚也会对着镜子剃须、洗脸之类的，但那时都是面无表情，卢刚意识到自己好久没有认真地审视过自己了。卢刚想着以前自己是一个快乐的小男孩儿，记得自己以前也是喜欢笑的，可是，当他第一次对自己微笑的时候，却发现笑容变得十分僵硬。后来，卢刚开始每天对镜子里的自己笑，他在镜子里看到了一个快乐的自己，他感到浑身的力量回来了。

卢刚有些疑惑地问医生："请问这是什么道理呢？"医生笑着说："笑赶走了你内心的怨气和忧虑，为你带来了自信和快乐，因此，你的生活和工作都有了较大的影响。"听了医生的话，卢刚恍然大悟，以后，在办公室里，同事们经常都能听到卢刚那爽朗的笑声。

然而，现代人笑得越来越少了，事实上，我们要想做到笑口常开，就需要自己有意识地做一些努力。我们可以试着培养这样一些习惯：每天起来，对着镜子给自己一个笑容；遇到匆匆而过的行人，尽量给对方一个笑容；如果平时不怎么喜欢笑，可以多观看一些喜剧片或笑话；强迫自己笑，慢慢地，笑就会变成一种习惯。

美国马里兰大学医学教授迈克尔·米勒说："大笑可以提高内啡肽水平、强化免疫系统、增加血管中的氧气含量。"对此，有关心理专家认为，健康的开怀大笑有以下六个好处。

1. 燃烧卡路里，帮助保持身材

德国研究人员发现，大笑10～15分钟可以增加能量的消耗，使人心跳加速，并燃烧人体一定能量的卡路里，所以，大笑是保持身材苗条的最佳方式。

2. 增加自身免疫力

大笑能够使一个人体内的白血球增加，促进体内的抗体循环，这些都能增强免疫能力，对抗病菌。同时，大笑还能够助于血液循环，加快新陈代谢，使人变得更有活力。

3. 减少心脏病发生的机会

科学家通过研究显示，那些喜欢大笑的人患心血管疾病的概率比较低，因为笑能够使人们的血液循环良好，血液的流通则可以有效避免有害物质的积聚，这样就减少了对血管造成的危害，因此，笑可以使一个人的心脏更强壮。

4. 能够为你带来好运气

一个喜欢笑的人，他的运气一定不会太差。因为笑容可以让一个人看起来更有魅力，更自信，同时，还能够促进自我价值感的上升，有助于人们克服困难。

5. 笑是特效止痛剂

笑容是最自然、最不具副作用的止痛剂。当一个人大笑的时候，脑中的快乐激素就会逸出，这能够缓解人体的各种疼痛。因此，一些患病的人会经常微笑，因为这可以减轻他们的病情。

6.能够赶走压力，消除负面的情绪

当一个人大笑的时候，身体会立即释放内啡肽，从而赶走压力，驱走内心的负面情绪。即使强迫自己大笑，也会产生同样的效果。

当然，我们所需要的是健康地开怀大笑，这需要有一些前提的条件。比如，高血压患者应该尽量避免大笑，否则会引起血压上升、脑溢血等；正处于恢复期的患者也要避免大笑，因为这有可能使病情发作；还有，当一个人在吃东西或饮水的时候，也不要大笑，以免食物和水进入气管，导致剧烈咳嗽，甚至是窒息。当自己背负了巨大的心理压力，或者内心郁积着负面情绪，不要跟自己较劲，不妨选择健康地开怀大笑吧！

心理调节小贴士

有一位智者很喜欢大笑，而且，通常是在嗔怒时大笑，弟子感到不解："既然这么生气，为什么会选择笑呢？"智者这样回答："因为大笑可以帮我赶走内心阴霾，即使我强迫自己大笑，也能够起到这样的作用，所以，既然笑能有如此的作用，我又何苦选择生气呢？"

大快朵颐，享受美食

有这样一个小故事：据说日本有位朋友，去买煤炭想烧炭自杀，结果看见了特价的秋刀鱼便买回家烤了吃，当他吃完之后觉得生活好像也没有那么糟糕，于是果断地放弃了自杀的念头。又到年底，大大小小的会议、各种年终总结以及即将面临的各种人情压力和"逼婚"的压力让很多人彻夜难眠、脾气暴躁、悲观失落……这种年底焦虑症的情绪，在近几年以高发病的态势在职场中不断蔓延。

事实上，许多人在面对压力时总想吃东西。这是因为当人体面对巨大身心压力的时候，大脑将信息传输到视丘下脑下垂体，随后启动一系列对抗压力的荷尔蒙作用机制，如肾上腺素分泌激增，使人体快速从肝脏将大量的葡萄糖以及从肺脏将大量氧气供给至全身血液中，赋予身体活力以应对突然的紧张状态。对于那些上班族而言，尽管抗压荷尔蒙有助于应付压力的来袭，但长时间这样，抗压荷尔蒙的分泌会疲乏，从而加速体内盐分流失、血糖降低，自然会很容易感到饥饿。

日本作家吉本芭娜娜在其成名作《厨房》的开篇中说："在筋疲力尽的时候，我经常会深思默想：不知何时辞别今生之际，我愿意在厨房咽下最后一口气。无论孤身流落寒冷的地方，或是与人共居温暖的地方，只要那里是厨房，我就能够直面死亡，毫无畏惧。"

厨房或许是一个人可以获得些许安慰的地方，下班后忙碌在厨房里，在飘散着油烟味和食物香味的厨房，让人会暂时忘记一些处世的艰难，忘记许多烦恼和不愉快。食物除了满足味蕾，还能抚慰疲惫和焦躁，甚至给生活带来一些意想不到的乐趣。

事实上，零食也可以有效减轻压力。在日常生活中，我们发现有的人没有零食就受不了。尤其是一些女性，似乎零食成为了她们仅次于食物的物质粮食。相信绝大多数女性都有喜欢买零食、吃零食的嗜好，她们经常会在超市买大包大包的零食，放在自己的身边，便于自己随时可以拿来吃。她们家里的每个角落似乎都能找到零食，零食成为了她们生活的一部分。其实，像这类离不开零食的人，她们的内心其实是很有压力的。

一位很年轻的女孩儿去看病，说最近四个月，她的体重增加了20公斤，而发胖的主要原因就是吃了太多的零食。

这个女孩儿，毕业于外地一所综合性大学，四个月之前才来到本地。在这之前，她从未离开父母而一个人单独生活，但因为毕业分配，不得不离开父母。对将来怀有很大的希望的她，便搬来本地，过着枯燥无味的独居的生活。

每天，当她从工作单位回到自己的宿舍时，没有人迎接她，只有冷清、黑暗的空房子，晚餐也得自己动手准备，这就是她每天的生活。她难以忍受这极其孤独的生活，因此当她独自在屋子里时，会产生进食的冲动，所以就开始乱吃零食，因为只有在多吃零食的过程中，心理才能获得消失。时间长了，就会形成一种恶性循环，当这次冲动刚消失，下次的冲动又会袭来，于是随着自己的冲动频率的增加，到最后一天三餐根本离不开零食，每天她都会为自己准备很多零食。由此养成习惯后，她便是每天不停地吃零食。

不久后，除了每天吃零食以外，家里的抽屉还必须经常塞满各种零食，否则她就会感到不安。而且这种离不开零食的习惯，也带到了单位，办公室的抽屉里也经常塞满饼干、面包，只要一有冲动，也顾不得是否上班，马上偷偷拿出零食来吃。难怪四个月内会胖了20公斤。

其实究其原因，源于她离开了父母，独自一个人在外地生活。当心里感觉孤寂时，找不到有效的排遣孤独感的方式，只有靠吃零食才能安抚自己。所以，当很多人在失意、孤单时，便会有吃零食的冲动，有严重的甚至会出现暴饮暴食的情况。

尽管我们可以用美食减压，不过还需要选择健康的饮食，切忌暴饮暴食。

1.情绪不佳可多吃含钙的食物

当我们在遇到不顺心的事、性情急躁、脾气不好时，选择含钙多的食物，具有安定情绪的效果。像牛奶、乳酸等乳制品，以及小鱼干等，都含有丰富的钙质，食后会有比较明显的疗效。

2.心情紧张或慌乱，多吃维生素C食物

当我们受到某些刺激或恐吓，或遇到某些紧张环境，心中产生恐慌时，多吃些富含维生素C的食品，这具有缓解心理压力的效果。因为我们在承受某些比较大的心理压力时，身体会消耗比平时多8倍左右的维生素C，所以应该尽可能地多摄取富含维生素C的食物，像菜花、芝麻、水果等。

3.聚会不胜酒力多吃蛋白质含量高的食品

当参加聚会不胜酒力时，心理压力必然很大。这时，可以多吃些鱼虾、肉类、蛋品、豆腐、奶酪等蛋白质含量高的食品，既可以防止醉酒，而且能增强营养效果。而且，牛奶会在胃壁内形成一层保护膜，所以在饮酒之前先喝上一杯牛奶，既能护胃又能避免或缓解醉酒。

心理调节小贴士

一个人口欲的满足是最基本的一种欲望，当他们感到孤单无助时，而又苦于找不到其他的消解方式，于是就激发了她们最原始的一种欲望，那就是吃东西。而在这种情况下，美食，就成为了他们排解压力、消除孤单的方式。

寻找适合自己的放松方式

法国作家大仲马说："人生是一串无数的小烦恼组成的念珠。"在日常生活中，烦恼、怨恨、悲伤、忧愁或愤怒等负面情绪都是常见的情绪反映，这些都容易成为内向者的典型情绪。内向者生闷气的时候，实际等于让整个人都陷入了负面情绪之中，容易产生孤独感和抑郁症，缺乏积极进取的精神。总而言之，生闷气让一个人变得郁郁寡欢，因此，我们需要寻找让自己放松的方式。

培根说："无论你怎样表示愤怒，都不要做出任何无法挽回的事来。"美国总统林肯如果在外面和别人生气了，回到家里就会写一封痛骂对方的信，当家人第二天要为他寄出那封信的时候，林肯会极力阻止："写信时，我已经出了气，何必把它寄出去惹是生非。"如何排解心中的种种负面情绪？当然是合理地宣泄，放松自己。

里根是一个性格温和的人，但是，有时候他也会发脾气。当他生气的时候，就会把铅笔或眼镜扔在地上，然后很快就能恢复情绪。有一次，里根对侍从人员说："你看，我在很久以前就学会了这样一个秘诀：当你生气时，如果控制不住自己，不得不扔掉一些东西来出气，那么就要注意把它扔在你的面前，一定不要扔得太远了，这样捡起来就会省力很多，捡起了东西，心情自然也就放松了。"

齐文王患了忧虑病，没能找到正确的治疗方式，时间长了，病情越来越严重，甚至到了卧床不起的程度。这时，大臣建议请名医来诊断病情，于是，齐国派人到宋国去请来名医文挚给予医治。文挚查看了齐王的病情，判断出必须采取一定的方式来消除病人心中的闷气，但是，顾虑到这样会触动齐王而惹来杀身之祸。对此，齐国太子向文挚保证，无论如何都会保证医生的安全。于是，与文挚约好了看病的时间，但是，文挚却连续三次失约，齐王虽在病床上，却对此十分恼怒。

后来，文挚终于应约而来，但是，他不脱鞋就上床，踏踩齐王的衣服问病，气得齐王不搭理他。这时，文挚用粗话刺激齐王，齐王终于按捺不住，翻起身来就大骂，没想到，齐王的病却因此好了。

所谓"怒动其身形、冲破忧伤烦闷的负面情绪"，有人在愤怒时暴跳如雷，面红耳赤，实际上，这就是一种能量发泄。人们常说："言为心声，言一出，心便安。"发泄消极的能量可以采取唱歌、怒吼等方式，这也不失为一种轻松的方式。

1.大声哭泣

哭泣也是一种行之有效的方式，据调查，有85%的妇女和73%的男人哭过之后，心情就会好受一些。威廉菲烈博士说："哭可以将情绪上的压力减轻40%，哭是健康的行为，值得鼓励。"

2.将负面情绪写出来

将心中的烦闷写出来，这也是一种自我轻松的方式。一般情况下，写诗、写日记都能够有效地发泄郁结在心中的负面情绪，使自己恢复平静。而且，从心理学上说，适当发泄长期以来郁积的闷气，可以减轻或消除心理疲劳，比起将闷气郁结在心中，将怒气发泄出来会更好，这样可以使我们变得轻松愉快。负面情绪就像夏天的暴风雨倾盆而下，需要我们适当发泄，这样才能净化周围的空气，缓解心中的紧张情绪。

3.大声吼叫或大声歌唱

在电视剧《北京人在纽约》里，濒临破产、失败袭来的时候，王起明一边开车一边高唱"太阳最红……"，获得了心灵上的暂时放松；在日本，每年都要举办一次呐喊比赛，那些情绪不满者向远处的大山大叫，以发泄心中的怒气。或许，对于每一个人而言，他们都有着不同的放松方式，但是，我们最终的目的是赶走郁积在心中的闷气。

4.激烈运动

有一位商人在谈到自己放松的方式，他说："当我自知怒气快来的时候，连忙不动声色地想办法离开，跑到自己的健身房，如果我的拳师在那里，我就跟他对打；如果拳师不在，我就猛力地锤击皮囊，发泄自己满腔怒火，直到整个人轻松下来为止。"

心理调节小贴士

其实，在很多时候，所谓的轻松方式就是发泄心中烦恼，无压力地宣泄不满情绪，将心胸敞开，这样就会减少一些不必要的烦恼，而且，避免了这样的负面情绪感染到其他人。情绪是由于心理上失去了平衡，或者是自己的要求和欲望没能得到满足。因此，内向者可以转移心境，寻找一种轻松的方式，这样负面情绪自然就会消失了。

压力过大，请及时转移注意力

在闲暇时走进公园，在观赏美景的同时，放松一下身心，体味生活的美好。走近喷水池，看着高高喷射出的水花，我们不假思索地就会明白这是压力的作用。

就像喷水池我们经常见到一样，生活中的压力也处处存在。有压力才会有动力，有动力才会让生活有了质感。话虽如此人们面对来自各方的压力却时常找不到自己，看不清方向。只能在尘世的无奈中任岁月逝去，在心间、眉宇间凝结了一层霜。

即使你可以逃避，但也只是一时，问题仍然会在以下刻侵扰你的内心。压力给人以苦恼，因此有又太多的人一直在寻求解脱，让心在失衡的现代社会中找到属于自己的天堂与乐园。但是各种困扰却会层出不穷地出现在我们的人生里，它似乎变着花样悄悄地来到我们的身旁，伴着岁月与我们一起成长。如果你能驾驭它，就能成为它的主人；如果你任由它肆意滋长，它会成为你人生的一大主题，让你的悲情生活一遍遍地上演。这或许就是生活的乐趣。

在一次煤窑施工中，发生了瓦斯爆炸，煤窑严重坍塌，唯一的出口被厚实的泥土严严地堵死，在矿井中作业的五位矿工深困其内。幸运的是，矿井里刚好有足够的食物和水源。这给被困矿工赢得了极大生机。他们找到各自的位置，安静地坐下，等待着窑外的人们来救援。

时间在死寂的黑暗中震颤着。一天、两天……一个星期过去了，他们支棱着耳朵，却始终没有听到渴望已久的声音。有人开始烦躁，有人发出凄厉的尖叫。大家已无法承受恶劣环境带来的巨大精神压力，个个快要崩溃了。

突然，他们听到"啪"的一声。黑暗中有人吼叫起来，"谁，他妈的谁打我？"一个黑影朝四个伙伴咆哮着，四个伙伴都开始辩解。可黑影就是纠缠着他们不放，审犯人似的一个个详细审问，甚至问得有些不着边际。为了免受冤枉，四位工友还是认认真真地回答。直至个个哈欠连天，声称被打的黑影这才闭了嘴，没趣地倒在一旁呼呼大睡。过了许久，大家都睡醒了，又听到"啪"的一声脆响，这次挨打的是另一位工友，只见他捂着脸，怒不可遏地号叫起来，径直扑向第一位挨打的黑影。双方都不示弱，幸好其余三位工友眼疾手快，死死把双方抱住，两人才住手。为此，大家你一言我一语地理论起来。

类似的情况在每位矿工身上都发生过，其中一位脾气很好的矿工连续挨了三个耳光，最后忍无可忍，勃然大怒。就在他们整天为耳光的事纠缠不清的时刻，头顶一丝微弱的亮光提醒他们，有人来救他们了。至此，他们在井底足足被困了23个日日夜夜。

你知道这几个工人，最终为什么能活下来吗？在黑暗中相互猜忌，以致互相大打出手，在这种"自相残杀"、在食物和水和短缺的状态下，他们竟然存活了23个日日夜夜，这都因他们处于压力之下，利用压力，转移了自身对恐惧的注意力。

只有懂得控制和利用压力的人，才是生活中的强者，即使你做不到这点，能让自己学会释放压力，让生活变得轻松、恬静，你也是一个善待自己的人。压力与心态也是紧密相连的，把握好自己的心态，管理好自己的情绪。让压力减少到最低限度，适当地释放，会是一种很不错的方法。

1.玩自己喜欢的运动

每个人都有自己喜欢的运动，有的是篮球，有的是羽毛球，有的是跑步……当自己压力很大的时候，就可以抛下手头的事情，疯狂地玩一次自己喜欢的运动，让自己在运动中尽情地宣泄，让自己的汗水涌出，这样就会轻松很多。

2.跟朋友一起K歌

其实，唱歌也是一种很好的减压方式，但是需要注意的是，我们需要叫上那些玩得比较开的朋友，一群人在一起疯狂地唱和跳，这种感觉会很放松。当然，如果允许，可以喝一点点红酒，微醺的感觉更好。

3.去骑行吧

一辆单车，一个旅行包，就能够进行一场短暂而又放松的旅行了。现在微信、陌陌等社交软件比较发达，在我们身边也有很多骑行组织，你可以选择一个合适的群体，然后一起去骑行。归来之后，洗个热水澡，好好地睡一觉，相信整个人会轻松很多。

4.玩玩游戏

当觉得自己内心压力较大的时候，可以玩几把游戏，在游戏的世界里尽情地玩耍、驰骋，整个人的心情就会感觉轻松很多。不过凡事记得点到为止，不能过度沉迷其中。

心理调节小贴士

如果你也把握不好自己的心境，或者你心乱如麻，暂时地忘却也是一种美丽的境界。现实人生中，当我们处于压力的困扰中时，找一个释放自己内心深层感触的港湾也是一种别致的情怀。暂时的忘却却能让心得到抚慰和歇息。让心拥有一刻的洒脱，释放心中的苦闷，得到暂时的宽慰，然后正视自己，面对生活。

第16章　培养良好心态：
给"心"打造一个弹性的保护墙

　　在生活中，我们要想培养良好的心态，就需要有效地掌控人生的脚步，有意识地控制自己的情绪，以最平静的心态去铸就美好的一生。当坏心情降临，不妨调整心态，让自己的心情变得平静、祥和。

永远记住：没有人喜欢阴沉的脸

　　亚伯拉罕·林肯在一次竞选参议员失败后这样说道："此路艰辛而泥泞，我一只脚滑了一下，另一只脚也因此而站不稳；但我缓口气，告诉自己'这不过是滑一跤，并不是死去而爬不起来'。"在生活中，无论我们置身多么糟糕的环境，只要我们的心境还算是平静，那所有的情况都不算糟糕的。没有不好的环境，只有不安宁的心境。有时候，阻碍我们前进的并不是外在的不好的环境，而是我们内心不安宁的心境。虽然，外在的境遇是我们不能改变的，但心境却是可以改变的。改变了心境，就相当于改变了环境，所谓"境由心生"，我们心境怎么样，环境就会变得怎么样，因为我们可以改变心境，让心境与环境合拍，从而改变不好的环境。

　　一位将军去沙漠参加军事演习，妻子塞尔玛需要随军驻扎在陆军基地里。由于沙漠干燥高热的气候，令塞尔玛感到很难受，而身边又没有可以倾诉的人，陷于孤独的塞尔玛经常给父亲写信，在信中透露出自己想回家的强烈愿望。然而，拆开父亲的回信，只有短短的两行字："两个人从牢中的铁窗望出去，一个看到泥土，一个却看到了星星。"父亲的回信令塞尔玛十分惭愧，她决定要在沙漠里寻找星星。

从此以后，塞尔玛开始与当地人交朋友，彼此之间互相赠送礼品，闲来无事，她开始研究沙漠里的仙人掌、海螺壳。慢慢地，她迷上了这里，通过亲身的经历，她写了一本书《快乐的城堡》。

沙漠并没有改变，当地的印第安人也没有改变，那到底是什么使塞尔玛的生活发生了巨大的变化呢？心境，当然是心境，以前内心烦闷的塞尔玛看到的只是泥土，当心境发生变化之后，乐观的塞尔玛在沙漠里竟然寻找到了星星。

小娜是报社的一名记者，最近她接到了一份特殊的采访任务。当她拿到被采访者的资料，禁不住有些难过，这是一个怎样的女人：丈夫早些年得了重病去世了，欠下了大笔的债务，家里有两个孩子，还有一个带有残疾，女人只是在一家小型的工厂里当一名女工，用微薄的薪水养家糊口，还需要还债。她一下午都坐在家里，想着：她家里不知道是什么样子？女人和孩子都蓬头垢面，满脸悲苦，又黑又潮的小屋里没有一点儿鲜活的色彩，自己去了，也许只会不断地听到哭诉。

那个周末，小娜满怀同情，按着地址找到个那个女人居住的地方。当她站在门口，有些不敢相信自己的眼睛，她甚至怀疑自己找错了地方，于是又向女主人核实了一遍。确认无误之后，她再开始重新打量这个家：整个屋子干干净净，有用纸做得漂亮门帘，墙上还贴着孩子上学获得的奖状，灶台上只放着油盐两种调味品，但却把罐子擦得干干净净，女人脸上的笑容就像她的房间一样明朗。小娜坐在用报纸垫的凳子上，热情的女人为她拿来了拖鞋，小娜看见那鞋居然是用旧的解放鞋的鞋底做的，再用旧毛线织出带有美丽图案的鞋帮。

当女人也一起坐下来，小娜禁不住有些好奇她是怎么把这个家打理得这样舒适的，女工一边干着活，一边微笑着说："家里的冰箱洗衣机都是隔壁邻居淘汰下来送给自己的，其实用得也蛮好的；工厂里的老板同事也都很照顾自己，还会让自己把饭菜带回来给孩子吃；孩子们也很懂事，做完了一天的功课还会帮忙干家务活……"

小娜听着听着，眼睛有些湿润了，叹息道："虽然你所面临的环境是糟糕的，但是，你的心境却是阳光的。"这并不是同情，而是一种赞叹，赞叹这个女人的坚强，更赞叹这个女人的乐观。

故事中，女工所处的环境的确是相当糟糕的，如果换了别人，估计早已经活不下去了。但拥有阳光心境的女工却坚持下来，不仅努力地活着，而且还用自己微薄的薪水创造了一个干净而温馨的家，这确实值得我们赞叹。乐观的女工竟然面对如此境遇还能坚强地生活下去，那我们呢？

1.改变不了现实就改变心境

在生活中，一些不好的境遇往往会如期而至，不管我们接受不接受。对于我们自身而言，既然那些不好的环境是无法改变的，为什么不尝试着改变自己的心境呢？当你的心境变得阳光，你所看见的一切都是美好的，你就不会再抱怨环境是多么的糟糕，似乎它比你想象中还要好得多。没有不好的环境，只有不安宁的心境，当你的心境变得平静，自然就不会为那些不好的环境而斗气了。

2.乐观面对，一切都将是那么美好

在这个世界上，根本没有不好的环境，有的只是苦闷的心境。当你感到苦闷或烦躁的时候，不妨想想，你所认为的不好环境是否在于自己拥有了一份糟糕的心境呢？如果答案是肯定的，那就尝试着改变心境，放弃苦闷的心境。以乐观的心境面对，你会发现，之前所认为的不好环境并没有想象的那么糟糕。

心理调节小贴士

一个人若是拥有了不安宁的心境，即便他处于多么顺利的环境之中，他也会感到异常苦闷；反之，一个人若是拥有了对生活的热情、乐观的心境，那不管他处于什么样恶劣的环境，他依然可以过得快乐幸福。

不要总是跟自己过不去

古人曰：生于忧患，死于安乐。试图告诉我们，只有忧愁患害才能使人发展，安逸享乐则会使人萎靡死亡。可是，如果我们总是没完没了地考虑明天，内心时刻存在一种忧患意识，那么，我们如何活在当下呢？虽然，人们常说"防患于未然"，但是，如果一个人对未来过度地焦虑和担忧，时间久了，就会变成一种心理负担，整个人都被笼罩在消极情绪之下。这样一来，极有可能导致的结果是，以后的每一天我们都将生活在忧虑之中，阳光照射不进我们的生活。对未来生活的焦虑和恐惧，成为了现代人普遍的一种心理，即使人们当下的生活过得很不错，但是，他们会不自主地担心未来的生活，总是没完没了地考虑明天会怎么样呢？因此，为了有效调整心态，不要总是没完没了地考虑明天，不妨尽心做好当下的自己吧！

面对着一群研究生的拜访，心理专家从房间里拿出了许多水杯摆在茶几上，有各种各样的杯子，不同的材料，有的是玻璃杯，有的是瓷杯，有的是塑料杯，有的是纸杯，学生们各自拿了一个杯子喝水。当学生们拿起了杯子，心理专家开始说话了："大家有没有发现，你们挑去的杯子都是比较好看、比较别致的，像这些塑料杯和纸杯，都没有人拿走。其实，这就是人之常情，谁都希望手里拿着的是一个好看一点儿的杯子，但是，我们需要的是水，而不是水杯，所以说，杯子的好坏，并不影响水的质量。"接着，心理专家解释道："想一想，如果我们总是有意或无意地把选杯子的心思用在了考虑明天的事情上，那么，我们的生活能够平静吗？"一位学生摇摇头："当然不，烦恼会接踵而至。"有时候，我们花上过多的时间来考虑明天会怎么样，担心明天会发生什么，结果，当下的今天我们却没能做好，反而置自己于忧虑之中。

一位著名的心理学家为研究"忧虑"问题，做了一个很有趣的实验：

心理学家要求实验者在一个周日的晚上，把自己未来7天内所有忧虑的"事情"都写下来，然后投入一个"烦恼箱"里。3周过去了，心理学家打开了"烦恼箱"，让所有实验者一一核对自己写下来的每个"烦恼"。结果发现，其中90%的"烦恼"并没有真正发生，因为它似乎更多地来自明天。

这时，心理学家要求实验者将真正的"烦恼"记录，并重新投入"烦恼箱"。三周很快过去了，心理学家又打开了"烦恼箱"，让所有实验者再一次核对自己写下的每个"烦恼"，结果发现，那些许多曾经的"烦恼"已经不再是"烦恼"了。所有的实验者感觉到，对于烦恼，总是预想的比较多，但往往出现的很少。对此，心理学家得出了这样的结论：一般人所忧虑的"烦恼"，有50%是明天的，只有10%是今天的，而最终的结果是，至少有90%的烦恼是自己想出来的烦恼，至于今天的烦恼是完全可以轻松应付的。

明天到底会怎么样呢？我们都无从得知，因为明天还没有来到，即使我们对明天有诸多幻想，那也应该是往好的方面想，而不需总是担心这样或那样，这样，既忧虑了今天，而且给明天也蒙上了一层阴影。所以，尽心做好当下的自己吧，至于明天，我们就少去考虑和担忧吧！

有一位年轻人，他总觉得自己好像生病了。于是，他就去图书馆借了一本医学手册，想看看自己到底得了什么病，他先看了癌症的介绍，突然，他意识到自己患癌症已经好几个月了，顿时，他被吓住了。后来，他想知道自己还患了什么病，就依次读完了整本医学手册，一下子明白了，除了膝盖积水症以外，在自己身上什么病都有。当他走出图书馆的时候，完全变成了一个全身都有病的老头。

他决定去找医生，见到了医生，说："医生，我不给你讲我有哪些病，只说我没有什么病，看来，我已经活不长久了，除了膝盖积水症，其余什么病我都有。"医生给他做了诊断，然后开了一张处方给年轻人。年轻人顾不得看，就马上塞进口袋，立即跑往药店。到了那里，年轻人匆匆把处方递给药剂师，谁知，药剂师看了一眼，就退给他说："这是药店，不是食品店，也不是饭店。"年轻人惊讶地接过处方一看，上面写着：煎牛排一份，啤酒一瓶，6个小时一次；10英里的路程，每天早上走一次。年轻人照做了，最后，他一直健康地活到了现在。

对未来担忧太多，以致年轻人怀疑自己生病了，结果，经过医生诊断，他什么病都没有，有的只是心病。现代社会，人们越来越焦虑，在他们内心隐藏着一种未知的恐惧，担忧自己的生存状况，担忧明天。其中，他们大部分的焦虑是来自明天，而且，这样的人并不在少数，据一项社会调查显示，越是成功的人，对明天越是担忧。

有一位成功人士毫不忌讳自己的焦虑："现在我的公司刚刚上市，一切都在起步阶段，许多人恭贺我的成功，为此，我却感到忧心忡忡，未来的种种困难在某个阶段等着我。同时，每天外出应酬，常常是喝酒，自己的身体每况愈下，对于明天，我真的十分焦虑，害怕它的到来，更害怕随着它而来的还有无限的挫折和挑战。"其实，即使再焦虑，我们也不能改变未知的明天，不妨调整好自己的情绪，以坦然的心境来面对今天，尽心尽力做好当下的自己，不要去过多地考虑明天。

那么现在请你问一问自己下面这些问题，并写下答案：

（1）我是否逃避现在的生活，宁愿为未来担忧，或者仅仅梦想所谓的"远处奇妙的玫瑰园"？

（2）我是否经常为过去而懊恼，让今天过得更加不愉快？

（3）我早上起来的时候，是否决定"珍惜今天"，将24小时发挥得淋漓尽致？

（4）"活在当下"是否有助于我今天生活得更快乐？

（5）我应该什么时候开始呢？是下周？明天？抑或是今天？

心理调节小贴士

许多人总是没完没了地考虑明天，给自己找来了许多烦恼，这就是所谓的"烦恼不寻人，人自寻烦恼"。对于医生来说，在他们心中有一个秘密，那就是：大多数的疾病是可以不治而愈的。有的医生甚至断言："许多人之所以生病，完全是吃撑了没事做，自己无聊坐在那里胡思乱想，结果，多么美好的一个明天，硬是被他自己设想出许多灾难来。"

尽心即可，别给自己太大压力

每天，我们都面临了诸多压力，有可能是事业不顺而造成的工作压力，有可能是感情不顺而造成的感情压力，还有可能家庭不和谐而造成的家庭压力，对此，心理学家把这些压力都统称为"社会压力"。社会压力对于一个人来说，将直接转换成心理压力、思想负担，久而久之，就会形成心结。如果这种压力，长久以来得不到有效释放，就会越积越多，并产生出巨大的能量，最终，它就像一座火山一样爆发出来，导致的结果是，人们的情绪大变，总感觉自己活得太累，每天都不开心，脾气越来越坏，甚至，有严重者精神崩溃，做出傻事。当然，对于外界的压力，我们需要调节，千万不要再给自己压力，这样只会是雪上加霜。所以，学会释怀，不要给自己太大的压力。

1937年，希尔德太太的丈夫去世，而且没有留下任何存款。那一刻，希尔德太太对生活陷入了绝望。如果要想生活下去，就需要找份工作。在生活的逼迫下，希尔德太太不得不写信给曾经的老板——里奥·罗切先生，请求他可以让自己回去做以前的工作。希尔德太太过去的工作是向城市附近的农村和城镇的寄宿学校推销世界百科全书。两年前丈夫生病了，希尔德太太将汽车卖了。现在希尔德为了重新工作，不得不到处借钱，最终才以分期付款的方式买了一部二手车，重新推销书籍。

希尔德太太也希望重新工作可以帮助自己摆脱颓废、绝望的状况。但是，真实情况却是，希尔德太太不得不一个人开车、独自吃饭，她实在无法忍受这个过程充斥着的孤独感和忧虑感。即便在这样的情况下，希尔德太太在某些地方连一本书也卖不出去，最后甚至难以支付小额的汽车分期付款。

1938年春天，希尔德太太到密苏里州的凡尔赛的小镇上推销书籍。那里的学校看起来很贫穷，道路也弯弯曲曲，在那一瞬间，希尔德太太觉得自己太独孤了，简直备受打击，甚至一度想到了自杀。因为她觉得成功对自己来说是多么遥远的事情，而且完全找不到继续生活的理由。每天早上醒来，希尔德太太就对生活充满着恐惧，她害怕面对生活。她恐惧一切：害怕交不起分期付款的车钱，担心交不起房租，担心养不活自己，更恐惧万一生病也没钱看医生。唯一支撑她继续活着，没有选择自杀的理由是，她害怕她的姐姐会因此悲伤，以及她难以支付自己死后的丧葬费。

太大的压力常常会令人陷入长久的焦虑和恐惧中，这样一种消极心理会加重人们的焦虑感和恐惧感，有严重者，还会导致身体出现疾病。心理学家认为：适当的压力有助于我们激发更强的斗志，但是，正如任何事情都有一定的度，压力过大就会影响到正常的情绪。所以，在生活中，我们要给自己适当的压力，只要不是太糟糕的事情，我们应该学会忘记，这样一来，那些琐碎的小事就影响不到我们了。

一位朋友这些天正在学习弹琴，由于基本功不太扎实，他练起琴来很费力，尽管自己付出了许多辛勤的汗水，可是，就是不见效果。

但是，他心里极度渴望自己在琴技方面能够有所突破，于是，他每天强迫自己练琴4个小时。这样，时间长了，他变得时常焦虑，心理上把练琴当成了一种压力，他常常烦躁地问老师："我是不是练不好了""我还能行吗""怎么这么练都不见效果，我干脆还是不练习了吧""难道我就这么放弃了吗"。

老师听了，只是微微一笑："你不要与自己较真儿，放松自己，释放心中的压力，卸下负担，这样，心情好了，琴艺自然会有所进步。"过了不久，朋友的琴艺真的进步了，而之前弥漫在脸上的阴霾已经消失得无影无踪。

其实，对于这位朋友来说，外界并不存在太大的压力，反而是他自己给自己太大的压力。自然而然地，他将练琴当成了一种负担，因为负担，他就可能生活在压力、痛苦、烦躁和苦闷中，无法真正体味到练琴的快乐。

1.学会释放压力

有的人总是喜欢把别人的压力放在自己身上，事事较真儿，比如，看到同事晋升了，朋友发财了，自己总会愤愤不平：为什么会这样呢？为什么就不是自己呢？其实，任何事情，只要自己尽了力就行了，任何东西都是着急不来的，与其让自己无所谓的烦恼，不如以积极心态来面对，努力调整情绪，释放内心的压力，让自己的生活更加丰富多彩。

2.不要给自己太大的压力

一位公司白领这样说："最近工作压力大，感觉自己越来越不快乐，脾气越来越大，老想发火，尤其是每天回家坐地铁，十分拥挤，每次都会与站在身边的人发生冲突，我也不想这样，但是，我就是快乐不起来。"虽然，工作压力很大，但是，我们还是有选择，因为在更多的时候，真正的压力是我们自己给的。而压力就像是一个刽子手，它扼杀了一切快乐的因子。

心理调节小贴士

一个人若是背着负担走路，那么，再平坦的路也会让他感到身心疲惫，最终，他会因为不堪生活的压力而走向不归路。对于生活中的某些事情，不要给自己太大的压力，如果内心积压了很多的压力，那就需要学会释放出来，因为很多时候，压力是自己给的。

放下了负担，获得了快乐

人生就像是负重前行，随着路程越来越远，我们所承受的压力就越来越大，身上的担子也就越来越重。另外，如果我们心中欲求越多，我们所承受的东西也将越来越沉重。就像一个背负重物的人，在行走的路途中，这样他也喜欢，那样他也舍不得放弃，最终，包袱越来越沉重，压得他弯下了腰，但是，他依然舍不得丢掉一样东西，拖着艰难的脚步，一步一步向前挪动。有时候，我们得到的东西越来越多，但是，我们所感兴趣的东西却越来越少，那种来自心灵间的快乐也丢失了，可是，人生还是那么沉重、烦闷。

曾经有个人，他总埋怨生活的压力太大，生活的担子太重，他试图放下担子。他觉得很累，压得他喘不过气来。他听人说，哲人柏拉图可以帮助别人解决问题。于是，他便去请教柏拉图。柏拉图听完了他的故事，给了他一个空篓子，说："背起这个篓子，朝山顶去。可你每走一步，必须捡起一块石头放进篓子里。等你到了山顶的时候，你自然会知道解救你自己的方法。去吧！去找寻你的答案吧……"于是，年轻人开始了他寻找答案的旅程！

刚上道，他精力充沛，一路上蹦蹦跳跳，把自己认为最好的、最美的石头，都一个一个扔进篓子里。每扔进一个，便觉得自己拥有了一件世上最美丽的东西，很充实，很快乐。于是，他在欢笑嬉戏中走完了旅程的1/3。可是，空篓子里的东西多了起来，也渐渐重了起来。他开始感到，篓子在肩上越来越沉。但他很执着，仍一如既往地前进。

而最后一个1/3的旅程确实是让他吃尽了苦头。他已经无暇顾及那些世界上最美丽、最惹人怜爱的东西了。为了不让沉重的篓子变得更重，他毅然舍弃了这些，只是挑选了些非常轻的、非常需要的或是必不可少的东西放进篓子。他深知，这样的舍弃是必要的。然而，无论他挑多轻的东西放入篓子，篓子的重量也丝毫不会减少，它只会加重，再加重，直到他无力承受。但最后，他还是背着篓子，艰难地踏上了这最后的1/3旅程。

可能，我们都听过这样一句话：远路无轻物？当然，并不是每一个人都有挑担的经历，但是，如果自己将要负重前行，出发的时候往往很轻松，但越行越远的时候，自己就感到举步维艰，甚至，会不自觉地抱怨为什么会选了那么多的东西。但是，望着前方的路，依然不舍得放弃，只能挑着担子往前走。以致我们到达了终点，再打开自己的担子，发现里面有很多东西都不是我们所需要的。或许，对每一个即将远行的人来说，能够收获一份简单的快乐才是最重要的吧。

表姐硕士毕业后留在了一所名牌大学任教，工作起来得心应手，很受学生们的欢迎。在三年教学过程中，表姐已经在国家级刊物上发表了十余篇论文，还出版了一部专著。很快，学校破格提拔表姐为副教授，任命其为教研室主任。对此，身边的家人朋友都为她感到高兴，大家都认为，只要表姐能够继续走下去，教授、博士导师只不过是时间问题而已。可是，就在表姐事业如日中天的时候，她却作出了令大家大跌眼镜的事情，表姐毅然辞去了前途光明的大学教师，应聘到美国一家著名公司做一名普通的员工。

父母感到十分惋惜，忍不住问女儿："你以前的工作不是挺好的吗，别人都是可望而不可即，你为什么选择舍弃呢？"表姐却说："这么多年来，我最大的收获并不是金钱和名誉，而是努力挑战自己，丰富了自己的阅历，如果我继续在这个岗位上工作，我会感觉到苦闷。一直以来，我很看重自己内心到底想要什么，所以，我鼓起了勇气去放下，这样，我才能感受最甜的快乐。"

或许，在别人看来，表姐的跳跃，并不像大家心目中完美的一跃，甚至，这样一跃存在着一定的风险，但是，表姐自己并不在乎世俗的衡量标准，她清楚地知道自己内心到底更想要什么，所以，她鼓起了勇气选择了舍弃，自然，在表姐的生活中，她感受到了一份简单的快乐。

1.生命不必如此沉重

每个人都背负着一些包袱，有的沉重，有的轻盈。尽管这些东西对我们而言都是重要的，但是在前进的路途上，我们需要敢于放下，否则它就会变成我们的包袱。痛苦、孤独、寂寞、灾难、眼泪，这些经历可以使我们人生得到升华，但如果一直记住，那就成为了人生的包袱。

2.你所放下的与获得的将成正比

对于每一个人来说，放下与得到是相得益彰的，当你得到的东西越多，却失去了轻松的快乐；相反，当你鼓起勇气放下了某种东西，我们就有可能收获最甜的快乐。

心理调节小贴士

一个人只有敢于去舍弃一些东西，才能够放下心中的怨气、烦恼，也才能够轻松地争取一些东西。如果他什么都不肯舍弃，那么，他也没有多余的时间和精力去追求新的收获，不仅得不到快乐，反而会在郁郁中度过余生。

常怀满足和感恩之心

什么是快乐？史铁生曾这样写道："生病的经验是一步步懂得满足，发烧了，才知道不发烧的日子多么清爽。咳嗽了，才体会不咳嗽的嗓子多么安详；刚坐上轮椅时，我老想，不能直立行走岂不把人的特点搞丢了？便觉得天昏地暗，等又生出褥疮，一连数日只能歪七扭八地躺着，才看见端坐的日子其实多么晴朗。后来有患尿毒症，经常昏昏然不能思想，就更加怀念往日时光。终于醒悟：其实每时每刻我们都是幸运的，任何灾难面前都可能再加上一个'更'字。"

在辅导班里，有一位60岁的教授，他谈吐幽默风趣，专业知识精深。但是，给学生印象最深的却是他每一次进教室都精神饱满，面带笑容，而且，每次都会带上一束花放在教室的花瓶里，虽然，每一次带来的花都不一样，但都一样鲜艳美丽。学生不禁产生这样的疑问：教授为什么总是感到如此快乐，难道生活就没有什么不顺心的事情吗？

课程结束之后，一位学生向教授表示了自己的感激之情，同时，提出了一直存在心中的疑问。头发花白的教授笑了笑，说："其实，我只是把快乐的感觉当成了一种习惯，前几年，老伴在一次车祸中走了，孩子又在外地工作，我一个人在家里很孤单，本来我已经退休了，但我还想继续执教，教师这份职业让我感到快乐。在工作之余，我最喜欢养花，在我家的院子里一年四季都有花香，我把这些花送给了朋友、邻居以及喜欢这些花的陌生人。我每次带来的花都是自己种的，能给别人带去快乐，我自己也感到很快乐。"闻着那些花香，学生感到快乐正跳动在自己的发梢。

其实，快乐只是一种感觉，我们每个人都有拥有享受快乐的权利。在生活中，我们常常会感到悲伤、烦闷，总是认为快乐是一种奢侈品，难以奢求。事实上，我们完全可以让快乐成为一种习惯，习惯本身是一种积累，而我们有养成快乐的力量，因为我们可以自己选择。

约翰是一名律师，在纽约一家知名的大公司上班，很快将成为公司的股东之一。坐在自己的高级公寓里，可以把中央公园的美景尽收眼底。约翰非常努力地工作着，一周的上班时间至少达到了60个小时。每天早上，他都挣扎着起床，拖着疲惫的身体来到办公室，参加会议，会见客户，这些烦琐的工作占据了他的每一天。对此，他感到自己已经远离快乐很久了。

有人问他："在一个理想世界里还想做什么？"约翰回答："我最想去一家画廊工作。"那人继续问道："难道你现在找不到画廊的工作吗？""不是的，但如果在画廊工作，收入将会少很多，生活水平也会下降，我虽然对律师很反感，但没有其他选择。"

约翰将快乐生活定义为：高收入、较高的生活水平。甚至，他觉得放弃自己最梦想的职业是因为"没有选择"。现在，我们应该明白约翰为什么感觉不到快乐了？他总是被一个自己不喜欢的工作所捆绑着，所以，他每天都感觉不到快乐。在生活中，估计有一半以上的人对自己的工作并不满意。但是，他们之所以会感到不开心，并不是因为他们别无选择，而是他们提高了快乐的底线，错误地将物质与财富认为是"快乐"。

1.每天对自己说"一切都会好的"

快乐的人每天都对自己说："今天的天气真好，一切都会顺利的。"而不快乐的人则会说："今天一切又不会顺利。"有时候，快乐对于我们来说只是一种选择，谁也带不走你的快乐，只有你自己。

2.降低快乐的底线

或许，快乐就是这样简单，如史铁生所形容的那般"不发烧、不咳嗽、能走路、能好好地端坐着"。当然，我们可以理解他一定是吃尽了"疾病"的苦头，才会把快乐的底线定得如此之低。事实上，快乐本来就是那么简单，它的底线就是如此低，为什么我们还没有养成快乐的习惯呢？在很多时候，我们总是认为生活给予自己的不够多，不自觉地提高了快乐的底线，但是，当我们真正意识到什么是快乐的时候，生活留给我们享受快乐的时间却是少得不能再少了。让快乐成为一种习惯，降低快乐的底线，你就会发现，快乐就在触手可及的地方。

心理调节小贴士

让快乐成为自己的一种习惯，我们不需要太多的寻寻觅觅，不需要太多的权衡，只需要我们放下心中太多的欲望，给自己的快乐画一条最浅的底线，你就会发现，生活中的快乐越来越多，你会感到每一天都是富足而充实的。

改变是走出内心世界的开始

在这个世界上，并没有一成不变的事情，无时无刻，这个世界都在发生着巨大的变化。但是，改变将会引起人们内心的恐惧，事实上，几乎所有的改变都会导致恐惧，不管是好的改变，还是坏的改变，都会唤起心里的恐惧。比如想结婚，但他马上会陷入恐慌，如果爱情无法天长地久怎么办？如果自己选错了伴侣怎么办？想换一份新的工作，但他马上会惶恐不安，如果自己不能胜任新工作怎么办？如果公司没办法兑现求职时的承诺怎么办？甚至，想改变自己的发型，他也会担忧不已，万一新发型看起来很糟糕怎么办？如果自己因此而变得不漂亮怎么办？似乎这是听起来很可笑的事情，但事实就是如此：改变常常令我们感到局促不安。

王太太结婚那年，嫁给了一个地产大户，因为家里相中了对方家里的财势。第一次去他家，她看着旋转的大厅，以及宽阔的大花园，心里觉得没什么好拒绝的。于是，婚事就这样答应了下来。

结婚后，王太太过着衣食无忧的阔太太生活，老公整天忙着工作，她无聊就约上几个朋友打麻将，或者飞到香港去购物。她常常会想：如果失去了这样的生活，自己该怎么办？当然，王太太的担心并不是毫无理由的，最近，楼市跌得厉害，许多房产大户都成了穷人家。就好比经常与自己一起打麻将的张太太，去年房市低迷，他们硬是没熬过来，现在一家人挤在几十平米的出租房里。每次打电话，张太太就哭："这日子是没法过了。"

没想到，过了不久，这样的猜想成为了事实。王先生投资失败，不仅血本无归，而且，还欠了几十万的债。王太太还没来得及看一眼后花园，就坐着一辆破旧的面包车走了。搬家后，他们租了房子，王先生的家人凑了钱还了债，王先生和太太都开始了工作。

上班、煮饭、洗衣服、一个人带孩子，这些事情，王太太连想都没想就做了。原来，她发现自己的老公除了会赚钱以外，还会炒菜、煮饭，还会逗着孩子开心。以前他太忙，两个人几乎没好好地在一起生活，现在这样的日子挺好的。王太太想起以前总害怕改变自己的生活，但是，真的变了，她却发现没什么不好，失去了物质上的富足，却找回了久违的家的温暖。

上帝在关上一扇门的同时，会为你打开另一扇门。当内向者过着熟悉的生活的时候，总是害怕会被改变，但是，许多灾难、横祸是无法阻挡的，唯有改变的是心态，以及心里的胆怯。不要去在乎自己失去了什么，哪怕是工作、房子、信用卡，无论生活发生了怎么样的巨变，他们都可以从头开始自己的人生，甚至会重新登上新的高度。

惠普中国区首席财政官韩颖说："好的设想常常被扼杀在摇篮里，但这绝对不是你变得平庸的真正原因，永远不要害怕改变，改变里就有契机。"

当年，韩颖离开了自己工作9年的海洋石油公司，正式加入惠普公司，在财务部工作。那年，她34岁，面对周围朋友的异议，她说："人生什么时候改变都不会晚。"

在20世纪80年代末期，惠普公司的员工还没有工资卡，每次发工资都是手工完成。300多人的工资，又没有百元大钞，韩颖必须得一一核实，经常数钱数得头都晕了。无意中经过公司附近的一家银行，韩颖灵光一现，为什么不给员工开户，让员工凭着折子领取工资呢。

说做就做，她兴奋地告诉大家以后领工资不用去排队等候了，直接拿着折子就可以去银行领取了。但是，事情并不顺利，先是员工的抵触情绪，然后，上级领导又把韩颖批评了一顿。回到财务部，韩颖努力忍住自己的眼泪，难道自己真的错了吗？

正在这时，公司的上层领导听说了这事，肯定地赞扬了："你改写了公司手工发工资的历史，这种勇气和创新精神非常值得嘉奖！"

改变，它本身带着一种破坏性，将意味着你将破坏以前固有的东西，而重新去接纳一种新的东西。几乎所有的改变都具有破坏性，即使是好的改变。但是，在生活中，许多事情都是需要改变的，那是不容拒绝的。

1.改变是走出内心世界的开始

如果总习惯住在同一个地方，去同一个餐馆吃饭，甚至长达数年跟同一个女人约会，这并非是他们太过专情，而是他们害怕去改变。他们已经习惯了这样的生活，哪怕一丁点儿的改变都会让自己的内心胆怯。其实，对于这样的人，如果希望走出自我，那不妨从改变开始。

2.总要走一走陌生的街

熟悉的街道即便再有深情，但天长日久地习惯已经让心态变得麻木、懒惰，他们已经无法寻找到久违的激情。这时若选择走一走陌生的街道，感受一切新鲜东西带来的新奇感，敞开心扉，来享受这个世界吧。

心理调节小贴士

或许，心理就是这样矛盾，不变让人厌烦至极，而改变却让人局促不安。通常情况下，那些熟悉的、不变的事情总会让自己感到心安。有人说："生命开始于舒适地带的尽头。"无论改变本身带给我们怎么样的不安心理，但是，必须记住：生活中的改变只是一个开始，而并不是一个结束。不要害怕改变，因为人生的乐趣就是接纳新的生活。

第17章 职场心理调适：
把工作当成一种乐趣

工作会给人带来什么，很多人回答是荣誉、金钱、人脉等。这些是工作给你的全部吗？不，工作给予你的是快乐，是对生活的调剂。不要只把工作看成是一种谋生手段，还应该把工作当成一种乐趣，只有这样你才能全身心地投入工作，甚至会为工作而痴迷。

节省时间，提高工作效率

在生活中，尤其是职业女性，每天的日程表都被安排得满满的，需要很早起床，因为做早餐是她们一天的第一项工作，然后还要收拾餐具，然后再匆匆地跑出家门。在单位里熬了8个小时之后，还要拖着疲惫的身体回家，但是依然不能休息，因为还要做晚饭、收拾房间，有时还要洗衣服。可以说，职业人算是世界上最忙的人了，在他们的时间观念里根本没有闲暇时间这个概念。

有一次，卡耐基决定去巴黎拜访一个很多年没见的远房表姐。在卡耐基12岁的时候，表姐就远嫁到巴黎，他们已经很久没见面了，所以当表姐在巴黎见到卡耐基时非常高兴，嘱咐仆人好好招待他。不过，令卡耐基感到奇怪的是，表姐有了很大的变化，她消瘦了很多，而且整个人看上去没什么精神。卡耐基希望能与表姐聊聊，她最近都在忙些什么。不过，表姐似乎并不想与他聊天，她看起来是那么的忙，好像卡耐基的突然到来令她有些措手不及。

当时，卡耐基到巴黎已经是傍晚了，表姐正打算出门，简单的寒暄之后，表姐就说："戴尔，你先在家里休息一下，我现在必须得走了，因为我要赶着去参加一个非常重要的课程。"卡耐基只好答应下来，表姐则匆忙着出了家门。

吃过晚饭之后，卡耐基和表姐家的仆人聊天，并询问仆人："表姐最近过得怎么样？"老仆人告诉卡耐基："她最近过得很累，因为你的表姐夫之前丢失了一份好工作，现在她不得不和丈夫一起承担养家糊口的责任。虽然她平时不需要做家务，但是她会利用每一分每一秒去赚钱，刚才她就是出门去给小女孩上钢琴课。"听到这样的话，卡耐基很吃惊，问道："难道她就没有时间来休息吗？"老仆人叹口气："她非常繁忙，假如一个人可以不睡觉，我想她会24小时都在工作。"

听了老仆人的话，卡耐基总算明白表姐为什么变化那么大了，原来一切都是忧虑而导致的，而最终的源头在于没有多余的时间来休息。

亚里士多德曾说："人唯独在闲暇时才有幸福可言，恰当地利用闲暇时间是一生做人的基础。"确实，闲暇时间对于我们每一个普通人而言是至关重要的，尤其是对于职业女性。精神科主治医师约翰·克雷曾说："人的精神如果总是处于紧张状态的话，很容易导致各种精神疾病的产生，而合理充分地利用闲暇时间则是缓解精神紧张的最佳方法。"

1.你一天忙碌吗

你是否经常觉得一天有很多细小的事情要做，却又不知道该如何开始。一件工作分配给你，你总是到了快到交接工作时忙得焦头烂额，你是否经常下班回家路上才想起工作没做呢？于是，你把工作带回家做，搞得生活与工作严重交叉，压力更大。

2.制订一天时间表

每天需要空出15分钟制订每天的时间表：写下自己要完成的这一天的任务；给这一天的任务制定时间顺序；预计每件事情所需要的时间；给每件事情分配时间；把每项事情都填入时间表，提醒自己某个时间段应该做什么。

3.接听电话的技巧

如果在接听电话时不注意技巧，也很浪费时间。比如，避免太多关于工作以外的闲谈；及时地用笔和纸记下重要的东西；准备好说什么；给出确切的答复；不要在做非常重要的事情时打电话；认真听电话的详细内容。

4.注意电脑资料的整理

假如使用电脑不当，也会很容易浪费时间。在系统中创建工作文档；把需要长期保存的文档移入合适的文件卡，及时删除不需要保存的文件；在桌面上创建快捷方式，便于直接进入工作文档。

5.制订待办工作清单

制订待办工作清单，比如每天待办清单，项目待办清单，长期待办清单。这样可以帮助你分配个人的精力，帮助你更有效地规划一天的工作，从而使你事半功倍，目标明确。

6.防止别人的打扰

遵守"办公室保持安静"的原则，防止同事找你无休止地聊天、闲谈而浪费双方的时间。当你正在构思一个重要方案、计划，或者与重要客户打电话时，可以关上办公室的门，这样可以防止别人的打扰。

心理调节小贴士

随着社会环境的变化，人们面临的生存压力也越来越大，因此很多人开始忽视闲暇时间。他们把享受闲暇时间看成是一种浪费生命的行为，认为那种做法会让自己陷入困境。实际上，为了能够适应整个社会环境，人们必须学会给自己减压，也必须让自己得到放松。否则，压力会让你精神衰弱、情绪紧张，继而会剥夺你的快乐和幸福。

正确处理同事之间的合作与竞争关系

俗话说："一个篱笆三个桩，一个好汉三个帮。"在公司里，如果你不懂得或不善于利用他人的力量，光靠单枪匹马闯天下，这样是很难施展你的才华的。在工作中，在我们身边有许多方面的人际关系，这都需要我们去斡旋、利用，其中，最主要的，也是我们最容易忽视的就是与上司、同事的沟通关系。与上司和同事做好沟通，与之建立和谐的关系，我们才能更轻松地应付工作。

一位职业女性这样讲述了自己的工作经历：

我从事销售工作已经一年了，当时，我在一家公司为建筑施工企业的管理者提供建造师、监理师职业资格培训。这份工作最后以辞职收场，主要在于我与上司的意见不合。那是公司在拓展南京市场后的一段时间里，我向上司建议拓展南京周边的市场，比如扬州等城市，以此扩大市场占有率。随后，我就拟订了一个营销方案，但是，这个营销方案没有得到上司的认可，他坚持要把南京市场做好。对此，我十分生气，后来与上司大吵了一架，怒气冲冲地我对上司说："你没有战略眼光！"说完，我就辞职了。

虽然，她这种向上司建言献策的精神值得我们欣赏，但是，她与上司沟通的方式与态度却是不可取的，与上司因为意见分歧而争吵更是不可取。作为一个下属，对上司说"你没有战略眼光！"将会直接激化其与上司的矛盾，最终，她并没有达到出谋划策的目的。因此，我们在向上司建言时不仅要说到关键点上，同时，也需要注意自己的表达方式与态度。一位公司的董事长这样说："作为上司，我希望下属能提供系统的问题和解决方案，而不是一些零碎的观点和牢骚。"

小雨刚到公司不久，主管就安排他与一位老同事写一份计划书，两个人在制订计划书的方式时，小雨提出了自己的看法，可是，老同事却以不屑地眼光，说道："小姑娘，你想邀功的心情我理解，但你才进来，还是低调点好，小心'枪打出头鸟'哟。"小雨心中很生气，但是，她冷静地想了想，老同事是干了十几年的老职员，如果与老同事发生了矛盾，对自己今后的工作十分不利。于是，小雨诚恳地说："我其实并不想邀功，只是希望与您合作能够干出点成绩来，不管用谁的方案，报上去时都用您的名字，我就当好您的搭档。"听了小雨诚恳的话语，老同事终于同意了小雨的方案。

大多数老同事会凭着自己资历深厚而对新人的言行举止百般挑剔、抵触或者根本不认同，处处干涉、事事指导，让一些职场新人无法施展自己的能力，工作总是被牵制。另外，一些老同事还有一定的戒备心理，他们在工作上很保守，不愿意指点、帮助新同事，害怕"教会了徒弟，饿死了师傅"。面对如此刁钻的同事，我们该怎么办呢？其实，只要我们言语中流露出对他的尊重或者赞美，对方就一定会被感动，并愿意成为我们工作中的合作伙伴。

1.过好心理这一关

在工作中，我们与同事都是相互合作的关系，并不完全是互相竞争。毕竟把整个工作项目做好，才是老板的最终诉求。所以，当你在一些工作项目中遇到一些困难，应该主动寻求帮助，不要认为向别人寻求帮助就是自己能力低下的表现，每个人都有擅长和不擅长的一面，或许你擅长的恰恰是对方不擅长的。而且，在主动求助这个过程中，还可以和谐同事关系。

2.明白你需要什么样的帮助

通常情况下，模棱两可的目标往往会导致模糊不清的结果。所以，当你需要向上司或同事求助的时候，需要明白自己到底需要什么样的帮助，这样可以增加成功的概率。同时，也可以节省一些时间。

3.向具体的某位寻求帮助

假如你处在一个写字间，笼统地问是否有人愿意提供帮助，那他们就会觉得"估计是没什么事情可以参与"，这样你所获得自愿帮助的机会就很少。但是，假如你想好在同事中谁可以帮助你，那你就直接去找这个人，这样你争取获得帮助的机会就大很多。

4.感谢对方的帮助

当对方协助你完成工作项目之后，一定要记得感谢对方的帮助，这样对方感到自己所花费的时间和精力是受到相当肯定的。而且，即便你以后需要帮助的时候，也可以再请求帮助。如果对方需要你帮忙的时候，你也应该答应，这样才能建立相互协作的关系。

5.将功劳送给别人

假如老板和同事都夸你工作完成得很好，你应该让他们知道谁帮助了你，将功劳分一些给帮助你的人。这不仅会让帮助你的人心里感到由衷的高兴，也会给老板留下好印象。毕竟，聪明的管理者总是欣赏那些齐心协力为共同利益一起完成工作的人吧。

心理调节小贴士

在公司，我们接触最多的就是上司与同事，工作的事情需要向上司汇报，工作的细节需要与同事商量，对于我们来说，他们无疑是我们工作中的核心人物。对此，需要与同事、上司做好沟通，建立好关系，或许，只有这样，你的职途才会更加平坦。不仅如此，当我们需要帮忙的时候，应该主动寻求帮助，这样可以减轻工作上的不少压力。

给未来一个方向，避免青蛙效应

在职业生涯过程中，我们总会处于各种各样的环境中。不过，若是在同一种环境下工作得太久，总免不了会产生一种现象，那就是被环境同化，使自己丧失上进心和适应能力，而只能适应目前的工作环境。大量数据显示，人们做同一份工作差不多3年之后，工作环境就会产生类似"青蛙效应"：工作环境和身边的同事太熟悉，工作基本缺乏太大的挑战，可以说是安逸稳定，也可以说原地踏步。对自己而言，尽管现在的工作难度看起来不那么高，也清楚这样的安逸状态持续下去是可怕的，不过却缺乏接受更难工作的勇气。面对这样的情形，需要警惕了，否则你就真的成为了那只温水里的青蛙了。

小娜大学毕业后，被父母安排到小镇的政府上班。这是一个悠闲的工作，工资待遇很不错，福利也有保证，工作环境安逸。这对于刚刚大学毕业的小娜而言，无疑是一种幸福，她在小职员的岗位上快乐地工作着。而这一时期，一起毕业的同学还在辛苦地奔波找工作，比起他们，小娜觉得自己起点高多了。而且，自己的工作比起那些销售、广告设计等工种，政府部门不管是人事制度还是工作方式都要更加专业，更重要的是工作难度并不大，每天只需要看看报纸、写写报告就行了，小娜觉得这是非常安逸的工作。

5年过去了，小娜一直在政府做着小职员的工作。当她发现自己身边的朋友开始步入管理岗位的时候，自己却依然做着小职员的工作，这时她才开始渐渐意识到：一直从事简单的工作，表现自己的机会自然也少了很多，缺乏学习新东西的机会。而且自己一直安于现状，不主动积极争取机会，这些年来的收获甚至比当初进公司一工作就独当一面的同学少很多。尽管当初自己的待遇算是比较可观的，但现在看起来却是相差很大一截。

虽然，任何一份工作都会有令人喜欢的部分，也会有令人不喜欢的部分。一份工作是否让人喜欢，需要综合考虑，比如工作中的满足感、被认同感、个人兴趣、未来发展、薪资福利，甚至工作时间……并非每一个安于现状的人都会成为温水里的青蛙，也并非所有的温水都会一定烧开。所以，每个人的价值取向、性格脾气、家庭情况是大不相同的，做出彻底改变固然值得赞赏，不过我们若能在现有的基础上调整自己，适应环境也是值得夸赞的。

1.你是温水里的青蛙吗？

工作中涉及专业技能的内容并不多，或者即使有，也只有那么一点儿，已经太熟悉了，自己也没有再去学习；自己所从事的行业并非朝阳行业，或者即使是朝阳行业，也并非核心部门；从事工作这么多年以来，职业或待遇没有显著变化，或许几年前工资待遇是令人羡慕嫉妒的，但这几年下来，别人都已经进步了，你却依然在原地踏步；你与身边的同事一起工作很多年了，但始终只有几个才是关系不错的，甚至领导对你的印象并不深刻。

如果你符合这些中的两个以上，那么你已经是温水中的青蛙了，应该保持警惕了。

2.拓展自己的人际关系

每一个人脉背后都是一个有潜力的圈子，内向者的职场发展在很大程度上来说依赖于人际关系圈子。内向者要敞开自己的心，多认识一些朋友，这样很有可能带给你意想不到的机会。

3.保持好的学习习惯

不断的学习会让我们意识到身边的危险和即将要出现的变化，让自己开阔视野，而不是故步自封，原地踏步。在这方面所有职业都是相通的，尽管是公认的温水环境，比如政府部门。尤其需要提醒的是，千万不要等到工作需要才想到学习，而是将学习当成主动的目标，没事时哪怕看看书也是很不错的。

4.适度忍让

假如自己真的决定摆脱"温水"环境，不管是寻找全新的职场机遇，还是在现有的环境下做出改变，那都需要适度忍让。这种忍让有可能是待遇方面的，也有可能是工作变动，等等。假如一时的后退可以换来更大的前进，那所有的一切都是值得的。

心理调节小贴士

不过，在温水环境里并不是最可怕的，恐惧的是身在其中却不知，依然浑浑噩噩过日子。所以，内向者需要随时保持自省的意识，保持清醒的头脑，具备敏感度和警惕性，即使在温水中，也不要太过忧虑，而是需要想办法改变自己现在的处境。

富有激情，享受工作的乐趣

戴尔·卡耐基说："仅仅'喜爱'自己的公司和行业是远远不够的，必须每天的每一分钟都沉迷于此。"在生活中，我们经常听到有人抱怨："工作一点儿也不快乐，很累，目标难以实现，做事处处碰壁，成功总是那么遥遥无期。"似乎，工作对于他们来说，一点儿乐趣都没有。其实，只有那些对工作缺乏激情的人才会觉得工作很累，他们没有办法享受到工作的乐趣。作为职业人，要想在职场中打拼出属于自己的一片天空来，就需要点燃自己对工作的激情，学会享受工作。

在美国标准石油公司，有一位小职员叫阿基勃特，他在出差住旅馆的时候，总是在自己的签名下面写上"每桶四美元的标准石油"字样，甚至，在书信收据上也写下这样的字样。因此，他被同事们叫做"每桶四美元"，而他的真名倒没人叫了。

公司当时的董事长洛克菲勒知道这件事的时候，他说："竟然有职员如此努力宣扬公司的声誉，我倒要见见他。"于是，洛克菲勒邀请阿基勃特共进晚餐。后来，洛克菲勒卸任，阿基勃特成为第二任董事长。

到底是什么一股力量促使阿基勃特长年累月地这样宣扬公司的声誉呢？当然是对工作的激情，对本职工作的热爱。他在自己的签名下写上"每桶四美元的标准石油"，以及在书信收据上写下同样的字样，在这个过程中，他是乐于享受的，源于对工作的激情，他从来不认为那是自己的负担。

江总是一位讲究严谨的人，在工作中，她会用十二分的热忱去对待每一件事，对工作要求很严谨，一丝不苟，兢兢业业。身为一个女企业家，她身上最值得我们学习的就是她对工作的那种激情和严谨态度，任何时候，只要一提到工作的事情，她都显得兴致勃勃。

当记者问道："作为女性，在房地产领域打拼，比男性面临更多的挑战，那么，您在工作中如何调节自己？"江总笑了笑，回答说："作为女性，我要学会如何在工作中去实现自己的人生价值，这样我才能在工作中得到快乐。工作是生活的一部分，生活其实就是在工作，只有把工作当成了自己的毕生事业，才能在工作中享受到快乐，生活才能更加充实、快乐生活，与企业一起变老。"

　　只有那些对工作有激情，才能享受到工作的乐趣。在生活中有这样一些女人，她们明明有一份很好的工作，报酬也不算低，但却总是不满意，她们缺乏对工作的激情，看不到工作的意义，找不到自己的位置和价值，自然，她们也享受不到工作中的乐趣，有的只是抱怨和烦恼。她们只是把工作当成谋生的手段，甚至当作负担，这样的女人，她们的位置迟早有一天会被人所取代。所以，如果你还拥有一份不错的工作，请保持对工作的激情，学会享受工作，使自己的人生价值在工作中得到彰显与展现。

　　1.在工作中展现自我价值

　　约翰·洛克菲勒说："工作是一个施展自己才能的舞台，我们寒窗苦读来的知识，我们的应变力，我们的决断力，我们的适应力以及我们的协调能力都将在这样一个舞台上得到展示。除了工作，没有哪项活动能提供如此高度的充实自我、表达自我的机会，以及如此强的个人使命感和一种活着的理由，工作的质量往往决定生活的质量。"也因为如此，真正的享受与快乐都尽在工作之中。

　　2.工作不仅仅是谋生的手段

　　对于许多人来说，工作只是谋生的手段，他们一方面在抱怨工作的累，另一方面期望能拿更高的薪金。如此，把自己搞得狼狈不堪。其实，我们需要重新来看待自己的工作，工作不仅仅是谋生的手段，其本身就是人生的内容。对于每一个人来说，最痛苦的不是贫穷而是无事可做。在这一点，或许，当你还不是很富有的时候难以体会到，但那些富人们却深有体会。

　　3.热爱你的工作，激发对工作的热情

　　那些世界级的富豪们，为什么他们的钱多得可以用几辈子，但他们还是努力工作。其源于对工作的激情，以及他们乐于享受自己的工作。萨默·莱德斯通说："实际上，钱从来不是我的动力。我的动力是对于我所做的事的热爱。我有一种愿望，要实现生活中最高的价值。"这或许是对那些富豪们为什么还努力工作的最好回答，工作本身给我们带来的物质享受是低级的，暂时的，而在其中体验到的精神上的愉悦才是长久的、深刻的。

心理调节小贴士

俗语说得好："纵有房屋千百间，睡觉只需三尺宽；纵有良田千万顷，一日只能吃三餐。"对每一个人来说，人生的享受与追求不仅仅满足于生存的需求，还有更高层次的需求，也就是实现自我。从这个意义上来说，而真正能让人实现自我的只有一件事——工作。对此，身为职业人，应对工作有激情，如此，你才能享受到工作中的快乐。

学会放手，凡事不用亲力亲为

巴菲特说："只有平庸的将，没有无能的兵。"大凡优秀的领导者总是可以从身边挖掘人才并可以充分发挥他们的潜能，而那些拙劣的领导者总是抱怨无人能用。于是，那些优秀的领导者带领身边的人才不断走向成功，而那些拙劣的领导者却在抱怨中走向没落。作为领导者，应该学会将权力放手给别人，有的领导者是天生喜欢操心，他的心无时无刻不是在担心这或担心那，好像一刻也不能放松，于是，他的整颗心都是紧绷着的。在生活中，无论是大事还是小事，他们都不放心别人去做，而是亲力亲为。当然，凡事都亲力亲为，这是一种负责任的态度，但若是太过亲力亲为，那就是有点以自我为中心了。对下属给予信任，将权利放手给别人，你会发现这才是应有的成功者的风范。

王姐从小就有个习惯，对于有关于自己的事情，她必然是自己去做，她从不放心任何人去做。在她年纪尚小的时候，有一次，她背着厚重的东西回家，身边的朋友好心建议说："让我帮你背一程吧。"结果她也拒绝了，理由是怕对方将她的东西掉地上了，朋友听到这个理由，下巴都快掉了下来。

长大后，王姐的这个习惯更是日益严重。高中毕业后，王姐就在一家蛋糕店当了收银员，平时没事就是守在那个柜台边，不让任何人接近自己的工作位置。店长吩咐："你在有时间的时候，教教店里的导购收银。"结果，王姐也是经常将这样的吩咐忘记了，她从来不放心把自己的工作交给别人去干。就因为这样独特的习惯，她在店里的人缘儿相当不好，但她工作倒是很负责任，工作了几年之后，她升职当了店长，这样她显得更忙了。早上，她是第一个到店里，晚上她是最晚离开蛋糕店，因为她不放心任何一个店员，她需要亲力亲为收货、摆货、收银，虽然这样一来，自己算是放心了，但长久以往这样拼命地上班，王姐真是疲惫不堪。但如果她若是想到不去店里，让店员们去做，她的心就更累。

终于，没过多久，王姐终于累到了，躺在医院里，她所担心的还是蛋糕店："今天货到齐了吗？""货物摆放得整齐吗？"坐在床边的老公忍不住说："你总是这样，凡事亲力亲为，你以为自己多伟大，但其实是抹杀了店员们表现自我的机会，今天早上我路过蛋糕店，发现没有你，他们依然将事情做得很好，有条不紊，你就不用操心了，你现在是店长了，很多事情完全可以交给别人去做。如果你总是操心，那你永远有操不完的心，你自己也会身心俱疲。"

在案例中，王姐虽然升职成为了店长，但她没有将手中的权力放手给下属，对店里的很多事情总是亲自去做，结果病倒在床上，她的累不仅在身体上，更来自心理。因为太过于操心，她几乎每时每刻都在想还有什么事情没做好，她就好像一个陀螺一样，不停地转，直至最后无力地摔倒在地上。其实，她完全没必要这样累，放手将一些事情交给别人去打理，不仅轻松了自己，而且给予了下属展现自我的机会。

生活中，一个人操心太多就会使其身心俱疲，反之，如果将别人能做的事情交给其他人去做，自己只是观看或指导，这样反而会轻松很多。当然，要想培养这样的习惯，首先应该学会信任别人，以及放松自己。你只有足够地信任了别人，才能放心地将事情交给对方；你只有放松了自己，才不会那么执着地想要自己亲自去做。所以，不要太过操心，让自己过得轻松一点儿，将某些事交给别人去办，这样自己才能轻松起来。

权力的存在是一个十分合理的现象，对于领导和下属而言，却是一个敏感的话题。权力就意味着权威，领导需要这样的权威，下属也需要在这个权威下尽量自由支配自己的各项活动。无疑，这就形成了一个比较有灵活度的矛盾，其焦点在领导和下属之间移动，而领导者就是支配者。在很多时候，领导应该放手一些权力给下属。

1.肯定下属

英国女演员兼诗人乔吉特·勒布朗说："人类所有的仁慈、善良、魅力和尽善尽美只属于那些懂得鉴赏它们的人。"任何一个下属都希望得到别人的肯定，尤其是上级的认可。美国著名的企业管理顾问史密斯指出："一个员工再不显眼的好表现，若能得到领导的认可，都能对他产生激励的作用。"

2.信任下属

权力是一切的基础，在此基础之上产生信任后释放权力。虽然，信任是一个很简单的词，却是一个包含深妙玄机的改变，信任产生的心态就是认可，领导只有认可了下属才能信任他。一位管理学家说："我相信下属具备必需的技能和设备，能推动我授权执行的任务，于是我得以专心思考策略问题。"放手一些权力，不仅是领导者的自我松绑，而且也是一种本质的需要。

心理调节小贴士

领导者所扮演的角色就无异于一个母亲，当一个母亲放手让孩子跑步的时候，她确信孩子已经能跑了；当孩子在迷蒙中被母亲放手后才知道母亲放手的原因，因为孩子已经得到了信任。理由是权力，领导者放手权力给下属，也就是说，我信任你了，给你权力，你必须得去巩固它，发展它，那他就很快变得优秀起来。

工作中不给自己找任何借口，做好本职工作

工作中不给自己找任何借口，不仅是做好本职工作的前提，更是缓解工作压力的基础。在日常工作中，人们总会遇到各种各样的问题，这时，往往有两种态度：一是找借口躲避；而是找方法解决。不少人觉得，自己能解决什么问题，能躲就躲吧，其实，这就是找借口的典型例子。不同的态度，不仅是工作效果的差别，更是不同命运的差别。那些主动找方法解决问题的人，必然是发展最快最好的人；而那些不断找借口的人，必然是最没有发展的人。"找借口"是工作中最大的恶习，是一个职场人士逃避应尽责任的表现，它所带来的，不仅仅是工作业绩的失败，甚至，会给公司和社会带来不可想象的损害。对此，要想成为一名优秀的职场人士，需要做好本职工作，在任何时候，都不要为自己找借口。

小张毕业后的第一份工作，是为公司的老总做秘书，而她做好的绝不仅仅是本职工作而已。工作没多久，小张便了解到老总患有一种慢性病，严重时会影响到工作，对此，小张显得格外小心。

有一天，小张在上班路上发现了一家药店的广告，正好说一种可以治老总病的特效药。于是，小张赶紧下车，将药买下，没想到这一耽搁，让从不迟到的她晚到了半个小时。她到了办公室，正碰到老总急得找她要资料，因此，对小张的迟到很不客气地训斥了一顿。在那一刻，小张觉得自己很委屈，当时就想解释，但转念一想：不迟到是公司的规定，有什么理由不遵守呢？于是赶紧道歉，一如往常地工作。

下班了，小张悄悄地将药放在了老总的桌子上，准备离开。老总发现了药，一下子反应过来，当他得知真实情况的时候，老总对自己早上的言行感到内疚，问小张："你为什么不早说呢？"小张只是很诚恳地说："您对我的批评是对的，不迟到是每个员工都应该遵守的规定，不论出于什么理由，我都不能找任何借口。"

许多人在工作中秉承这样一个理念：干好工作就行了，其他事情跟我有什

么关系呢？对此，许多人问小张她是如何做到的，小张笑着说："其实我也只是转换一下思考问题的角度而已。如果只从自己的角度与感受出发，当然做不到。但是，只要我们围绕工作应尽的责任来思考，就会觉得非做不可！因为一个对自己负责的人，是没有任何借口的！"或许，小张的这几句话对那些总在找借口的职场人士有很大的帮助。

此外在工作之余，我们还可以通过一些小技巧来获得快乐。

1.与身边的上司同事保持良好关系

我们最大的苦恼就是无权选择要和什么人一起工作，假如与其他人的关系不好，那工作就可能变成苦恼之源。所以，在工作中需要与上司、同事保持良好关系，需要注意的是不要过于责备别人；不要在意上司的批评；不要讲闲言碎语；不要与人争辩。

2.以自己的工作为荣

即便你并不是很喜欢你的公司，但还是应该努力把工作做好。因为只要你努力做好工作，就能够获得成就感，而且从中找到工作目标。假如你觉得自己的工作没有任何意义，那你内心就会感觉到无穷的压力，你根本没办法在工作中找到快乐。可以说，良好的工作态度有助于获得上司的青睐以及同事的赞赏。

3.不要将工作带回家

下班之后基本上就自由了，严格区分工作与生活。绝对不能把任何工作带回家，包括检查电子邮件或考虑工作安排。当晚上来临，就努力把白天的工作忘掉，因为你在家里不可能完成什么工作，不如把这些事情都留到明天。

4.不要与公司承担巨大压力

许多公司都有巨大的销售计划和利润目标，这样的公司理念很容易将压力带给员工，工作环境也感觉压力十足。但是，作为员工，应该明白自己没有义务背负这种重压。不如把精力放在工作上，反而会为公司创造更大的价值。

5.不要闲言碎语

人们很容易被办公室的八卦对话所吸引，或许从这些流言中获得暂时的快感。不过这些快感带给别人来的伤害却是长时间的，也可以破坏你与其他人之间的关系。所以，不要在别人说闲话的时候煽风点火，表现出一些善意。假如你说过别人的闲话，那或许同样的事情也有可能发生在你身上。

6.午休时好好放松

一旦有时间就尽量摆脱充满压力的工作环境，换个环境也可以让头脑更清醒。假如你把所有的时间都花在办公室里，你的身体就会出现幽闭恐惧症的状况。在午休的时候，可以找个优雅的咖啡馆或小花园放松一下，这可以帮助自己恢复精力。离开了办公地点，不管是独处或找朋友聚聚都是很好的选择。

心理调节小贴士

一些人在工作失败后总是为自己找借口，从来不反省自己的错误，结果，自己本职工作没做好，反而搞得心情很差。其实，找一次借口并不可怕，可怕是将逃避和推托变成了习惯，到最后，就连借口也成了自欺欺人的手段，这无疑会成为阻碍自己向前发展的关键因素。

第18章　情感心理调适：
让爱情保鲜的秘诀

在婚恋关系中，男女双方经常因为琐碎小事而大动干戈，小则三天一小吵，五天一大吵；大则闹分手，离婚，给年幼的孩子心理蒙上阴影。事实上，两个人相处久了，自然会出现一些问题，这时如果及时进行心理调适，双方心平气和地说出自己的想法，是不至于大动肝火的。

微笑和体贴是爱情的润滑剂

爱情，因为两个人彼此相爱而甜蜜，但是爱情有时候也会痛苦，因为出现矛盾。发生在爱情世界里的争吵，往往就是因为不被理解。两个人在一起，总是存在着不同的差异，或是价值观的差异，或是性格上的差异，或是思考方法上的不同，这些都有可能使两个人出现冲突。这时候，最需要的就是彼此的理解和宽容。一个体贴的举动，一个温馨的笑容，都可以为你的爱情增添一些甜蜜。当你的另一半处于失意的时候，或是遭遇变故的时候，学会用一颗谅解的心去对待。他在遇到有些事情的时候，他唯一希望的就是能够得到你的理解，因为爱情的力量往往能够让他重新站起来，重新对生活充满信心。所以，不要吝惜自己的微笑，也不要吝啬自己的体贴，学会在爱情里给予对方一些体贴、微笑，会让他对你充满感激，也会让他更加爱你，同时让你们的爱情更加甜蜜。

王小眯最近工作压力比较大，才接了个大客户，可是花了整整一周的时间还是没有搞定。王小眯整天处于极度压抑中，今天的策划案才拿过去，马上又被否定了，她连死了的心都有了。在办公室憋着满肚子的气坐了一下午，终于挨到下班了。

到了家门口看见屋里透出来的灯光，她就知道老公已经回来了。于是，她很气愤地直接按起了门铃，门开了，露出了满脸笑容的他："哟，回来真早咧。"王小眯没有好气地看了他一眼，老公马上从身后体贴地为她拿出了一双拖鞋。王小眯满脸不快地来到客厅，一屁股就坐下去了，嘴里只喊："气死我了，气死我了。"老公阿伟马上倒了杯水递过来："出了什么事？先喝喝水，压压惊，饿坏了吧，今天我亲自下厨犒劳你，你好好休息一下。"王小眯有点儿好奇："你做什么犒劳我？"阿伟有点儿神秘地说："一会儿就知道拉，你先坐着吧，别进厨房偷看哦。"临走的时候，他还不忘警告一句："千万不要哦。"王小眯听了，忍不住嗔怪："谁会看你啊，稀罕？"但还是笑了。

当王小眯怒气冲冲地回来，阿伟并没有过多地去指责她无端的生气，而是表现出自己的体贴，开门的时候面带笑容，为她递上拖鞋，还倒了一杯水给她，让她消消气。为了不让她的情绪蔓延，阿伟决定亲自下厨做饭，这样就适时地控制住了王小眯的怒气，让她转怒为喜。

1.多给对方一个微笑

生活中，一个陌生人的微笑都会让你心情变得愉悦起来，更何况是面对爱人的微笑。你的微笑往往会让他充满对生活的信心，充满勇于挑战困难的力量。当你在早上醒来，第一眼看见对方，就试着给对方一个灿烂的微笑。你的微笑就像是冬日里的暖阳，让他感到温暖，让他感到你的爱意。如果你在他上班的时候，给他一个微笑，或许这一天他都会为了你这个微笑而努力的工作。当他下班回来了，当他遭遇了上司的责骂，你要体贴地安慰他。不要因为他回来怒气冲冲，你就马上和他拉开战火，这无疑是火上浇油，最后只会伤害两个人的感情。

2.给对方一份体贴的关怀

学会体贴地照顾他，如果他心情不好，就陪他说说话，让他把心里烦闷的事情说出来，自己为他分担一些烦恼。或是陪他出去走走，或是用自己体贴的话来安慰他。一个人如果在外面受了压力，回到爱人身边就希望在爱人那里得到理解，得到力量。所以，给他一个理解的微笑，体贴地为他分担一些忧愁，会让你们的爱情少一些战争，多一些甜蜜。

心理调节小贴士

一个微笑的爱人，一个体贴的爱人，他们都会把自己最大限度地理解和宽容给予对方，来使自己的爱情保鲜。无论是在他最困难的时候，还是在他工作压力大的时候，我们都要学会给对方一些体贴的问候，一个体贴的举动，一个灿烂的笑容，一个充满爱意的眼神，都会把你的理解和宽容传达给对方，也把你的爱传达给对方。在爱情里使用"微笑、体贴"这样的润滑剂，让你的爱情处处充满了甜蜜，让你的爱情无往不利。

吵架有格调，越吵越爱

有时候，爱人之间的吵架会让感情在争吵的硝烟中慢慢飘散，他们会因为争吵来伤害彼此的感情，最后使彼此的感情都变得十分的脆弱。而有时候一对爱人的吵架会成为感情的"催化剂"，他们会在吵架之后，突然感情升温，彼此更加地爱对方。英国最新的一项调查发现，如果吵架讲技巧，并且善用吵架"秘诀"，架吵得好，也许可以成为两人感情的催化剂，使你们的感情在经历了"冲突"之后，比以前更加稳固和坚实，这就需要每一位爱人掌握一些"越吵越爱"的技巧。

即使在吵架的时候，我们也还是互相爱着对方，其实生活中偶尔的吵架也是一种沟通。可能两个人在一起久了，我对你或是你对我都会有一些抱怨，会觉得这件事情你哪里做的不到位，或是我每次约会迟到都会让你觉得恼怒。而由于一件小事作为导火线，两个人都把对彼此的怨气发泄出来了。当我们彼此都说了自己对对方的抱怨之后，你才发现事情原来是这样，于是，我们哪里让对方生气的或是让他看不惯的，在今后的生活中就要改一改。并且，不失时机地表白一下你的爱情，让你们的感情更加稳固。

98岁的英国老人约瑟夫和99岁的妻子莎莉前不久庆祝了他们75周年结婚纪念日。两人于1933年相恋，这已经是他们携手相伴的第81个年头了。但是当夫妇被邀请传授维持长久而幸福婚姻的秘诀时，"争吵"二字却是他们脱口而出的答案。

两人开始坠入爱河的故事就好像灰姑娘的童话，约瑟夫出身于富裕之家，而莎莉完全是一个贫穷的姑娘。1933年，16岁的约瑟夫当时在金融行业工作，在一场舞会上对莎莉一见倾心，并邀请她跳舞。面对如此的浪漫，"我完全被他迷住了"，莎莉回忆道。

但是这对英国结婚时间最长的夫妇，已经记不清历经多少次争吵与和好，"我们总是努力尽快把矛盾化解，而不是在一个小问题上争论不休"，莎莉说，夫妻俩视争吵为维持长久而幸福婚姻的秘诀。

说到父母的争吵，女儿笑着回忆说："我妈妈曾经在爸爸睡着打呼噜时忍无可忍冲他扔鞋，爸爸醒来感觉十分生气。"在女儿看来，没有完美的婚姻，父母互相包容体谅，这才是夫妻之间的相处之道。

双方在一起时间长了，就会不可避免地发生一些争吵，俗话说"床头吵架床尾和"，关键是在于掌握一些技巧，才能使吵架的时候不伤害感情，不会闹的两败俱伤，而是巧用吵架作为两人感情的催化剂，使得两人越吵越爱，越吵越亲，感情指数急剧上升，而这就需要注意以下技巧。

1.要就事论事，不要翻旧账

两人在发生争吵时，你就会因为伤心而想起以前的很多事情，包括以前所受的委屈，他所有犯过的错，你都会忍不住要拿出来。甚至趁此机会把他身上你看不惯的地方，一点一点地拿来数落一番，还不解气，还会把他的朋友、亲人，哪个你看不顺眼的，也借机数落。其实，本来只是为一件小事争执，但是因为你的"乱开炮"，就会从他的身上扩展开去，牵扯到一大堆人。吵到最后，你几乎已经忘了最初的原因，憋了一肚子气："算了，这日子别过了。"于是，"战火"愈演愈烈。

其实，两个人争吵的时候，不要把"陈芝麻""烂谷子"都翻出来，那样只会增加彼此的怨气，还不如就事论事，理智一点儿，你就会发现，一些小事情根本就不值得吵。

2.吵架的时候切忌冷嘲热讽

有的人在吵架的时候，就喜欢说风凉话的话："我走了，你岂不是自由了吗？我也省得闹心。"这样的口气会更加激怒对方，造成的伤害是很大的。没有哪一个人能够容忍爱人对自己的嘲讽。所以，即便是争吵，也不可冷嘲热讽。你想表达什么，就直接表达好了，不要说风凉话。

3.争吵时不要冷战

冷战虽然不是很高明，但是所有吵架的人都会用。吵架后，他们选择不接对方电话，不给对方任何解释的机会，或是一气之下跑出家门。彼此都等着对方来道歉，看谁先低头，于是冷战成了一场赌博。其实，这时候冷战，冷掉的不是你们彼此的怨怒，而是你们之间的感情。不要企图用冷战的形式去惩罚对方，因为这同时也是在惩罚你自己。

4.不要抢对方的话头

吵架的时候，彼此都是据理力争，有很多人总是不等对方把话说完，以为自己完全知道他想说的是什么，就会把话头抢过来，发表自己的意见。其实这时候，我们在对方说话的时候应该选择倾听，才能清楚地明白对方所要表达的意思，才能避免因为你的误解引来更大的争吵。

只要你掌握以上的技巧，就会让你们的吵架成为你们感情的催化剂。你会发现，当你们吵架之后，彼此更能理解对方，而且彼此感情也会越来越深。

心理调节小贴士

　　两个人在一起难免会出现磕磕绊绊的情况，俗话说：牙齿和舌头那么好的交情，可是也免不了牙齿伤了舌头。更何况是两个思想和观念都不一样的人，他们总会为了一些鸡毛蒜皮的事情就开始争执起来，互不相让，甚至大打出手。其实，两个人在一起，吵架是很正常的，也常常有人用这样的词语"打情骂俏"来形容情侣之间的爱意。

爱情是包容对方和改变自己

　　有这样一句话："世界上没有一百分的一个人，只有五十分的两个人。"婚姻是夫妻的结合体，两个五十分的人凑到了一起，才能算是一百分。所以，无论你觉得自己有多完美，在对方面前，你只有五十分，同时，对方也只有五十分，在这样的情况下，更需要包容对方。婚姻是两个性格迥异的人住在一起，即便是牙齿和舌头经常在一起，有时候牙齿也免不了会咬到舌头，更何况是两个人，时间长了，夫妻之间也免不了产生磕磕绊绊的事情。当然，造成矛盾和冲突的源头在于彼此之间的脾气，并不是说谁的脾气不好，而是每个人都有自己的脾气，相爱虽然简单，但相处太难。如果你想维持一桩美满的婚姻，想做一个善解人意的好伴侣，那就要学会包容对方的脾气。

　　有一个年轻女子，她非常幸运地得到了一颗硕大而美丽的珍珠，然而她并不满足，因为在那颗珍珠上面有一个小小的斑点，她考虑，若是将这个小小的斑点剔除，那它肯定会成为世界上最珍贵的宝物。于是，她就狠下心削去了珍珠的表层，可是斑点还在；她继续削去了一层又一层，直到最后那个斑点没有了，而珍珠也不复存在了。这时，她心痛不已，一病不起，临终前，她对家人说："若当时我不去就计较那一个小斑点，现在我手里还会握着一颗美丽的珍珠。"

张姐是一个脾气温和的女人，她几乎从来不生气，对于老公的脾气，她均是一一包容。当初，第一次带男朋友回家，母亲说："一看他的样子，就知道他脾气不怎么好，找老公就需要找一个脾气好的人。"张姐笑着说："虽然他脾气是差了点，但其他方面都很不错，工作很认真，对我也很好，我脾气好，完全可以包容他的脾气。"母亲叹了口气："丫头啊，就是心眼实在，人家都是男人包容女人的脾气，你却是包容他的脾气。"张姐撒娇说："哪里，咱们是互相包容。"

婚后，张姐从未与老公吵过架，每每老公发脾气，张姐就选择沉默，或者打趣几句，不与之发生正面冲突。老公是典型的山东人，暴脾气，脾气一来了就摔东西，家里的碗筷不知道被他摔坏了多少。但张姐并不正面抱怨，而是开玩笑地建议："麻烦你，下次可不可以选择一些摔不坏的东西？"这时气已经消了的老公便会摸着自己的头，不好意思地笑了。

有好几次，老公摔东西被姐姐看见了，便拉着张姐说："你怎么能够容忍这样一个暴脾气的男人？我若是你，早休了他。"张姐笑了笑："他也就这样一点儿脾气，包容一下就好了，他现在脾气都改了很多，比当初的他进步了不少，我已经知足了，摔摔东西也没什么，只要能让他消气，否则，怨气积压在心里，对身体还不好呢。"姐姐没再说什么，因为她已经感觉到张姐已经领悟到婚姻的真谛了。

夫妻之间，最和谐的相处模式就是互相包容。有时候，我们总是称"个性不和"，难道这就是分道扬镳的理由吗？如果说真的是脾气不合，那也应该是彼此不够包容。耍脾气并不是女性特有的专利，女人有脾气，男人更有脾气，女人在希望男人能包容自己小脾气的同时，也需要理解男人，包容男人的坏脾气。

1.包容本身是一种理解

对爱人的包容，不是忍受，不是憋屈，而是一种理解，一种原谅后的宽容。在家庭中，两个人相处，因为个性而造成的冲突是难以避免的。不过，我们更应该明白，没有哪个人是完美的，只有环境的不同使每个人展现出好的一面或坏的一面，在你享受爱的甜蜜时，也需要承受爱的另一面所带来的伤害。

2.你的包容对男人而言很重要

有时候，男人就像一个小孩子一样，他们希望得到女性的包容，他们偶尔也会发发小脾气，这时作为在他身边最亲近的人，需要学会包容，以自己母性的胸怀包容他的脾气，这对于男人而言是很重要的。

心理调节小贴士

跟珍珠一样，在这个世界上不存在绝对完美的东西，夫妻之间更需要包容，包容对方的缺点，更多地看到对方的优点，不能斤斤计较，更不能肆意讽刺对方的缺点。真正的幸福，不是让我们冒着背负终生之撼的危险，可以去剔除对方身上那一点点微不足道的瑕疵，而是需要我们把握好手里的那一颗实实在在的"珍珠"。

保持感情距离，增添新鲜感

感情也有三八线，爱情也是需要距离的，恋人之间不能永远亲密无间，偶尔营造出的距离感反而会令爱情更加美丽、稳固。远在刀耕火种的时候，人们是这样理解爱情笃深："打碎一个你，打碎一个我，再重捏在一起，从此后，你中有了我，我中有了你。"这是一种典型的"藤缠树，树恋藤"的爱情，虽然令人称赞，却常常让伴侣之间感到牵绊过紧、身心俱疲，时间长了，更是厌倦这样的生活，渴望走出围城。其实，恋人之间的距离应该有两种：心与心，以及身与身。对于相爱的双方而言，在一起的根本目的绝不是为了印证距离，而是为了满足情感的契合与归属。不过，这样亲密无间的关系只能是阶段性的距离，无法持久。因此，我们情感相处中要善于留出彼此之间的距离，每天相见不如时时怀念。

近些年来，不少夫妻因为距离太近的"审美疲劳"而提出了"周末同居""候鸟夫妻"的主张，意思就是鼓励有间的亲密、适当的若即若离，既留一个空间给自己，也留一个空间让他飞；既令自己感到轻松、自在，也令思念、牵挂的暖流在彼此的胸中荡漾。这样一来，或许由于距离的调整方式，反而会给爱情保了鲜。

美亚最近又和老公闹别扭了，住在同一个房间，两人却互不理睬，这种憋屈的生活真的让美亚很伤脑筋，难道真如人们说，婚姻走到了七年之痒吗？

坐在小区绿色的草坪上，不仅让她想起来以前过"周末夫妻"的时候，那时候的日子多叫人怀念啊。那时候，美亚和老公都很穷，俩人又不在一个城市上班，只好借着周末休息的时间见面。那时候，每逢星期五，美亚就没什么心思上班了，她的心思全在见老公的事情上，她总在盘算着周末俩人去玩些什么，做什么饭菜，自己穿什么样的衣服。她几乎等不及下班的时间了，眼中那耀眼的神采，好像是陷入恋爱的女人一般。等到下班后，她就迫不及待地冲向车站，虽然只有两个小时的路程，但她总觉得很远很远，不停地看时间，不停地想象老公是瘦了，还是胖了。到了车站，一眼就看见了老公，先是来个大大的拥抱，快要令人窒息的拥抱，然后是互相讲述单位里好玩的事情。到了离别的时候，往往是万般不舍，美亚还会偷偷地掉眼泪。

想起这些，美亚心理就涌现出一种甜蜜。但现在有了房子，天天腻在一起，没有了新鲜感，那些鸡毛蒜皮的事情也开始涌上来了。原来，自己所怀念的是过去有期待的生活，而爱情之间恰到好处的距离会增加彼此的魅力指数，生活也会过得有滋有味。

婚姻让两个相爱的人亲密相处，同吃同住，同入同出，而默契则是一个眼神、一个手势，都会令对方会意，并产生共鸣。但是，夫妻在一起相处太久，除了会有默契，还会有审美疲劳。因此，夫妻之间既要亲密，但同时也需要保持距离。

1.距离产生美

距离作为一种客观存在，有它存在的价值。比如夫妻整天生活在一起，难免会因为对方的缺点而发生争吵。妻子一气之下回到了娘家，三五天气消之后，内心添了几分牵挂和珍惜。而这时独自在家的丈夫也会发现妻子的重要性，又平添了对妻子的理解和思念，最后，夫妻重归于好，感情也得到了升华。

2.距离也是有限度的

在审美疲劳的轰炸下，有人甚至提出"心不出轨，身体自由"的理论，这依旧是审美疲劳而引发的身体的偶尔放纵。只是，身和心的距离对于每个人而言，感触不一样，有些人可以区分开了；而有的人却无法忍受身体与心灵的剥离。但是，并不是所有的人在事后都能做到真正的洒脱，而且感情与婚姻坚守的底线需要有一个限度，超过了就会导致感情破裂。

心理调节小贴士

有人说："爱一个人不要爱到十分，八分就足够了，剩下的两分，用来爱自己。"在爱情里，两个人应该保持多大的距离呢？爱情就好像刺猬，需要彼此保持一定的距离，否则就容易被对方身上的刺扎上，当爱情保持它应有的距离的时候，爱情才会变得长久美满。当然，这个距离是无法计算出来的，或许每个人都有不同的尺度，我们所需要做的就是尽量给对方留出自由呼吸的空间，以及恰当的距离。

情感出轨，是否继续信任对方

许多女人对另一半的出轨感到大祸临头，惶惶不可终日。其关键原因在于她一直想要找的人是一个给自己安全感的人，一个让她彻底放弃对自己责任的人。许多女人一开始就表示"我想找个合适的人"，实际上就是想找一个真正的"托管者"，因此她们在遇到爱情的初期会将对方理想化，认为他就是永远的"托管者"。但是，一旦感情有变化了，她们就会十分害怕，要么开始寻找新的对象，要么就是觉得男人一点儿也不可靠。

假如一段感情中出现了第三者，那不管从哪个角度都说明了俩人之间关系的缝隙太大，彼此都有需要没有得到满足。在一段婚姻中，一方之所以会选择出轨，是因为他在这段婚姻中有某些心理需求没有得到满足，因此当外部出现一个刺激物时，他就会牢牢地捉住这个刺激物，不愿意轻易的放手。实际上，许多女人没有想过，在男人出轨前，自己和丈夫的婚姻已经发生了某些问题和出现了某些危机，只是当时你并没有意识到这样的问题和及时地去做处理。

这是一位女人痛苦的自述：

半年前，老公单位的一个男同事忽然来找我，告诉了我一件对我来说，好像天塌下来的事情，就是他的女朋友和我的老公有婚外情。得知这件事的时候，我真的无法相信，因为我们当时结婚才一年，我付出很大的心血才和老公在一起。回家后，我和老公摊牌了，他也承认了这件事。

我们吵了，闹了，我真不知道该怎么办？冷静了几天，我想通了，我知道我还是爱他的，为了不把这件事情弄糟糕，我没有告诉任何人，每天和父母一起住，还必须瞒住他们，痛苦得无以言表。

尽管在这次之后他非常努力经营我们婚姻，对我也越来越好，只是我从小就是一个敏感多疑的人，每每遇到这样的事情容易产生联想。以前我对他绝对的信任，从不看他的手机、电脑、聊天工具，他外出应酬，也不需要告诉我他和谁一起去。但现在我完全不信任他，开始看他的手机、电脑，每天必须准时回家，我知道我很痛苦，他也痛苦，但是我觉得自己有必要这样做。现在老公对我很好，我也尽可能不去提以前的事情，但心里肯定是回不到过去了。每每想起这些事情，内心就无比痛苦。

在婚恋关系中，当信任被一件事严重地损害之后，怎么样才能重新建立起来呢？实际上，不管发生了什么事情，假如夫妻真正地实现了原谅，而且双方都希望恢复夫妻关系，那就应该重新建立信任关系。

1.信任会随着时间逐步建立起来

当你确信另一半会陪伴着你时，就会建立信任感。心理学家认为，与对他人的一般信任不一样，对配偶的深层信任只有在经过一段时间以后，相信他会始终伴随着你时才会产生。假如在一段长时间的考验中，没有发生严重破坏信任的事情，那信任的重建是比较理想的。你可能会慢慢地恢复对他的信任，不过这还依赖于承诺和共同生活的新方式。

2.俩人承担适当的责任

为了恢复信任，出轨的一方所能采取的最佳行动就是为自己的行为承担全部责任。假如女人看到另一半自觉自愿地尽其所能恢复夫妻关系，那么她对他的信任就会增长，这对局面的改观会产生信心。女人也能帮助另一半重新建立对她的信任，女人要做的就是不要动不动就用这件事威胁他，做到真正的原谅。假如你总是提到这件事，特别是在双方争吵时作为武器，那即便女人表示继续发展亲密的夫妻关系的愿望，那对方也不会相信。

3.不要进一步损害信任

假如夫妻两人已经失去了信任，那应该明白进一步损害信任是轻而易举的，而重新建立信任却是很难的。恢复信任则需要更长的时间，不过破坏它却是转瞬之间的事情。假如出轨的男人每晚都在家里陪伴女人，而且不断努力，那女人对他的信任就可以一天天增加。相反，假如他没有一个很好的理由，却晚回家两个小时，那女人的信任就会倒退一大步。

4.监视他不会增加信任

许多女人为了确信另一半没做任何错事而整天对他寸步不离，这是不能获得信任的。不管对方去哪里都跟着他，或打电话向朋友了解他的动向，是不会让他增加信任感的。当然，假如另一半再次出轨，女人可能马上会发现。不过假如没有发生这样的事情，女人就会得出自以为是的结论：你知道自己的一举一动都在受监视，所以才没有出轨行为。

心理调节小贴士

　　假如曾经迷途知返的他试图缓解你们之间紧张的关系，不过你一直不肯给他机会，他放弃了，他开始忽略你的感受，也不在乎他在儿子心中的形象，开始跟你冷战式的生活。实际上他若开始积极弥补，而你又想挽救这段婚姻，那就给他一次改正的机会，而非拒他于千里之外。假如你解不开心结那就选择离婚，为了老人、孩子勉强去维持一段没有爱的婚姻，只会让当事人更痛苦，还不如彻底解脱。

参考文献

[1]布什.做自己的心理治疗师[M].北京：中国发展出版社，2007.

[2]田超颖.心理调节100招[M].北京：新世界出版社，2009.

[3]雅文.做自己的心理调节师[M].北京：中国华侨出版社，2011.